〔清〕孙星衍　辑注

徐　斌　校注

精注易读本

神农本草经

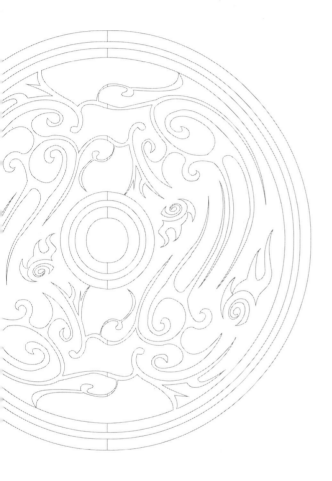

中国中医药出版社

· 北京 ·

图书在版编目（CIP）数据

《神农本草经》精注易读本 / （清）孙星衍辑注；徐斌校注 . —北京：中国中医药出版社，2019.5

ISBN 978 - 7 - 5132 - 3714 - 7

Ⅰ . ①神…　Ⅱ . ①孙…　②徐…　Ⅲ . ①《神农本草经》—注释　Ⅳ . ① R281.2

中国版本图书馆 CIP 数据核字（2019）第 034495 号

中国中医药出版社出版

北京经济技术开发区科创十三街 31 号院二区 8 号楼

邮政编码　100176

传真　010-64405750

保定市中画美凯印刷有限公司印刷

各地新华书店经销

开本 787×1092　1/16　印张 28.25　字数 410 千字

2019 年 5 月第 1 版　2019 年 5 月第 1 次印刷

书号　ISBN 978 - 7 - 5132 - 3714 - 7

定价　298.00 元

网址　www.cptcm.com

社 长 热 线　010-64405720

购 书 热 线　010-89535836

维 权 打 假　010-64405753

微信服务号　zgzyycbs

微商城网址　https://kdt.im/LIdUGr

官 方 微 博　http://e.weibo.com/cptcm

天猫旗舰店网址　https://zgzyycbs.tmall.com

如有印装质量问题请与本社出版部联系（010-64405510）

卷首心语

1. 普及是中医发展的必由之路

任何行业的发展与繁荣都离不开"普及"二字。正因为中医药知识不够普及，才造成了一些所谓"国医""名医""大师"的妄为及某些所谓"秘方""古方""单味药"的滥用。这些人与行为所造成的恶劣影响，已经使整个中医药行业的形象受损。出版、发行、阅读正统的中医书籍（尤其是中医古籍）是普及中医药知识的重要途径。

2. 阅读中医古籍的难点

中医药知识的普及何其难也。几千年的中医药传承，留下了浩瀚而不朽的典籍，成为学习、研究、应用中医药的核心资源，但中医古籍却往往很难读懂、读透，本草类典籍尤其难读，比如被称为"中医四大经典"之一的《神农本草经》，要读透就绝非易事。概括起来，阅读中医古籍有四大难关：

（1）汉字关：首先是繁体字与偏僻字。中医古籍都是繁体字，且有不少偏僻字，很多字一般读者不认识，更不会读。比如："藚（lú）[1]"与"蘜（jú）[2]"，可称为难字。其次，有些字繁体、简体的意义不甚相同，如"癥[3]（zhēng）"与"症"。对难字加以注解，可以帮助读者阅读中医古籍。

（2）训诂关：汉字的通假、古今、异体、繁简体等是阅读与理解中医古籍需要经常使用的训诂方法。古籍常用的通假等却恰恰成为现代读者阅读理解中医古籍的障碍之一。比如："利"通"痢"。

（3）药名关：从古至今，因地域、时代、方言的不同，一种药往往有很多名称，极其繁杂。如果没有足够的知识，就无法读懂中医古籍，甚至造成错误。比如："通草"与"木通"。

（4）注解关：经典的中医古籍都有不少注本，成为阅读原著的参考资料。然而由于注解者的中医知识与文学知识难以两全，其知识水平良莠不齐，注本也就参差不齐，读者需要谨慎选择。阅读中医古籍应该对原著及注本使用的人名、地名、书名等有充分的了解。

3. 正确认识与使用本草

读书以知礼，读书以明理。要想读懂、领悟本草古籍的精髓，首先需要破除几个关于本草的迷信。

（1）上品论：中药本不应分上、中、下品。但多数本草古籍按三品对中药予以分类，容易误导读者对于中药的整体客观认识。有些读者甚至以为"上品"就是好药。事实是，"上品"养命，"中品"治病，"下品"祛病。中药在良医手中才能成为"良药"，庸医则很可能将"上品"用成"毒药"。比如人参、虫草、石斛（hú）[4]、灵芝之类，如果使用不当，同样伤人不轻。

（2）单味药、特效药：市面上有一些宣称"某药治某病""某药是治某病的特效药"之说的书籍、网络信息、中药厂商宣传资料等，此类迷信影响范围最广。比如《神农本草经·石斛》曰："久服厚肠胃，轻身、延年。"有些人就以为只要是肠胃病都可以用石斛。岂不知，畏寒者不可单独使用石斛。自古以来良医很少将单味药用于养生、治病，须组成方剂方可使用。学识广博的中医大家，更讲究并遵循"君臣佐使"的组方基准。

（3）秘方："秘方"是某些秘而不宣的方剂，也是某些医家的"传家之宝"，通常宣称能专治某种病且有奇效。实际上，正如世界上从来没有真正的"武功秘籍"一样，秘方也并没有其宣称的那么神奇，更不是价值千金的东西。秘方并不一定比普通方有效，用得不好甚至会导致严重的副作用。因为迷信，秘方害人的事，自古以来层出不穷。

（4）古方与经方：既然单味药与秘方都不可信，那么中医古籍中描述的、中医名家的方剂总可以相信吧。古籍之方名为"古方"，《伤寒》《金匮》等典籍所描述的为"经方"。这些方剂虽经过了一定的历史考验，但也仅仅是可"参考"的组方。实际上没有一个古方与经方能完全适合某一人当时的病情或养生需求。"一人一方，一证一方，一时一方"是本草应用的基本方针。不破除以上迷信，就无法真正进入中医之门。

使用本草的正确路径：由中医经"四诊"获取证候，处以治则，并按"君臣佐使"原则组成方剂以治病养生。其他的说辞与途径切不可轻信，否则轻者失财，重则丧命。

4. 本书结构

本书以清·孙星衍《神农本草经》注本的内容为基础，参考清·顾观光辑、杨鹏举校注的《神农本草经》，按马继兴《神农本草经辑注》的条目重新编序，经仔细辑校、注解而成。本书首先对《神农本草经》的每一个条文进行了编码（药名Y），其次将注解内容分为病名（B）、人名（R）、地名（D）、书名（S）、难字（Z）等注解信息并予以编码，章节内给出注解摘要，最后以附录方式对注解进行详细描述。读者可依据注解内的编码，从对应附录中阅读本条注解的详细内容。本书还为偏僻字、易错字进行了注音。

本书以条文编码与注解编码为基础，尝试着构建一个符合信息化、现代化、系统化要求的《神农本草经》知识模型，期望该知识模型可以帮助读者读懂、读透《神农本草经》。

阅读本书时，建议读者先粗读后面的"附录"，然后再仔细阅读正文。因篇幅有限，其中"附录六：《本经》难字考"以二维码形式呈现。笔者虽花费了大量时间校对、注解、考证，但毕竟水平、时间有限，难免有不准确乃至错误之处，望专家、读者不吝赐教以完善本书。

[1] Z374 藘（lú）：〔藘茹〕，一种药草。

[2] Z282 蘜（jú）：古同"菊"。

[3] Z798 癥：① zhēng，〔癥结〕腹内结块的病。② zhèng，〔症〕，病状。

[4] Z205 斛（hú）：旧量器名，亦是容量单位。

一点训诂

训诂学是研究古书词义的学科，属于传统语文学的一个重要分支。训诂学在译解古代词义的同时，也分析其语法、修辞现象。其从语言文字的角度帮助人们阅读古典文献。以下摘录《神农本草经》的一些训诂要点。

1. 汉字的通假、古今、异体、简繁

通假是指汉字中的互相通用及假借的用法，用音同或音近的字来代替本字。文字是否通假，需要结合上下文仔细辨别。本书常见的通假有：

（1）"强""彊"通"僵"。中医古籍中涉及身体部位的"强"大多原为"彊"。中医古籍中"彊""殭""繮"常作"僵"解。如"少儿背强"就是小儿背部僵硬。

（2）"利"通"痢"，"洩"通"泄"或"泻"。中医古籍常用。

（3）"脏""藏"通"臟"。"脏"的古字为"臟"或"髒"，五脏为"五臟"或"五藏"，肮脏（zāng）则是"骯髒（zāng）"。

（4）"创"通"疮"。"创"繁体为"創"，意为创伤。"疮"则是仓有脓血的"疒（nè）[1]"。

（5）"华"通"花"。最初繁体都是"華"字，出现楷体字后才开始区分。

（6）"消"通"硝"。

（7）"府"通"腑"。

（8）"鍊（liàn）[2]"通"炼"。"炼"繁体为"煉"。

（9）"说"通"悦"。"说颜色"，悦颜色也。

（10）"文"通"纹"。

（11）"员"通"圆"。圆形。端员，端圆也。

（12）"瘨（diān）[3]"通"癫"。

（13）"注""蛀"通"疰（zhù）[4]"。

（14）"张"通"胀"或"涨"。

（15）"欬[5]（kài）"通"咳"。

（16）"贲[6]（bēn）"通"奔"。奔豚，贲豚也。

（17）"淤"通"瘀"。

（18）"耐"通"能"。如"耐老"，"能老（长寿）"。

（19）"耆[7]（qí）"通"芪"。莫与"蓍（shī）[8]"混淆。

（20）"温"通"瘟"。

（21）"虐"通"疟"。

（22）"复"通"覆"。

（23）"淡"通"痰"。

（24）"大"通"太"，"太"通"泰"。"大山""太山"均为"泰山"。

（25）"誌"通"痣"。

（26）"肬（yóu）[9]"通"疣"。

（27）"马"通"蚂"。如大马蚁，大蚂蚁也。

（28）"暴"通"曝[10]（pù）"。

（29）"无"通"勿"。

（30）"人"通"仁"。"薏苡（yǐ）[11]人"，"薏苡仁"也。

（31）"臭（xiù）"通"嗅"。味道也。

（32）"案"通"按"。

（33）"被（pī）"通"披"。

（34）"辟（bì）"通"避"。

（35）"少"通"小"。

（36）"邱"通"丘"。邱陵，丘陵也。

2. 易混字

（1）"瘳（chōu）[12]"，非"療（liáo）"，不是"疗"的繁体字。

（2）"乳难"：乳，育儿意。乳难是难以怀孕。

（3）"朮"，非"术"也。朮，原写作"苳（dōng）[13]"，草也。术，術也。

（4）"癥"，非"症"。"癥"指腹中结块的病。妇女腹中结块多为"瘕[14]（jiǎ）"。

（5）"疸"，"黄疸"，肝病也。

（6）"疽""痉""瘈（zhì）[15]""痫（xián）[16]""疝""疰"等很多"疒"字头的易混淆汉字，本书单列附录一"本经病名考"。

[1] Z415 疒（nè）：①倚，靠着。②病。

[2] Z344 鍊（liàn）：通"炼"。

[3] Z113 瘨（diān）：古通"癫"。

[4] Z833 疰（zhù）：〔疰夏〕夏季病，症见微热食少、身倦肢软、消瘦。

[5] Z300 欬：① kài，亦作咳。咳嗽。② ài，胃气从嘴里出来并发出声音。

[6] Z013 贲：① bēn，奔走，快跑。② bì，装饰得很好。

[7] Z459 耆：① qí，年老。② shì，古同"嗜"。

[8] Z556 蓍（shī）：〔蓍草〕草本植物，全草入药。古用其占卜，如"蓍龟"。

[9] Z740 肬（yóu）：通"疣"。

[10] Z458 曝：① pù，晒。② bào，〔曝光〕。

[11] Z726 苡（yǐ）：〔薏苡〕草本植物。

[12] Z073 瘳（chōu）：病愈。

[13] Z116 苳（dōng）：古书上说的一种草。

[14] Z248 瘕：① jiǎ，妇女肚里结块的病。② xiá，古同"瑕"。③ xiā，喉病。

[15] Z804 痓（zhì）：痓挛。中医病证。

[16] Z649 痫（xián）：同"癎"，〔癫痫〕精神错乱失常。

目 录

微信扫描二维码
加入悦读·中医圈
[难字解析、有声书、线上互动]

邵晋涵序

《记》[1]曰：医不三世，不服其药。郑康成[2]曰：慎物齐也。孔冲远[3]引旧说云：三世者，一曰《黄帝针灸》[4]，二曰《神农本草》[5]，三曰《素女脉诀》[6]。康成《周礼注》[7]亦曰：五药，草、木、虫、石、谷也。其治合之齐，则存乎神农[8]、子仪[9]之术，是《礼记注》所谓慎物齐者，犹言治合之齐，指本草诸书而言也。冲远既引旧说，复疑其非郑义过矣。《汉书》[10]引本草方术而《艺文志》[11]阙载，贾公彦[12]引《中经簿》[13]，有《子仪本草经》[14]一卷，不言出于神农。至隋《经籍志》[15]，始载《神农本草经》三卷，与今分上、中、下三品者相合，当属汉以来旧本。《隋志》[16]又载雷公[17]《本草集注》[18]四卷，《蔡邕（yōng）》[19]本草》[20]七卷，今俱不传。自《别录》[21]以后，累有损益升降，随时条记，或传合本文，不相别白。据陆元朗[22]《经典释文》[23]所引，则经文与《名医》[24]所附益者，合并为一，其来旧矣。孙君伯渊[25]偕其从子因《大观本草》[26]黑白字书，厘正《神农本经》三卷，又据《太平御览》[27]引《经》云，生山谷、生川泽者，定为本文，其有豫章[28]、朱崖[29]、常山[30]、奉高[31]，郡县名者，定为后人羼（chàn）[32]入。释《本草》[33]者，以吴普[34]本为最古，散见于诸书征引者，缀集之以补《大观本》所未备，疏通古义，系以考证，非澹雅之才，沉郁之思，未易为此也。古者协阴阳之和，宣羸（léi）[35]缩之节，凡夫含声负气，以及倒生旁达，蠉（xuān）[36]飞蝡（rú）[37]动之伦，胥尽其性，遇物能名，以达于利用，生生之具，儒者宜致思焉。《淮南王书》[38]曰：地黄主属骨，而甘草主生肉之药也。又曰：大戟去水，葶苈愈张，用之不节，乃反为病。《论衡》[39]曰：治风用风，治热用热，治边用蜜丹。《潜夫论》[40]曰：治疾当真人参，反得支罗服。当得麦门冬，反蒸横麦，已而不识真，合而服之，病以浸剧。斯皆神农之绪言，惟其赡涉者博，故引类比方，悉符药论。后儒或忽为方技家言，渔猎所及，又是末师而非往古，甚至经典所载鸟兽草木，亦辗转而昧其名，不已傎乎！《后汉书·华佗传》[41]：吴普从佗学，依准佗疗，多所全济。佗以五禽之戏别传，又载魏明帝[42]使普为禽戏，普以其法语诸医，疑其方术相传，别有奇文异数。今观普所释《本草》，则神农、黄帝[43]、岐伯[44]、雷公、桐君[45]、医和[46]、扁鹊[47]，以及后代名医之说，靡不赅载，则其多所全济。由于稽考之勤，比验之密，而非必别有其奇文异数。信乎！非读三世者，不可服其药也。世俗所传黄帝、神农、扁鹊之书，多为后人窜易，余愿得夫闳（hóng）[48]览博物者为之是正也。因孙君伯仲校定《本草》，而发其端。至其书考证精审，则读者宜自得之。

〖余姚邵晋涵[49]序〗

[1] S056《记》：即《礼记》，作者为西汉·戴圣，一部重要的典章、制度选集。

[2] R101 郑康成：即郑玄，东汉末年儒家学者、经学大师。

[3] R033 孔冲远：即孔颖达，唐代经学家。

[4] S045《黄帝针灸》：作者为西晋·皇甫谧，古代经典的医经（针灸）著作。

[5] S081《神农本草》：作者为上古·神农氏，经典本草著作。

[6] S098《素女脉诀》：作者不详，脉学著作。

[7] S145《周礼注》：作者为东汉·郑玄，《周礼》的重要注疏之一。

[8] R064 神农：炎帝，华人先祖之一。

[9] R105 子仪：春秋名医扁鹊的弟子。

[10] S037《汉书》：作者为东汉·班固，第一部断代体史书。

[11] S131《艺文志》：作者为东汉·班固，中国现存最早的目录学文献。

[12] R029 贾公彦：唐代儒家学者，著《义疏》等。

[13] S143《中经簿》：作者为西晋·荀勖（xù），书目类著作。

[14] S152《子仪本草经》：作者为战国·子仪，本草著作。

[15] S051《经籍志》：作者不详，中国古史书中记载的图书目录。

[16] S101《隋志》：作者为唐·魏征，唐代官修的一部目录。

[17] R034 雷公：雷敩（xiào），著《炮炙论》。

[18] S006《本草集注》：《本草经集注》，作者为南北朝（梁）·陶弘景，经典中药学著作。

[19] Z738 邕（yōng）：古同"雍"，和睦，和谐。〔邕江〕广西水名。

[20] S016《蔡邕本草》：作者为东汉·蔡邕，本草著作。

[21] S012《别录》：本草著作。魏晋间诸名医原撰，后经陶弘景整理编纂。

[22] R048 陆元朗：字德明，唐代经学家、训诂学家。

[23] S050《经典释文》：作者为唐·陆德明，古人读经书时用的字典。

[24] S068《名医》：即《名医别录》，作者为汉·陶弘景（疑），本草著作。

[25] R071 孙君伯渊：即孙星衍，字伯渊、渊如，清代翰林院编修、刑部主事。

[26] S022《大观本草》：作者为明·艾晟（shèng），本草著作。

[27] S102《太平御览》：作者为北宋·李昉、李穆、徐铉（xuàn），宋代著名的类书。

[28] D256 豫章：豫章县，古代区划名称。

[29] D280 朱崖：即珠崖郡，今海南省海口市。

[30] D015 常山：常山郡，今河北省石家庄市。

[31] D048 奉高：山名，在今山东省泰安东数十里。

[32] Z048 羼（chàn）：掺杂。

[33] S004《本草》：即《神农本草经》。

[34] R080 吴普：西晋药学家，著有《吴普本草》等。

[35] Z323 羸（léi）：瘦弱。

[36] Z686 蠉（xuān）：①孑孓，蚊子的幼虫。②虫屈曲爬行或飞。

[37] Z517 蝡（rú）：同"蠕"。

[38] S044《淮南王书》：即《淮南子》，作者为西汉·刘安，著名哲学著作。

[39] S063《论衡》：作者为东汉·王充，唯物主义哲学文献。

[40] S074《潜夫论》：作者为东汉·王符，讨论治国安民之术的著作。

[41] S040《后汉书·华佗传》:《后汉书》中篇名,记述名医华佗的事迹。

[42] R004 魏明帝:即曹叡(ruì),字元仲,曹魏第二任皇帝。

[43] R026 黄帝:上古华夏部落联盟首领,五帝之首。

[44] R058 岐伯:上古医学家、道家名人。

[45] R075 桐君:中国古代最早的药学家。

[46] R092 医和:春秋时秦国良医。医为职业,和是名字。

[47] R002 扁鹊:字越人,春秋名医,(传)撰《难经》。

[48] Z199 闳(hóng):巷门。

[49] R061 邵晋涵:字与桐,清代著名学者,史学家、经学家。

张炯序

儒者不必以医名，而知医之理，则莫过于儒者。春秋时，和与缓，神于医者也。其通《周易》[1]，辨皿虫之义，医也，而实儒也。世之言医者，必首推神农。然使神农非与太乙游，则其传不正，非作赭鞭钩輖（zhì）[2]，巡五岳四渎（dú），则其识不广，非以土地所生万千类，验其能治与否，则其业不神。传不正，识不广，业不神，难曰取玉石、草木、禽兽、虫鱼、米谷之属，历试之，亲尝之，亦仅与商贾（gǔ）市贩等耳，于医乎何欤？吾故曰：神农，千古之大儒也。考《崇文总目》[3]，载《食品》[4]一卷，《五脏论》一卷，皆系之神农。其本久不传，传之者，《神农本草经》耳！而亦无专本。唐审元裒（póu）[5]辑之，《书录解题》[6]谓之《大观本草》，《读书志》[7]谓之《证类本草》[8]。阙后缪希雍[9]有《疏》[10]，卢之颐[11]有《乘雅半偈》[12]，皆以《本经》为之主。然或参以臆说，或益以衍断，解愈纷，义愈晦，未有考核精审。卓然有所发明者，则证古难，证古而折衷于至是，为尤难。孙渊如观察，偕其从子凤卿，辑《神农本草经》三卷。于《吴普》[13]《名医》外，益以《说文》[14]《尔雅》[15]《广雅》[16]《淮南子》《抱朴子》[17]诸书，不列古方，不论脉证，而古圣殷殷治世之意，灿然如列眉。孔子曰：多识于鸟兽草木之名。又曰：致知在格物。则是书也，非徒医家之书，而实儒家之书也，其远胜于希雍、之颐诸人也固宜。或以《本草》之名，始见《汉书·平帝纪》《楼护传》[18]，几有疑于《本草经》者。然神农始尝百草，始有医药，见于《三皇纪》[19]矣。因三百六十五种注释为七卷，见于陶隐居[20]《别录》矣。增一百十四种，广为二十卷，《唐本草》[21]宗之。增一百三十三种，孟昶（chǎng）[22]复加厘定，《蜀本草》[23]又宗之。至郡县，本属后人所附益，《经》但云生山谷、生川泽耳。《洪范》[24]以康宁为福，《雅颂》[25]称寿考万年，又何疑于久服轻身延年，为后世方士之说哉？大抵儒者之嗜学如医然。渊源，其脉也。复审，其胗（zhēn）[26]视也。辨邪正，定是非，则温寒平热之介也。观察方闻缀学，以鸿儒名，海内求其著述者，如金膏水碧之珍。凤卿好博闻，研丹吮墨，日以儒为事，则上溯之羲皇[27]以前，数千年如一日，非嗜之专且久而能然耶？顾吾独怪是编中，无所谓治书癖者，安得起神农而一问之？

〖嘉庆四年太岁在己未冬十月望日宣城张炯撰于瞻园之灌朮庄〗

[1] S147《周易》：作者为西周·周文王，即《易经》，《三易》之一。

[2] Z805 劙（zhì）：切割。

[3] S017《崇文总目》：作者不详，宋代的官修书目。

[4] S018《食品》：即《崇文总目·食品》，作者不详。

[5] Z456 裒（póu）：聚集。

[6] S093《书录解题》：作者为南宋·陈振孙，中国古代一部重要的私人藏书目录。

[7] S024《读书志》：作者为明·游钧，读书笔记。

[8] S142《证类本草》：作者为北宋·唐慎微，本草著作。

[9] R056 缪希雍：字仲淳，明代著名的中医药学家。

[10] S007《疏》：即《本草经疏》，作者为明·缪希雍，本草著作。

[11] R053 卢之颐：字砾生，明代医家。

[12] S003《乘雅半偈》：即《本草乘雅半偈》，作者为明·卢之颐，明代重要的本草著作。

[13] S113《吴普》：即《吴普本草》，作者为魏·吴普，本草著作。

[14] S096《说文》：作者为汉·许慎，第一部系统地分析汉字字形和考究字源的字书。

[15] S025《尔雅》：作者不详，儒家经典，古代最早的词典，辞书之祖。

[16] S032《广雅》：作者不详，中国最早的一部百科词典。

[17] S002《抱朴子》：作者为晋·葛洪，著名的道教典籍。

[18] S061《楼护传》：作者不详，见于《汉书》卷九十二。

　　　　　　　　　　　　　　　　《神农本草经》精注易读本

[19] S078《三皇纪》：即《三皇本纪》，作者为唐·司马贞，记录上古神话传说人物与部落首领的历史。

[20] R074 陶隐居：即陶弘景，字通明，南朝（梁）博物学家、本草学家。

[21] S103《唐本草》：即《新修本草》，是唐·苏敬等人奉敕所撰的本草著作。

[22] R055 孟昶（chǎng）：字保元，五代十国时期后蜀末代皇帝。

　　Z051 昶：①舒畅，畅通。②白天时间长。

[23] S091《蜀本草》：作者为五代·韩保昇，本草著作。

[24] S039《洪范》：作者不详，《尚书》篇名。商代贵族政权总结的统治经验。

[25] S121《雅颂》：作者不详，《诗经》内容和乐曲分类的名称。

[26] Z794 胗（zhēn）：鸟类的胃。

[27] R082 羲皇：伏羲，华夏民族人文先始，三皇之一。

孙星衍序

《神农本草经》三卷，所传白字书，见《大观本草》。

按：《嘉祐补注》[1]序云：所谓《神农本经》者，以朱字。《名医》因《神农》旧条而有增补者，以墨字间于朱字。《开宝重定》[2]序云：旧经三卷，世所流传，《名医别录》，互为编纂。至梁贞白先生陶弘景，乃以《别录》参其《本经》，朱墨杂书，时谓明白。据此，则宋所传黑白字书，实陶弘景手书之本。自梁以前，神农、黄帝、岐伯、雷公、扁鹊，各有成书，魏吴普见之，故其说药性主治，各家殊异。后人纂为一书，然犹有旁注，或朱、墨字之别，《本经》之文以是不乱。旧说本草之名，仅见《汉书·平帝纪》及《楼护传》。

予按：《艺文志》有《神农黄帝食药》[3]七卷，今本讹（é）[4]为《食禁》，贾公彦《周礼医师疏》引其文，正作《食药》，宋人不考。遂疑《本草》非《七略》[5]中书。贾公彦引《中经簿》，又有《子仪本草经》一卷，疑亦此也。梁《七录》[6]有《神农本草》三卷，其卷数不同者，古今分合之异。神农之世，书契未作，说者以此疑《经》，如皇甫谧（mì）[7]言，则知四卷成于黄帝。陶弘景云：轩辕以前，文字未传，药性所主，尝以识识相因。至于桐、雷乃著在于编简，此书当与《素问》[8]同类，其言良是。且《艺文志》农、兵、五行、杂占、经方、神仙诸家，俱有神农书，大抵述作有本，其传非妄。是以《博物志》[9]云：太古书今见存，有《神农经》《春秋传注》[10]。贾逵[11]以《三坟》[12]为三皇之书，神农预其列。《史记》[13]言：秦始皇不去医药卜筮之书，则此《经》幸与《周易》并存。颜之推[14]《家训》[15]乃云：《本草》神农所述。而有豫章、朱崖、赵国[16]、常山、奉高、真定^[17]、临淄^[18]、冯（píng）翊（yì）^[19]等郡县名，出诸药物，皆由后人所羼，非本文。陶弘景亦云：所出郡县，乃后汉时制，疑仲景、元化等所记。

按：薛综^[20]注《张衡赋》^[21]引《本草经》：太一禹余粮，一名石脑，生山谷。是古本无郡县名。《太平御览》引《经》上云生山谷或川泽，下云生某山某郡。明"生山谷"，《本经》文也。其下郡县，《名医》所益。今《大观本》俱作黑字。或合其文，云"某山川谷""某郡川泽"，恐传写之误，古本不若此。仲景、元化^[22]后，有吴普、李当之^[23]，皆修此经。当之书，世少行用。《魏志·华佗传》，言"普从佗学"。隋《经籍志》称《吴普本草》，梁有六卷。《嘉祐本草》云：普修《神农本草》，成四百四十一种。唐《经籍志》尚存六卷，今广内不复存，惟诸书多见引据。其说药性，寒温五味最为详悉。是普书宋时已佚，今其文惟见掌禹锡^[24]所引《艺文类聚》^[25]《初学记》^[26]《后汉书注》^[27]《事类赋》^[28]诸书。《太平御览》引据尤多，足补《大观》所缺，重是《别录》前书，因采其文附于《本经》，亦略备矣。其普所称，有神农说者，即是《本经》。《大观》或误作黑字，亦据增其药物，或数浮于三百六十五种，由后人以意分合，难以定之。其药名有禹余粮、王不留行、徐长卿、鬼督邮之属不类太古时文。

按：字书以禹为虫，不必夏禹。其余名号，或系后人所增，或声音传述，改古旧称之致。又《经》有云：宜酒渍者。或以酒非神农时物，然《本草衍义》^[29]已据《素问》首言：以妄为常，以酒为浆。谓"酒自黄帝始"。

又按：《文选注》^[30]引《博物志》，亦云：杜康作酒。王著《与杜康绝交书》^[31]曰：康，字仲宁，或云黄帝时人。则俱不得疑《经》矣。孔子云：述而不作，信而好古。又云：多识于鸟兽草木之名。今儒家拘泥耳目，未能及远，不睹医经、本草之书，方家循守俗书，不察古本药性异同之说。又见明李时珍^[32]作《本草纲目》，其名已愚，仅取《大观本》，割裂旧文，妄加增驳，迷误后学。予与家凤卿集成是书，庶以辅冀完经，启蒙方伎，略以所知，加之考证。《本经》云：上药本上经，中药本中经，下药本下经。是古以玉石草木等，上、中、下品分卷，而序录别为一卷。陶序朱书云：《本草经》卷上注云：序药性之源本，论病名之形论。卷中云：

玉、石、草木三品。卷下云：虫、兽、果、菜、米，合三品。此《名医》所改，今依古为次。又《帝王世纪》^[33]及陶序称四卷者，掌禹锡云：按：旧本亦作四卷。韩保升^[34]又云：《神农本草》上、中、下并序录，合四卷。若此，则三四之异，以有序录，则《抱朴子》《养生要略》^[35]《太平御览》所引《神农经》，或云问于太乙子^[36]，或引太乙子云云，皆《经》所无。或亦在序录中，后人节去之耳，至其经文或以"痒"为"养"、"创"为"疮"、"淡"为"痰"、"注"为"蛀"、"沙"为"砂"、"兔"为"菟^[37]（tù）"之类，皆由传写之误，据古订正，勿嫌惊俗也。其辨析物类，引据诸书，本之《毛诗》^[38]《尔雅》《说文》《方言》^[39]《广雅》诸子杂家，则凤卿增补之力俱多云。

〔阳湖孙星衍撰〕

[1] S048《嘉祐补注》：即《嘉祐本草》，作者为北宋·掌禹锡、林亿、苏颂，本草著作。

[2] S052《开宝重定》：即《开宝本草》，作者不详，古代中药学书籍。

[3] S082《神农黄帝食药》：作者不详，或同《神农黄帝食禁》。

[4] Z121 譌（é）：同"讹"。

[5] S072《七略》：作者为西汉·刘歆，中国第一部官修目录和第一部目录学著作。

[6] S071《七录》：作者为南北朝（梁）·阮孝绪，一部图书目录分类专著。

[7] R027 皇甫谧（mì）：字士安，三国西晋时期学者、医学家、史学家。

[8] S099《素问》：作者不详，《黄帝内经》分为《素问》和《灵枢》两部分，中医经典著作。

[9] S014《博物志》：作者为西晋·张华，古代神话志怪小说集。

[10] S021《春秋传注》：作者不详，《春秋传》的注书。

[11] R030 贾逵：字景伯，东汉著名经学家、天文学家。

[12] S077《三坟》：作者不详，伏羲、神农、黄帝之书。

[13] S086《史记》：作者为西汉·司马迁，第一部纪传体通史著作。

[14] R088 颜之推：南北朝（梁）时期文学家、教育家。

[15] S122《家训》：即《颜氏家训》，作者为南北朝·颜之推，告诫子孙的著作。

[16] D269 赵国：古时多个朝代的国名。

[17] D272 真定：真定国，今河北省正定县。

[18] D128 临淄：临淄郡，亦作临甾、临菑。

[19] D161 冯翊（píngyì）：冯翊郡，今陕西省大荔县。

　　　　Z725 翊：①辅佐，帮助。②古同"翌"，明日。

[20] R087 薛综：字敬文，三国时吴国名臣。

[21] S140《张衡赋》：作者不详，记录张衡事迹的著作。

[22] R025 元化：华佗，东汉末年著名的医学家。

[23] R035 李当之：三国著名医家，著《李当之药录》等。

[24] R099 掌禹锡：唐代嘉祐学者，修订《开宝本草》。

[25] S130《艺文类聚》：作者为唐·欧阳询、令狐德棻（fēn）等，一部综合性类书。

[26] S020《初学记》：作者为唐·徐坚，古代综合性类书。

[27] S041《后汉书注》：作者为南朝（宋）·刘昭，《后汉书》的注本。

[28] S089《事类赋》：作者为宋·吴淑，类书。

[29] S010《本草衍义》：作者为北宋·寇宗奭（shì），药论性本草著作。

[30] S111《文选注》：作者为梁·萧统，流传最久的《文选》注本。

[31] S134《与杜康绝交书》：作者为魏·王著，出自于《书钞》。

[32] R039 李时珍：字东璧，自号濒（pín）湖山人，明朝本草学家，尊为药圣。

[33] S023《帝王世纪》：作者为西晋·皇甫谧，史书。

[34] R024 韩保升：即韩保昇，五代医家。著《蜀本草》。

[35] S124《养生要略》：作者为三国·嵇康，疑为《养生论》。

[36] R073 太乙子：道家太乙门第一任掌门。

[37] Z597 菟：① tù，〔菟丝子〕草本，子实入药。② tú，〔於菟〕老虎。

[38] S064《毛诗》：作者为西汉·毛亨、毛苌，古代中国诗论的第一篇专著。

[39] S029《方言》：作者为汉·扬雄，训诂学工具书。

顾观光序

李濒（pín）湖云："神农古本草，凡三卷三品，共三百六十五种，首有名例数条，至陶氏作《别录》，乃拆分各部，而三品亦移改，又拆出青葙、赤小豆二条（按《本经》目录，青葙子在下品，非后人拆出也。疑"葙"当作"蘘"），故有三百六十七种，逮乎唐宋屡经变易旧制莫考。"（此上并李氏语）今考《本经》三品不分部数，上品一百二十种，中品一百二十种，下品一百二十五种（见《本经》名例），品各一卷，又有序录一卷。故梁《七录》云三卷，而陶氏《别录》云四卷，韩保昇（shēng）[1]谓《神农本草》上中下并序录合四卷是也。梁·陶隐居《名医别录》始分玉、石、草木三品为三卷，虫、兽、果、菜、米、食，有名未用三品为三卷，又有序录一卷，合为七卷，故《别录》序后云："《本草经》卷上，序药性之原本，论病名之形诊，题记品录，详览施用；《本草经》卷中，玉、石、草木三品；《本草经》卷下，虫、兽、果、菜、米、食三品，有名未用三品，右三卷其中下二卷，药合七百三十种，各别有目录，并朱墨杂书并予注，今大书分为七卷。"（以上并陶氏语）盖陶氏《别录》仍沿用《本经》上、中、下三卷之名，而中下二卷并以三品，分为子卷，《唐本草》讥其草木同品，虫兽共条，披览既难，图绘非易是也。《别录》于《本经》诸条间有并析，如胡麻《经》云：叶名青蘘，即在胡麻条下，而《别录》乃分之（《本经》目录无青蘘），中品葱薤（xiè）[2]，下品胡粉、锡镜鼻，并各自为条，而《别录》乃合之。由此类推，凡《证类本草》三品与《本经》目录互异者，疑皆陶氏所移，李濒湖所谓拆分各部，移改三品者是也。青蘘之分，盖自《别录》始（《唐本草》注云，《本经》在草部上品，即指《别录》原次言

之），赤小豆之分，则自《唐本草》始，是为三百六十七种。《唐本草》退姑活、别
羁、石下长卿、翘根、屈草、淮木于有名未用，故云三百六十一种（见《别录》序
后，《唐本草》注）。宋本草又退彼子于有名未用，故云三百六十种（见《补注》总
叙后）。今就《证类本草》三品计之，上品一百四十一种，中品一百一十三种，下
品一百二十五种，已与《本经》名例绝不相符，又有人部一种，有名未用七种，并
不言于三品何属，李濒湖所谓屡经变易，旧制莫考者是也。李氏《纲目》世称为集
大成，以今考之《本经》而误注《别录》者四种（草（bì）[3]薢、葱、薤、杏仁），
从《本经》拆出而误注他书者二种（土蜂、桃蠹（dù）[4]虫），原无经文而误注
《本经》者一种（绿青），明注《本经》而经文混入《别录》者三种（菓（xǐ）[5]耳
实、鼠妇、石龙子），经文混入《别录》而误注《别录》者六种（王不留行、龙眼、
肤青、姑活、石下长卿、燕屎），《别录》混入经文而误注《本经》者四种（升麻、
由跋、赭魁、鹰屎白）。夫以濒湖之博洽而舛（chuǎn）[6]误至此，可见著书难，校
书亦复不易。《开宝本草》序云，朱字、墨字无本得同，旧注、新注其文互缺，则
宋本已不能无误，又无论濒湖矣。今去二百余载，古书亡佚殆尽，幸而《证类本
草》灵光岿然，又幸而《纲目》卷二具载《本经》目录，得以寻其原委，而析其异
同、《本经》三百六十五种之文，章章可考，无阙佚，无羡衍，岂非天之未丧斯文，
而留以有待乎。近孙渊如尝辑是书，刊入问经堂中，惜其不考《本经》目录，故
三品种数，显与名例相违，缪仲淳、张路玉[7]辈，未见《证类本草》，而徒据《纲
目》以求经文，尤为荒陋。大率考古者不知医，业医者不知古，遂使赤文绿字埋没
于陈编蠹简之中，不及今而亟为搜辑，恐数百年后，《证类》一书又复亡佚，则经
文永无完璧之期矣。爰于翻阅之余，重为甄录其先后，则以《本经》目录定之，仍
用韩氏之说，别为序录一卷，而唐宋类书所引有出《证类》外者，亦备录焉，为考
古计，非为业医计也，而非邃于古而明于医者，恐其闻之而骇，且惑也。

〖甲辰九月霜降日顾观光[8]识〗

[1] Z546 昇（shēng）：同"升"。

[2] Z663 薤（xiè）：同"韰"。多年生草本植物，地下有鳞茎。

[3] Z020 萆（bì）：同"蓖"。〔萆薢〕中药名。

[4] Z119 蠹（dù）：蛀蚀器物的虫子。

[5] Z636 菓（xǐ）：〔菓耳〕即"苍耳"。

[6] Z084 舛（chuǎn）：①错误，错乱。②违背。

[7] R096 张路玉：张璐，字路玉，清初三大医家之一。

[8] R021 顾观光：字宾王，清代数学家、天文学家、医学家。

本经序录

上药一百二十种为君，主养命以应天，无毒。多服、久服，不伤人。欲轻身益气，不老延年者，本上经。中药一百二十种为臣，主养性以应人，无毒有毒，斟酌其宜，欲遏病补虚赢者，本中经。下药一百二十五种为佐使，主治病以应地，多毒，不可久服，欲除寒热邪气，破积聚，愈疾者，本下经。

三合，合三百六十五种，法三百六十五度。一度应一日，以成一岁（倍其数合七百三十名也）。

掌禹锡曰：本草例，《神农本经》以朱书，《名医》《别录》以墨书。神农药三百六十五种，今其言倍其数合七百三十名，是并《名医》《别录》副品而言也，则此下节《别录》之文也，当作墨者矣。盖传写浸（jìn）[1]久，朱墨错乱之所致耳。

案：禹锡说，是也。改为细字。

药有药物一百二种作君药，有君臣佐使，以相宜摄合和，宜一君、二臣、三佐、五使，又可一君、三臣、九佐使也。药有阴阳配合、子母兄弟、根茎花实、草石骨肉，有单行者、有相须者、有相使者、有相畏者、有相恶者、有相反者、有相杀者。凡此七情，合和时之当用。相须、相使者良，勿用相恶、相反者。若有毒宜制，可用相畏、相杀者。不尔，勿合用也。药有酸、咸、甘、苦、辛五味，又有寒、热、温、凉四气，及有毒无毒，阴干暴干，采造时月，生熟土地，所出真伪陈新，并各有法。药性有宜丸者、宜散者、宜水煮者、宜酒渍者、宜膏煎者，亦有一物兼宜者，亦有不可入汤酒者，并随药性不得违越。

欲疗病，先察其原，先候病机，五臧（zàng）[2]未虚，六府未竭，血脉未乱，精神未散，服药必活。若病已成，可得半愈；病势已过，命将难全。若用毒药疗病，先起如黍粟，病去即止；不去，倍之；不去，十之；取去为度。疗寒以热药，疗热以寒药；饮食不消以吐下药；鬼注、蛊毒以毒药；痈肿疮瘤以疮药；风湿以风湿药。各随其所宜。

病在胸膈以上者，先食后服药；病在心腹以下者，先服药而后食；病在四肢血脉者，宜空腹而在旦；病在骨髓者，宜饱满而在夜。夫大病之主，有中风伤寒，寒热温疟，中恶霍乱，大腹水肿，肠澼（pì）[3]下利，大小便不通，贲狟（tún）[4]，上气，欬逆，呕吐，黄疸，消渴，留饮，癖食，坚积，癥瘕，惊邪，瘨痫，鬼注，喉痹，齿痛，耳聋，目盲，金创（chuāng），蹉（wō）[5]折，痈肿，恶创，痔瘘，瘿瘤，男子五劳七伤、虚乏羸瘦，女子带下崩中、血闭阴蚀，虫蛇蛊毒所伤。此大略宗兆，其间变动枝叶，各宜依端绪以取之。

[1] Z271 浸（jìn）：古同"浸"。

[2] Z768 臧（zàng）：同"脏"，脏器。

[3] Z443 澼（pì）：痢疾一名，见于《济生方》，《内经》称"肠澼"。

[4] Z603 狟（tún）：同"豚"。

[5] Z624 蹉（wō）：扭伤。《易林·小畜之艮》云："折臂蹉足，不能进酒。"

上 品

上药一百二十种，为君，主养命以应天，无毒。多服、久服，不伤人。欲轻身益气，不老延年者，本上经。

菖蒲、菊花、人参、天门冬、甘草、干地黄、朮、菟丝子、牛膝、茺蔚子、女萎、防葵、柴胡、麦门冬、独活、车前子、木香、薯蓣（yù）[1]、薏苡仁、泽泻、远志、龙胆、细辛、石斛、巴戟天、白英、白蒿、赤箭、菴（ān）[2]蕳子、菥（xī）[3]蓂子、蓍实、赤芝、黑芝、青芝、白芝、黄芝、紫芝、卷柏、蓝实、蘼芜、丹参、络石、蒺藜子、肉苁（cōng）[4]蓉、防风、蒲黄、香蒲、续断、漏芦、天名精、决明子、飞廉、旋花、兰草、蛇床子、地肤子、景天、茵陈蒿、杜若、徐长卿、石龙刍（chú）[5]、王不留行、升麻（上草部，上品六十三种）

牡桂、菌桂、松脂、槐实、枸杞、柏实、茯苓、榆皮、酸枣、蔓荆实、辛夷、五加皮、杜仲、女贞实、蕤（ruí）[6]核（上木部，上品十五种）

橘柚、大枣、葡萄、蓬藟（lěi）[7]、藕实茎、鸡头实、冬葵子、苋实、瓜子、苦菜、胡麻（附：青蘘）（上谷部，上品十一种）

丹砂、云母、玉泉、石钟乳、矾石、消石、朴消、滑石、空青、曾青、禹余粮、太一余粮、白石英、紫石英、青石脂、赤石脂、黄石脂、白石脂、黑石脂、白青、扁青（上石部，上品二十一种）

龙骨、熊脂、白胶、阿胶、丹雄鸡、雁肪、石蜜、蜂子、蜜蜡、牡蛎（上虫部，上品十种）

[1] Z751 薯 (yù) 〔薯蓣〕多年生草本植物。通称"山药"。

[2] Z002 菴 (ān)：古同"庵"。

[3] Z647 菥 (xī)：〔菥蓂〕二年生草本植物，可入药，亦称"遏蓝菜"。

[4] Z091 苁 (cōng)：〔苁蓉〕"草苁蓉"和"肉苁蓉"的统称。

[5] Z077 刍 (chú)：①刍，喂牲畜的草，亦指用草料喂牲口。②割草。

[6] Z522 蕤 (ruí)：①〔葳蕤〕草木茂盛的样子。②草木的花下垂。

[7] Z327 藟 (lěi)：古同"蘽"，藤。

上品 草部

Y001 菖蒲 *chāng pú* 昌蒲

味辛，温。主风寒湿痹，欬逆上气，开心孔，补五藏，通九窍，明耳目，出声音。久服轻身、不忘不迷，或延年。一名昌阳（《御览》引云：生石上，一寸九节者，久服轻身云云。《大观本》，无生石上三字，有云一寸九节者良，作黑字），生池泽。

《吴普》曰：昌蒲，一名尧韭（《艺文类聚》引云：一名昌阳）。

《名医》曰：生上洛[1]及蜀郡[2]严道[3]，五月十二日采根，阴干。

案:《说文》云：茾（qióng）[4]，昌蒲也，益州[5]生。䒺（yé）[6]，茾䒺也。《广雅》云：邛（qióng）[7]，昌阳，昌蒲也。《周礼·醢（hǎi）人》[8]云：昌本。郑云：昌本，昌蒲根，切之四寸为菹（zū）[9]。《春秋左传》[10]云：飨以昌歜（chù）[11]。杜预[12]云：昌歜，昌蒲菹。《吕氏春秋》[13]云：冬至后五旬七日，昌始生。昌者，百草之先，于是始耕。《淮南子·说山训》云：昌羊，去蚤虱而来蛉（líng）[14]穷。高诱[15]云：昌羊，昌蒲。《列仙传》[16]云：商邱[17]子胥[18]食昌蒲根，务光服蒲韭根。《离骚草木疏》[19]云：沈存中[20]云：所谓兰荪，即今昌蒲是也。

[1] D190 上洛：上洛郡，今陕西省商洛市。

[2] D202 蜀郡：以成都一带为中心。

[3] D238 严道：古县名，今四川省荥经县。

[4] Z491 茕（qióng）：《博雅》：茕萁，荚也。

[5] D250 益州：汉武帝设置的十三州之一。

[6] Z710 莪（yé）：一种草。

[7] Z494 邛（qióng）：①〔邛崃〕地名，在四川省。②四川山名。

[8] S144《周礼·醢（hǎi）人》：《周礼》作者为西周·周文王，亦称《周官》或《周官经》，儒家经典之一。《醢人》为《周礼·天官冢宰》中的一篇。

　　Z190 醢：用肉、鱼等制成的酱。

[9] Z851 菹（zū）：同"葅"。①多水草的沼泽地带。②枯草。③酸菜，腌菜。

[10] S154《春秋左传》：即《左传》，作者为春秋·左丘明，为《春秋》做注解的一部史书。

[11] Z078 欪（chù）：盛怒，气盛。

[12] R013 杜预：字元凯，西晋著名政治家、军事家和学者。

[13] S062《吕氏春秋》：作者为秦·吕不韦，一部古代类百科全书似的传世巨著。

[14] Z355 蛉（líng）：①〔螟蛉〕见"螟"。②〔白蛉子〕比蚊子小的飞虫。

[15] R020 高诱：东汉学者，注《吕氏春秋》等。

[16] S058《列仙传》：作者为西汉·刘向，第一部系统叙述神仙的传记。

[17] D191 商邱：今河南省商丘市。

[18] R081 子胥：伍员，字子胥，春秋末期吴国大夫、军事家。

[19] S057《离骚草木疏》作者为宋·吴仁杰，是其为 25 篇《离骚》作的疏。

[20] R063 沈存中：沈括，字存中，北宋政治家、科学家。

Y002 菊花 （jú huā） 鞠华， 鞠华

味苦，平。主风，头眩肿痛，目欲脱，泪出，皮肤死肌，恶风湿痹。久服利血气，轻身、耐老、延年。一名节华，生川泽及田野。

《吴普》曰：菊华，一名白华（《初学记》），一名女华，一名女茎。

《名医》曰：一名日精，一名女节，一名女华，一名女茎，一名更生，一名周盈，一名傅延年，一名阴成，生雍州[1]。正月采根，三月采叶。五月采茎。九月采华。十一月采实。皆阴干。

案:《说文》云：蘜，治墙也。蘜（jú）[2]，日精也，似秋华，或省作蘜（jú）[3]。《尔雅》云：蘜，治墙。郭璞[4]云：今之秋华，菊。则蘜、蘜、蘜，皆秋华字，惟今作菊。《说文》以为大菊，蘧（qú）[5]麦，假音用之也。

[1] D253 雍州：雍州郡，今陕西、甘肃一带。

[2] Z281 蘜（jú）：古同“菊”。

[3] Z280 蘜（jú）：古同“菊”。

[4] R023 郭璞：字景纯，两晋时期文学家、训诂学家、风水学者。

[5] Z500 蘧（qú）：①〔蘧麦〕即“瞿麦”。②古同“蕖”，芙蕖，荷花。

Y003 人参 （rén shēn）

味甘，微寒。主补五藏，安精神，定魂魄，止惊悸，除邪气，明目、开心、益智。久服轻身、延年。一名人衔，一名鬼盖。生山谷。

《吴普》曰：人参，一名土精，一名神草，一名黄参，一名血参，一名人微，

一名玉精。神农：甘，小寒。桐君、雷公：苦。岐伯、黄帝：甘，无毒。扁鹊：有毒。生邯郸[1]。三月生，叶小锐，核黑，茎有毛，三月、九月采根，根有头、足、手，面目如人（《御览》）。

《名医》曰：一名神草，一名人微，一名土精，一名血参，如人形者，有神。生上党[2]及辽东。二月、四月、八月上旬，采根。竹刀刮，暴（pù）干，无令见风。

案：《说文》云：薓（shēn）[3]，人薓，药草，出上党。《广雅》云：地精，人葠（shēn）也。《范子计然》[4]云：人参，出上党，状类人者善。刘敬叔[5]《异苑》[6]云：人参，一名土精，生上党者，佳。人形皆具，能作儿啼。

[1] D067 邯郸：邯郸郡，今河北省邯郸市。

[2] D187 上党：上党郡，今山西省东南部。

[3] Z541 薓（shēn）：同"参"，人参。

[4] S028《范子计然》：春秋时期范蠡的著作。

[5] R041 刘敬叔：宋代学者，著《异苑》。

[6] S133《异苑》：作者为南朝（宋）·刘敬叔，记录异域风情、产物的著作。

Y004 天门冬

tiān mén dōng

味苦，平。主诸暴、风湿、偏痹，强骨髓，杀三虫，去伏尸。久服轻身、益气、延年。一名颠勒（《尔雅注》引云：门冬，一名满冬，今无文）。生山谷。

《名医》曰：生奉高山，二月、七月、八月采根，暴干。

案：《说文》云：蘠（qiáng）[1]，蘠蘼，蘡（mén）[2]冬也。《中山经》[3]云：

条谷[4]之山，其草多藦（mén）[5]冬。《尔雅》云：蘠藦，虋冬。《列仙传》云：赤须子[6]食天门冬。《抱朴子·仙药篇》云：天门冬，或名地门冬，或名筵门冬，或名颠棘，或名淫羊食，或名菅松。

[1] Z482 蘠（qiáng）：〔蘠蘼（mí）〕蔷薇。

[2] Z393 虋（mén）：即"赤粱粟"，粟的一种。

[3] S079《中山经》：是创作于战国时期的一篇散文，出自《山海经》，作者不详。

[4] D211 条谷：《山海经·中山经》中的山名，疑位于重庆市垫江县。

[5] Z394 藦（mén）：同"虋"。见［2］。

[6] R009 赤须子：《列仙传》中的神仙名。

Y005 甘草 <small>gān cǎo</small>

味甘，平。主五藏六府，寒热邪气，坚筋骨，长肌肉，倍力，金创尰（zhǒng）[1]，解毒。久服轻身、延年（《御览》引云：一名美草，一名密甘。《大观本》作黑字）。生川谷。

《名医》曰：一名密甘，一名美草，一名蜜草，一名蕗（lù）[2][当作蘦（líng）[3]]草。生河西[4]积沙山[5]及上郡[6]。二月、八月采根，暴干，十日成。

案：《说文》云：苷，甘草也。蘦，大苦也。苦，大苦苓也。《广雅》云：美草，甘草也。《毛诗》云：隰（xí）[7]有苓。《传》云：苓，大苦。《尔雅》云：蘦，大苦。郭璞云：今甘草，蔓（wàn）延生。叶似荷，青黄。茎赤黄，有节，节有枝相当。或云蘦似地黄，此作甘，省字。蘦、苓通。

[1] Z816 尰（zhǒng）：足肿病。

[2] Z370 蕗（lù）：〔苣蕗〕古书上说的一种香草。

[3] Z357 蘦（lìng）：甘草。古通"零"，零落。

[4] D076 河西：河西郡，今山西省临汾一带。

[5] D091 积沙山：疑为鸣沙山。

[6] D189 上郡：古代郡名，今陕西省绥德县。

[7] D227 隰（xí）州：今山西省临汾市隰县。

Z631 隰：低湿的地方。《诗经·国风》云："山有榛，隰有苓。"

Y006 干地黄 <small>gān dì huáng</small> 地黄

味甘，寒。主折跌、绝筋、伤中，逐血痹，填骨髓，长肌肉。作汤，除寒热积聚。除痹，生者尤良。久服轻身、不老。一名地髓。生川泽。

《名医》曰：一名芐（hù）[1]，一名芑（qǐ）[2]。生咸阳[3]黄土地者，佳。二月八月采根，阴干。

案：《说文》云：芐，地黄也。《礼》[4]曰：鈃（xíng）[5]毛牛藿、羊芐、豕（shǐ）[6]薇。《广雅》云：地髓，地黄也。《尔雅》云：芐，地黄。郭璞云：一名地髓，江东[7]呼芐。《列仙传》云：吕尚[8]服地髓。

[1] Z207 芐（hù）：①即地黄，一种药草。②蒲席。

[2] Z467 芑（qǐ）：①梁、黍一类的农作物。②类似苦菜的草本植物。

[3] D229 咸阳：今陕西省咸阳市。

[4] S055《礼》：作者不详，《礼经》的简称。

[5] Z673 鈃（xíng）：古代盛酒的器皿。

[6] Z551 豕（shǐ）：猪。

[7] D095 江东：江东郡，长江流域部分区域名称。

[8] R031 吕尚：即姜尚，字子牙，著名历史人物，商末周初人。

Y007 术 白术，白术

味苦，温。主风寒湿痹、死肌、痉疸。止汗，除热，消食，作煎饵。久服轻身、延年、不饥。一名山蓟（《艺文类聚》引作山筋），生山谷。

《吴普》曰：术，一名山连，一名山芥，一名天苏，一名山姜（《艺文类聚》）。

《名医》曰：一名山姜，一名山连。生郑山[1]、汉中[2]、南郑[3]，二月、三月、八月、九月采根，暴干。

案:《说文》云：莁（zhú）[4]，山蓟也。《广雅》云：山姜，莁也。白术，牡丹也。《中山经》云：首山[5]草多莁。郭璞云：莁，山蓟也。《尔雅》云：术，山蓟。郭璞云：今术似蓟，而生山中。《范子计然》云：术，出三辅[6]，黄白色者善。《列仙传》云：涓子[7]好饵术。《抱朴子·仙药篇》云：术，一名山蓟，一名山精。故《神药经》[8]曰：必欲长生，长服山精。

[1] D273 郑山：即南郑也。

[2] D069 汉中：汉中郡，今陕西省汉中市。

[3] D153 南郑：今陕西省南郑县。

[4] Z827 莁（zhú）：同"术"。

[5] D201 首山：《山海经》中描写的山，位于今河南省襄城县南五里。

[6] D181 三辅：又称"三秦"。古长安京畿三个地方的总称。

[7] R042 涓子：即刘涓子，南北朝医药学者，撰《刘涓子鬼遗方》。

[8] S084《神药经》：作者为元·葛乾孙，中医著作。

Y008 菟丝子 兔丝子

（tù sī zǐ）

味辛，平。主续绝伤，补不足，益气力，肥健。汁去面皯（gǎn）[1]。久服明目、轻身、延年。一名菟芦，生川泽。

《吴普》曰：兔丝，一名玉女，一名松萝，一名鸟萝，一名鸭萝，一名复实，一名赤网，生山谷（《御览》）。

《名医》曰：一名菟缕，一名唐（táng）[2]蒙，一名玉女，一名赤网，一名兔累。生朝鲜[3]田野，蔓延草木之上，色黄而细为赤网，色浅而大为兔累。九月采实，暴干。

案《说文》云：蒙，玉女也。《广雅》云：菟邱，菟丝也；女萝，松萝也。《尔雅》云：唐蒙，女萝。菟丝。又云：蒙，玉女。《毛诗》云：爰采唐矣。《传》云：唐蒙，菜名。又茑（niǎo）[4]与女萝。《传》云：女萝、菟丝，松萝也。陆玑[5]云：今菟丝蔓连草上生，黄赤如金，今合药，菟丝子是也，非松萝。松萝，自蔓松上，枝正青，与菟丝异。《楚词》[6]云：被（pī）薜（bì）[7]荔兮带女萝。王逸[8]云：女萝，兔丝也。《淮南子》云：千秋之松，下有茯苓，上有兔丝。高诱注云：茯苓，千岁松脂也。菟丝生其上而无根。旧作菟，非。

[1] Z158 皯（gǎn）：同"䵟"。皮肤黧黑枯槁。

[2] Z579 唐（táng）：〔唐蒙〕即"菟丝"，一种缠绕寄生草本植物。

[3] D018 朝鲜：箕（jī）子朝鲜，周代诸侯国名。

[4] Z423 茑（niǎo）：落叶小乔木，茎攀缘树上，实球形、味酸。

[5] R050 陆玑：字元恪，三国时期吴国学者。撰《诗疏》等。

[6] S019《楚词》：即《楚辞》，作者为战国（楚）·屈原。本为楚地的歌辞。

[7] Z016 薜（bì）：古植物名称。

[8] R077 王逸：字叔师，东汉著名文学家。

Y009 牛膝

niú xī

味苦，酸（《御览》作辛）。主寒（《御览》作伤寒）湿痿痹，四肢拘挛，膝痛不可屈伸，逐血气，伤热、火烂，堕胎。久服轻身、耐老（《御览》作能老）。一名百倍，生川谷。

《吴普》曰：牛膝。神农：甘。一经[1]：酸。黄帝、扁鹊：甘。李氏[2]：温。雷公：酸，无毒。生河内[3]或临邛（qióng）[4]。叶如夏蓝。茎本赤。二月、八月采（《御览》）。

《名医》曰：生河内及临朐（qú）[5]。二月、八月、十月采根，阴干。

案：《广雅》云：牛茎，牛膝也。陶弘景云：其茎有节，似膝，故以为名也。膝，当为厀（xī）[6]。

[1] S155 一经：书之略称或传本统称。

[2] R038 李氏：李当之，华佗的弟子。

[3] D074 河内：河内郡，今河南省北部与南部、山东省西部。

[4] D126 临邛：临邛县，今四川省邛崃市。

[5] D127 临朐（qú）：临朐县，今山东省潍坊市。

    Z501 朐：①qú，古地名。②xù，古同"昫"。③chǔn，蚯蚓。亦"曲蟮"。

[6] Z469 厀（xī）：古同"膝"。

Y010 菟蔚子 充蔚子，益母草

chōng wèi zǐ

味辛，微温。主明目、益精，除水气。久服轻身。茎：主瘾疹（zhěn）[1]痒，可作浴汤。一名益母，一名益明，一名大札。生池泽。

《名医》曰:一名贞蔚。生海滨,五月采。

案:《说文》云:蓷(tuī)[2],萑(huán)[3]也。《广雅》云:益母,充蔚也。《尔雅》云:萑,蓷。郭璞云:今茺蔚也。《毛诗》云:中谷有蓷。《传》云:蓷,鵻(zhuī)[4]也。陆玑云:旧说及魏博士济阴[5]周元明皆云菴闾是也。《韩诗》[6]及三苍说,悉云益母,故曾子[7]见益母而感。刘歆(xīn)[8]曰:蓷,臭秽。臭秽,即茺蔚也。旧作芜,非。

[1] Z792 瘆(zhěn):同"疹"。

[2] Z601 蓷(tuī):一种中药草,即"益母草"。《诗经·国风》云:"中谷有蓷,暵其乾矣。"

[3] Z216 萑(huán):①古代指芦苇一类的植物。②〔萑苻〕春秋郑国沼泽。

[4] Z839 鵻(zhuī):古书上指鹁鸠。《诗经·小雅》云:"翩翩者鵻,载飞载下。"

[5] D092 济阴:济阴郡,今山东省菏泽市的古称。

[6] S036《韩诗》:即《韩诗外传》,作者为西汉·韩婴,记述前代史实、传闻的著作。

[7] R095 曾子:字子舆,春秋著名的思想家,孔子弟子。

[8] R047 刘歆(xīn):字子骏,汉朝大家,著《三统历谱》等。

Z672 歆:喜爱,羡慕。

Y011 女萎 _{nǚ wěi} 葳蕤

味甘,平。主中风暴热,不能动摇,跌筋结肉,诸不足。久服去面黑皯,好颜色,润泽,轻身、不老。一名左眄(miǎn)[1]。生山谷。

《吴普》曰:女萎,一名葳蕤,一名玉马,一名地节,一名虫蝉,一名乌萎,一名荧,一名玉竹。神农:苦。一经:甘。桐君、雷公、扁鹊:甘,无毒。黄帝:辛。生太山[2]山谷。叶青黄相值如姜。二月、七月采。治中风暴热。久服轻身

（《御览》）。一名左眄^[1]。久服轻身、耐老（同上）。

《名医》曰：一名荧，一名地节，一名玉竹，一名马熏。生太山^[2]及邱陵^[3]，立春后采，阴干。

案：《尔雅》云：荧，委萎。郭璞云：药草也，叶似竹，大者如箭，竿，有节，叶狭而长，表白里青，根大如指，长一二尺，可啖（dàn）^[4]。陶弘景云：按《本经》有女萎，无萎蕤。《别录》有萎蕤，而为用正同，疑女萎即葳蕤也，惟名异耳。陈藏器^[5]云：《魏志·樊阿（ē）传》^[6]：青黏，一名黄芝，一名地节。此即葳蕤。

[1] Z404 眄（miǎn）：斜着眼看。

[2] D207 太山：即泰山。

[3] 邱陵：丘陵也。

[4] Z097 啖（dàn）：吃或给人吃。

[5] R006 陈藏器：唐代药学家，撰《本草拾遗》。

[6] S109《魏志·樊阿（ē）传》：《魏志》中的篇名。《魏志》作者为西晋·陈寿，记载中国三国时期断代史的专著。

Y012 防葵
fáng kuí

味辛，寒。主疝瘕肠洩，膀光热结，溺不下。欬逆，温疟，癫痫，惊邪狂走。久服坚骨髓，益气、轻身。一名梨盖。生川谷。

《吴普》曰：房葵，一名梨盖，一名爵离，一名房苑，一名晨草，一名利如，一名方盖。神农：辛，小寒。桐君、扁鹊：无毒。岐伯、雷公、黄帝：苦，无毒。茎叶如葵，上黑黄。二月生根，根大如桔梗，根中红白。六月，华白。七月、八月，实白。三月三日采根（《御览》）。

《名医》曰：一名房慈，一名爵离，一名农果，一名利茹，一名方盖，生临淄及嵩高[1]、太山、少室[2]，三月三日采根，暴干。

案：《博物志》云：防葵，与狼毒相似。

[1] D205 嵩高：即嵩山，位于今河南省登封市。

[2] D195 少室：即少室山，在今河南省登封市，为少林寺所在。

Y013 柴胡 ^{chái hú} 茈胡，茈葫

味苦，平。主心腹，去肠胃中结气，饮食积聚，寒热邪气，推陈致新。久服轻身、明目、益精。一名地薰。

《吴普》曰：茈（zǐ）[1]葫，一名山菜，一名茹草。神农、岐伯、雷公：苦，无毒。生冤（yuān）句[2]。二月、八月采根（《御览》）。

《名医》曰：一名山菜，一名茹草。叶，一名芸蒿，辛香可食，生宏农[3]及冤句。二月、八月采根，暴干。

案：《博物志》云：芸蒿，叶似邪蒿，春秋有白蒻（ruò）[4]，长四、五寸，香美可食。长安[5]及河内竝（bìng）[6]有之。《夏小正》[7]云：正月采芸。《月令》[8]云：仲春，芸始生。《吕氏春秋》云：菜之美者，华阳[9]之芸，皆即此也。《急就篇》[10]有云：颜师古[11]注云：即今芸蒿也，然则是此茈胡叶矣。茈、柴，前声相转。《名医别录》前胡条，非。陶弘景云：《本经》上品有茈胡而无此。晚来医乃用之。

[1] Z845 茈（zǐ）：〔茈草〕多年生草本植物，可入药。亦作"紫草"。

[2] D258 冤句（yuānqú）：亦作宛朐、冤朐、宛句、宛亭，故城在今山东省菏泽市西南。

《神农本草经》精注易读本

[3] D080 宏农：宏农郡，河南西部。

[4] Z525 蒻（ruò）：①嫩蒲草。②莲茎入泥的白色部分。

[5] D014 长安：今陕西省西安市。

[6] Z032 竝（bìng）：同"并"。

[7] S117《夏小正》：作者不详，为中国现存最早的科学文献之一。

[8] S138《月令》：作者不详，指《礼记·月令》。

[9] D082 华阳：华阳郡，今陕西省勉县。

[10] S047《急就篇》：作者为西汉·史游，古代识字课本和常识课本。

[11] R089 颜师古：颜籀（zhòu），字师古，唐代经学家、训诂学家、历史学家。

Y014 麦门冬 <small>mài mén dōng</small> 忍冬

味甘，平。主心腹结气、伤中、伤饱，胃络脉绝，羸瘦短气。久服轻身、不老、不饥。生川谷及隄阪。

《吴普》曰：一名马韭，一名虋（mén）[1]冬，一名忍冬，一名忍陵，一名不死药，一名仆垒，一名随脂（《太平御览》引云：一名羊韭。秦，一名马韭，一名禹韭，韭。越，一名羊齐，一名爱（ài）[2]韭，一名禹韭，一名虋韭，一名禹余粮）。神农、岐伯：甘，平。黄帝、桐君、雷公：甘，无毒。李氏：甘，小温。扁鹊：无毒。生山谷肥地。叶如韭，肥泽丛生。采无时，实青黄。

《名医》曰：秦，名羊韭。齐，名爱韭。楚，名马韭。越，名羊蓍。一名禹葭（jiā）[3]，一名禹余粮，叶如韭，冬夏长生。生函谷[4]肥土、石间久废处。二月、三月、八月、十月采，阴干。

案：《说文》云：荵（rěn）[5]，荵冬草。《中山经》云：青要之山[6]，是多仆累。据《吴普》说，即麦门冬也。忍、荵，垒、累，音同。陶弘景云：实如青珠，根似穬（kuàng）[7]麦，故谓麦门冬。

[1] Z669 虋（mén）：即"赤粱粟"，粟的一种。

[2] Z001 嫒（ài）：同"爱"。

[3] Z250 葭（jiā）：初生的芦苇：葭芦。葭莩（①芦苇中的膜；②关系疏远。）

[4] D068 函谷：函谷关，在今河南省灵宝市。

[5] Z511 荵（rěn）：〔荵冬〕同"忍冬"，一种藤本植物，即金银花。

[6] D175 青要之山：《山海经》中的山，位于今河南省洛阳市新安县。

[7] Z308 穬（kuàng）：稻、麦等有芒的谷物。

Y015 独活 (dú huó)

味苦，平。主风寒所击，金创，止痛，贲豚[1]，痫痓，女子疝瘕。久服轻身、耐老。一名羌活，一名羌青，一名护羌使者。生川谷。

《吴普》曰：独活，一名胡王使者。神农、黄帝：苦，无毒。八月采。此药有风花不动，无风独摇（《御览》）。

《名医》曰：一名胡王使者，一名独摇草。此草，得风不摇，无风自动。生雍州，或陇西[2]南安[3]。二月、八月采根，暴干。

案：《列仙传》云：山图[4]服羌活、独活，则似二名。护羌胡王，皆羌字缓声，犹专诸为专设诸，庾公差为瘐（yǔ）[5]公之斯，非有义也。

[1] B003 贲豚：病名，又称奔豚、奔豚气。症见有气从少腹上冲胸脘、咽喉。

[2] D135 陇西：陇西郡，秦汉至隋唐行政区划。

[3] D147 南安：南安郡，辖今陇西、漳县、武山大部。

[4] R060 山图：《列仙传》中的神仙名。

[5] Z754 瘐（yǔ）：同"庾"。〔庾公之斯〕卫国大夫。

Y016 chē qián zǐ 车前子

味甘，寒，无毒。主气癃，止痛，利水道小便，除湿痹。久服轻身、耐老。一名当道（《御览》有云：一名牛舌。《大观本》作牛遗，黑字）。生平泽。

《名医》曰：一名芣（fú）苢（yǐ）[1]，一名蝦（hā）[2] 蟆衣，一名牛遗，一名胜舄（xì）[3]，生真定邱陵阪道中，五月五日采，阴干。

案：《说文》云：芣，一曰芣苢。苢，芣苢。一名马舄，其实如李，令人宜子，从草吕声。《周书》[4] 所说羊止切。《广雅》云：当道，马舄也。《尔雅》云：芣苢，马舄。马舄，车前。郭璞云：今车前草，大叶长穗，好生道边，江东呼为蝦蟆衣。又蓷（tuī）[5]，牛蘈（tuí）[6]。孙炎[7] 云：车前，一名牛蘈。《毛诗》云：采采芣苢。《传》云：芣苢，马舄。马舄，车前也。陆玑云：马舄，一名车前，一名当道。喜在牛迹中生，故曰车前当道也，今药中车前子是也。幽州[8] 人谓之牛舌草。

[1] Z145 芣（fú）Z727 苢（yǐ）：古书上指"车前"，叶和种子可入药。

[2] Z189 蝦（hā）：同"虾"。

[3] Z634 舄（xì）：古同"潟"。咸水浸渍的土地。

[4] S146《周书》：作者为唐·令狐德棻，中国历代正史《二十四史》之一。

[5] Z600 蓷（tuī）：古书上的一种草。

[6] Z599 牛蘈（tuí）：羊蹄，一种草本植物，根茎入药。

[7] R072 孙炎：字叔然，三国时期经学家。

Y017 木香 ^{mù xiāng}

味辛。主邪气，辟毒疫、温鬼，强志，主淋露（《御览》引云：主气不足。《大观本》作黑字）。久服，不梦寤魇（yǎn）^[1]寐（《御览》引云：一名密青。又云：轻身，致神仙。《大观本》俱作黑字）。生山谷。

《名医》曰：一名蜜香，生永昌^[2]。

[1] Z700 魇（yǎn）：梦中惊叫，或觉得被东西压住不能动弹。

[2] D252 永昌：永昌郡，今云南省西部。

Y018 薯蓣 署豫 ^{shǔ yù}

（旧作薯蓣。《御览》作署豫，是）味甘，温。主伤中，补虚赢，除寒热邪气，补中，益气力，长肌肉。久服耳目聪明，轻身、不饥、延年。一名山芋，生山谷。

《吴普》曰：薯蓣，一名诸署（《御览》作署豫，作诸署。《艺文类聚》亦作诸）。齐越，名山芋，一名修脆，一名儿草（《御览》引云：秦楚，名玉延。齐越，名山芋。郑赵，名山芋，一名玉延）。神农：甘，小温。桐君、雷公：甘（《御览》引作苦），无毒。或生临朐钟山^[1]。始生，赤茎细蔓。五月华白。七月实青黄。八月熟落，根中白，皮黄，类芋（《御览》引云：二月、八月采根。恶甘遂）。

《名医》曰：秦楚名玉延。郑越名土藷（shǔ）。生嵩高，二月、八月采根，暴干。

案：《广雅》云：玉延，藷蓣（yù）[2]，署预也。《北山经》云：景山[3]草多藷蓣。郭璞云：根似羊蹄，可食，今江南单呼为薯，语有轻重耳。《范子计然》云：薯豫，本出三辅，白色者善。《本草衍义》云：山药，上一字犯宋英宗庙讳，下一字曰蓣，唐代宗名豫，故改下一字为药。

[1] D275 钟山：今广西壮族自治区钟山县。

[2] Z560 藷（shǔ）Z750 蓣（yù）：即"薯蓣"。

[3] D106 景山：指闻喜景山，在今山西省运城市闻喜县石门乡。

Y019 薏苡仁

味甘，微寒。主筋急，拘挛不可屈伸，风湿痹，下气。久服轻身、益气。其根，下三虫。一名解蠡（lǐ）[1]。生平泽及田野。

《名医》曰：一名屋菼（tǎn）[2]，一名起实，一名赣。生真定。八月采实，采根无时。

案：《说文》云：蕛（yì）[3]，蕛苢，一曰蕛英。赣（gàn）[4]，一曰薏苢。《广雅》云：赣，起实，薏目（yǐ）也。《吴越春秋》[5]：鲧（gǔn）[6]娶于有莘（shēn）氏之女，名曰女嬉（xī），年壮未孳，嬉于砥（dǐ）山[7]，得薏苡而吞之，意若为人所感，因而妊孕。《后汉书·马援传》：援在交趾[8]，常饵薏苡实，用能轻身、省欲，以胜瘴。蕛，俗作薏，非。

[1] Z341 蠡（lǐ）：虫蛀木，引申为器物经久磨损要断的样子。

[2] Z578 菼（tǎn）：古书上指荻，多年生草本植物，秋天开紫花。

[3] Z721 䔾（yì）：同"薏"。〔䔾苡〕，即薏苡仁。

[4] Z157 䴥（gàn）：同"籺"。薏苡的别名。

[5] S114《吴越春秋》：记述吴越两国史事的史学著作，作者为东汉·赵晔。

[6] R022 鲧（gǔn）：上古神话传说中的人物，一说是夏禹的父亲。

[7] D033 砥（dǐ）山：即砥柱山，也作底柱山，在今河南省陕县东北。

[8] D099 交趾：即交址，又名交阯，位于越南北部。

Y020 泽泻
zé　xiè

　　味甘，寒。主风寒湿痹，乳难。消水，养五藏，益气力，肥健。久服耳目聪明，不饥、延年、轻身，面生光，能行水上。一名水泻，一名芒芋，一名鹄（hú）[1]泻。生池泽。

　　《名医》曰：生汝南[2]，五、六、八月采根，阴干。

　　案：《说文》云：藚（xù）[3]，水写也。《尔雅》云：蕍（yú）蕮（xì）[4]。郭璞云：今泽蕮，又藚，牛脣（chún）。郭璞云：《毛诗传》[5]云水蕮也，如续断，寸寸有节，拔之可复。《毛诗》云：言采其藚。《传》云：藚，水舄也。陆玑云：今泽舄也。其叶如车前草大，其味亦相似，徐州[6]、广陵[7]人食之。

[1] Z202 鹄（hú）：水鸟，形状像鹅，体较鹅大（亦称"天鹅"）。

[2] D180 汝南：汝南郡，今河南省汝南县。

[3] Z681 藚（xù）：一种中药草，即"泽泻"。

[4] Z745 蕍（yú） Z632 蕮（xì）：一种中药草，即"泽泻"。

　　Z745 蕍：①泽泻。②花盛开的样子。

[5] S065《毛诗传》：作者为东汉·郑玄，研究《诗经》的经典著作。

[6] D235 徐州：指古徐州，汉族文化中的九州之一，辖淮河以北、泰山以南大部。

[7] D063 广陵：广陵郡，今江苏省扬州市。

Y021 远志

味苦，温。主欬逆伤中，补不足，除邪气，利九窍，益慧智，耳目聪明，不忘，强志倍力。久服轻身、不老。叶：名小草，一名棘菀［陆德明《尔雅音义》[1]引作蒬（yuān）[2]］，一名葽（yāo）[3]绕（《御览》作要绕），一名细草。生川谷。

《名医》曰：生太山及冤句。四月采根、叶，阴干。

案：《说文》云：蒬，棘蒬也。《广雅》云：蕀（jí）[4]蒬，远志也。其上谓之小草。《尔雅》云：葽绕，蕀蒬。郭璞云：今远志也，似麻黄，赤华，叶锐而黄。

[1] S026《尔雅音义》：作者为唐·陆德明，音义典籍。

[2] Z764 蒬（yuān）：〔棘蒬〕一种中药草，即"远志"。

[3] Z707 葽（yāo）：①古书上说的一种草。②茂盛。《汉书·礼乐志》云："丰草葽，女罗施。"

[4] Z232 蕀（jí）：〔蕀蒬〕一种中药草，即"远志"。

Y022 龙胆

味苦，寒。主骨间寒热，惊痫邪气，续绝伤，定五藏，杀蛊毒。久服益智、不忘，轻身、耐老。一名陵游，生山谷。

《名医》曰：生齐朐[1]及冤句。二月、八月、十一月、十二月采根，阴干。

[1] D165 齐朐：朐县，在今江苏省连云港市。

Y023 xì xīn 细辛

味辛，温。主欬逆，头痛脑动，百节拘挛，风湿痹痛，死肌。久服明目、利九窍，轻身、长年。一名小辛。生山谷。

《吴普》曰：细辛，一名细草（《御览》引云：一名小辛）。神农、黄帝、雷公、桐君：辛，小温。岐伯：无毒。李氏：小寒。如葵叶，色赤黑，一根一叶相连（《御览》引云：三月、八月采根）。

《名医》曰：生华（huà）阴[1]。二月、八月采根，阴干。

案：《广雅》云：细条、少（shào）辛，细辛也。《中山经》云：浮戏之山[2]，上多少辛。郭璞云：细辛也。《管子·地员篇》[3]云：小辛，大蒙。《范子计然》云：细辛，出华阴，色白者善。

[1] D083 华（huà）阴：华阴郡，在今陕西省渭南市。
[2] D053 浮戏之山：《山海经·中山经》中描写的山，位于河南省郑州市西南。
[3] S031《管子·地员篇》：出自《管子》，作者为春秋战国时管仲。

Y024 石斛

^{shí hú}

味甘，平。主伤中，除痹，下气，补五藏虚劳、羸瘦，强阴。久服厚肠胃、轻身、延年。一名林兰（《御览》引云：一名禁生。《大观本》作黑字），生山谷。

《吴普》曰：石斛。神农：甘，平。扁鹊：酸。李氏：寒。(《御览》)

《名医》曰：一名禁生，一名杜兰，一名石蓫（zhú）[1]。生六（lù）安[2]水傍石上。七月、八月采茎，阴干。

案：《范子计然》云：石斛，出六安。

[1] Z828 蓫（zhú）：①〔蓫薚〕即"商陆"，根入药。②羊蹄菜，根入药。

[2] D136 六（lù）安：今安徽省六安县。

Y025 巴戟天

^{bā jǐ tiān}

味辛，微温。主大风邪气，阴痿不起，强筋骨，安五藏，补中，增志益气。生山谷。

《名医》曰：生巴郡[1]及下邳（pī）[2]。二月、八月采根，阴干。

[1] D004 巴郡：古代的郡级行政区，辖今重庆和四川。

[2] D228 下邳（pī）：下邳郡，今江苏省宿迁市。

　　Z445 邳：姓。

Y026 白英

味甘，寒。主寒热、八疸、消渴，补中益气。久服轻身、延年。一名谷菜（元本误作黑字）。生山谷。

《名医》曰：一名白草。生益州。春，采叶。夏，采茎。秋，采华。冬，采根。

案：《尔雅》云：苻（fú）[1]，鬼目。郭璞云：今江东有鬼目草，茎似葛，叶圆而毛，子如耳珰也，赤色丛生。《唐本》注白英云：此鬼目草也。

[1] Z144 苻（fú）：①同"莩"，芦苇秆里面的薄膜。②同"符"。

Y027 白蒿 蓬蒿

味甘，平。主五藏邪气，风寒湿痹，补中益气，长毛发令黑，疗心悬、少食常饥。久服轻身、耳目聪明、不老。生川泽。

《名医》曰：生中山[1]，二月采。

案：《说文》云：繁（fán）[2]，白蒿也。艾，冰台也。《广雅》云：繁母，蒡（bàng）[3] 葧（bó）[4] 也。《尔雅》云：艾，冰台。郭璞云：今艾，白蒿。《夏小正》云：二月采繁。《传》云：繁，由胡。由胡者，繁母也。繁母者，旁勃也。《尔雅》云：繁，皤蒿。郭璞云：白蒿。又繁，由胡。郭璞云：未详。《毛诗》云：于以采繁。《传》云：繁，皤蒿也。又：采繁祁祁。《传》云：繁，白蒿也。陆玑云：凡艾，白色者，为皤蒿。《楚词》王逸注云：艾，白蒿也。

按：皤、白，音义皆相近。艾，是药名。《本草经》无者，即白蒿是也。《名医》别出艾条，非。

[1] D276 中山：中山郡，今河北省定州市。

[2] Z129 蘩（fán）：白蒿。

[3] Z009 蒡（bàng）：〔牛蒡〕二年生草本植物，子（牛蒡子）可入药。

[4] Z037 蘳（bó）：花蕊。

Y028 赤箭 _{chì jiàn} 天麻

味辛，温。主杀鬼精物、蛊毒恶气。久服益气力，长阴、肥健，轻身、增年。一名离母，一名鬼督邮。生川谷。

《吴普》曰：鬼督邮，一名神草，一名阎狗。或生太山，或少室。茎、箭赤，无叶，根如芋子。三月、四月、八月采根，日干。治痈肿（《御览》）。

《名医》曰：生陈仓[1]、雍州及太山、少室，三月、四月、八月采根，暴干。

案：《抱朴子》云：按：仙方中，有合离草，一名独摇，一名离母。所以谓之合离、离母者，此草为物，下根如芋魁，有游子十二枚周环之，去大魁数尺，虽相须，而实不相连，但以气相属耳。《别说》[2]云：今医家见用天麻，即是此赤箭根。

[1] D019 陈仓：今陕西省宝鸡市，古称"陈仓""雍城"。

[2] S013《别说》：作者为宋·陈承，本草著作，出自《重广补注神农本草并图经》。

Y029 菴䕡子 _{ān lǘ zǐ} 奄闾子

（旧作庵闾。《御览》作奄闾，是。）味苦，微寒。主五藏淤血，腹中水气、胪张、𤸇（liú）[1]热，风寒湿痹，身体诸痛。久服轻身、延年、不老。生川谷。

《吴普》曰：奄闾。神农、雷公、桐君、岐伯：苦，小温，无毒。李氏：温。或生上党，叶青厚，两两相当。七月华白。九月实黑。七月、九月、十月采，驴马食，仙去。(《御览》)

《名医》曰：駏（jù）驉（xū）[2] 食之，神仙。生雍州，亦生上党及道边。十月采实，阴干。

案：《司马相如赋》[3] 有奄闾。张揖[4] 云：奄闾，蒿也。子可治疾。

[1] Z360 畱（liú）：古同"留"。

[2] Z285 駏（jù）Z683 驉（xū）：古书上一种形似骡可乘骑的兽。

[3] S097《司马相如赋》：西汉司马相如所作的传记。

[4] R097 张揖：字稚让，魏明帝期间古汉语训诂学者。

Y030 菥蓂子 [1] 析蓂子
xī míng zǐ

味辛，微温。主明目，目痛泪出，除痹，补五藏，益精光。久服轻身、不老。一名蔑菥，一名大蕺（jí）[2]，一名马辛。生川泽及道旁。

《吴普》曰：析蓂，一名析目，一名荣冥，一名马骍（xīng）[3]。雷公、神农、扁鹊：辛。李氏：小温。四月采干。二十日，生道旁。得细辛良。畏干姜、苦参、荠[4]（jì）实。神农：无毒。生野田，五月五日采，阴干。治腹胀（《御览》）。

《名医》曰：一名大荠，生咸阳。四月、五月采，暴干。

案：《说文》云：蓂，析蓂，大荠也。《广雅》云：析蓂，马辛也。《尔雅》云：析蓂、大荠。郭璞云：荠，叶细，俗呼之曰老荠。旧作菥，非。

[1] Y030 菥蓂子（xīmíngzǐ）：十字花科植物菥蓂的种子。

[2] Z230 蕺（jí）：〔蕺菜〕草本植物，结蒴果，全草入药，亦称"鱼腥草"。

[3] Z674 骍（xīng）：赤色的马和牛，亦泛指赤色。

[4] Z239 荠：① jì，〔荠菜〕全草入药。② qí，〔荸荠〕草本植物。

Y031 蓍实 [1]

味苦，平。主益气，充肌肤，明目，聪慧、先知。久服不饥、不老、轻身。生山谷。

《吴普》曰：蓍实，味苦、酸，平，无毒，主益气，充肌肤，明目、聪慧、先知。久服不饥、不老、轻身。生少室山谷。八月、九月采实，暴干（《御览》）。

《名医》曰：生少室，八月、九月采实，日干。

案:《说文》云：蓍，蒿属。生千岁，三百茎。《史记·龟策传》云：蓍，百茎共一根。

[1] Y031 蓍实（shīshí）：菊科植物（高山）蓍的果实。

Y032 赤芝

味苦，平。主胸中结，益心气，补中，增智慧，不忘。久食，轻身、不老、延年、神仙。一名丹芝。生山谷。

Y033 黑芝 hēi zhī

味咸，平。主癃，利水道，益肾气，通九窍，聪察。久食，轻身、不老、延年、神仙。一名玄芝。生山谷。

Y034 青芝 qīng zhī

味酸，平。主明目，补肝气，安精魂，仁恕。久食，轻身、不老、延年、神仙。一名龙芝。生山谷。

Y035 白芝 bái zhī

味辛，平。主欬逆上气，益肺气，通利口鼻，强志意，勇悍，安魄。久食，轻身、不老、延年、神仙。一名玉芝。生山谷。

Y036 黄芝 huáng zhī

味甘，平。主心腹五邪，益脾气，安神，忠信和乐。久食，轻身、不老、延年、神仙。一名金芝。生山谷。

Y037 紫芝

^{zǐ zhī}

味甘，温。主耳聋，利关节，保神，益精气，坚筋骨，好颜色。久服轻身、不老、延年。一名木芝。生山谷（旧作六种，今并）。

《吴普》曰：紫芝，一名木芝。

《名医》曰：赤芝生霍山[1]。黑芝生恒山[2]。青芝生太山。白芝生华山。黄芝生嵩山。紫芝生高夏地上，色紫，形如桑（《御览》）。六芝，皆无毒，六月、八月采。

案：《说文》云：芝，神草也。《尔雅》云：茵（xiú）[3] 芝。郭璞云：芝，一岁三华，瑞草。《礼·内则》云：芝栭（ér）[4]。卢植[5] 注云：芝，木芝也。《楚词》云：采三秀于山间。王逸云：三秀，谓芝草。《后汉书·华佗传》有漆叶青黏（nián）[6] 散（sǎn）[7]。注引《佗传》曰：青黏者，一名地节，一名黄芝，主理五藏，益精气，本《字书》[8] 无黏字相传，音女廉反。《列仙传》云：吕尚服泽芝。《抱朴子·仙药篇》云：赤者如珊瑚。白者如截肪。黑者如泽漆。青者如翠羽。黄者如紫金。而皆光明洞彻，如坚冰也。

[1] D090 霍山：在今山西省临汾市。

[2] D079 恒山：恒山郡，今河北省中南部地区。

[3] Z678 茵（xiú）：一种菌类植物，即"木灵芝"。

[4] Z124 栭（ér）：木耳，枯木上生的菌类植物。

[5] R052 卢植：字子干，东汉末年经学家、将领。

[6] Z420 黏（nián）：〔青黏〕药草名。

[7] Z527 散（sǎn）：同"散"。

[8] S151《字书》：作者为唐·颜元孙，收录唐代俗文字的一部字书。

Y038 卷柏

juǎn bǎi

味辛，温。生山谷。主五藏邪气，女子阴中寒、热痛，癥瘕、血闭、绝子。久服轻身、和颜色。一名万岁。生山谷石间。

《吴普》曰：卷柏。神农：辛。桐君、雷公：甘（《御览》引云：一名豹足，一名求股，一名万岁，一名神枝，时。生山谷）。

《名医》曰：一名豹足，一名求股，一名交时，生常山，五月、七月采，阴干。

案：《范子计然》云：卷柏，出三辅。

Y039 蓝实

lán shí

味苦，寒。主解诸毒，杀蛊、蚑（qí）[1]、疰鬼、螫毒。久服头不白、轻身。生平泽。

《名医》曰：其茎叶可以染青，生河内。

案：《说文》云：葴（zhēn）[2]，马蓝也。蓝，染青草也。《尔雅》云：葴，马蓝。郭璞云：今大叶冬蓝也。《周礼》[3]掌染草，郑注云：染草，蓝蒨（qiàn）[4]，象斗之属。《夏小正》：五月启灌蓝。《毛诗》云：终朝采蓝。《笺》[5]云：蓝，染草也。

[1] Z463 蚑（qí）：①（虫子）爬动。《淮南子·俶真训》云："蠉飞蠕动，蚑行哈息。"②小虫。

[2] Z793 葴（zhēn）：①马蓝，一种草。②酸浆草。

[3] S144《周礼》：这里指《周礼·考工记》，春秋战国时期记述官营手工业各工种规范和制

造工艺的文献。书中保留了先秦大量的手工业生产技术、工艺美术资料，记载了一系列的生产管理和营建制度。

[4] Z478 蒨（qiàn）：同"茜"。

[5] S049《笺》：作者不详，指《毛诗笺》。

Y040 蘼芜（mí wú）[1]

味辛，温。主欬逆，定惊气，辟邪恶，除蛊毒、鬼注，去三虫。久服通神。一名薇芜。生川泽。

《吴普》曰：蘼（mí）[2]芜，一名芎（xiōng）䓖（qióng）[3]（《御览》）。

《名医》曰：一名茳（jiāng）[4]蓠（lí）[5]，芎䓖苗也，生雍州及冤句，四月、五月采叶，暴干。

案：《说文》云：蘼，蘼芜也。蓠，茳蓠，蘼芜。《尔雅》云：蕲（qí）[6]茝（chǎi）[7]，蘼芜。郭璞云：香草，叶小如委状。《淮南子》云：似蛇床。《山海经》云：臭如蘼芜。《司马相如赋》有江蓠、麋（mí）[8]芜。司马贞[9]引樊光[10]云：藁（gǎo）本[11]，一名蘼芜，根名蕲芷。

[1] Y040 蘼芜（míwú）：蘼芜为伞形科植物芎䓖（川芎）的苗叶，亦称为芎䓖苗（川芎苗）。

[2] Z397 麋（mí）：古同"蘼"。古书上说的一种水草。

[3] Z676 芎（xiōng） Z493 䓖（qióng）：多年生草本植物，地下茎可入药，亦称"川芎"。

[4] Z259 茳（jiāng）：①〔茳蓠〕，亦作"江蓠"。②〔茳芏〕草本植物，茎可编席。

[5] Z331 蓠（lí）：①〔江蓠〕，一种红藻。②古书上说的一种香草。

[6] Z461 蕲（qí）：香草。

[7] Z046 茝（chǎi）：古书上说的一种香草（白芷）。

[8] Z398 麋（mí）:〔麋鹿〕，一种哺乳动物。

[9] R068 司马贞：字子正，唐代著名的史学家，著《史记索隐》。

[10] R015 樊光：东汉京兆人，著《尔雅注》六卷。

[11] Z161 藁（gǎo）本：草本植物，根可入药，亦称"西芎""抚芎"。

Y041 丹参

dān shēn

　　味苦，微寒。主心腹邪气，肠鸣幽幽如走水，寒热积聚。破癥除瘕，止烦满，益气。一名卻（què）[1]蝉草。生川谷。

　　《吴普》曰：丹参，一名赤参，一名木羊乳，一名卻蝉草。神农、桐君、黄帝、雷公、扁鹊：苦，无毒。李氏：小寒。岐伯：咸。生桐柏，或生太山山陵阴。茎华小方如荏（rěn）[2]，毛、根赤，四月华紫，五月采根，阴干，治心腹痛（《御览》）。

　　《名医》曰：一名赤参，一名木羊乳，生桐柏山[3]及太山，五月采根，暴干。

　　案：《广雅》云：卻蝉，丹参也。

[1] Z635 卻（què）:同"却"。

[2] Z510 荏（rěn）:一年生草本植物，子通称"苏子"，亦称"白苏"。

[3] D212 桐柏山：在今河南省、湖北省交界地区。

Y042 络石 _{石龙藤}

味苦，温。主风热、死肌、痈伤，口干、舌焦，痈肿不消，喉舌肿，水浆不下。久服轻身，明目、润泽、好颜色，不老、延年。一名石鲮（líng）[1]。生川谷。

《吴普》曰：落石，一名鳞石，一名明石，一名县石，一名云华，一名云珠，一名云英，一名云丹。神农：苦，小温。雷公：苦，无毒。扁鹊、桐君：甘，无毒。李氏：小寒。云药中君。采无时（《御览》）。

《名医》曰：一名石磋，一名略石，一名明石，一名领石，一名县石，生太山或石山之阴，或高山巖（yán）[2]石上，或生人间，正月采。

案：《西山经》云：上申之山[3]多硌石，疑即此。郭璞云：硌，磊硌大石貌，非也。《唐本》注云：俗名耐冬，山南人谓之石血，以其包络石木而生，故名络石。《别录》谓之石龙藤，以石上生者良。

[1] Z356 鲮（líng）：①〔鲮鱼〕。②〔鲮鲤〕，俗称"穿山甲"。

[2] Z693 巖（yán）：同"岩"。

[3] D193 上申之山：《山海经·中山经》中的山名，今阴山，位于内蒙古自治区中部。

Y043 蒺藜子

味苦，温。主恶血，破癥结积聚，喉痹，乳难。久服长肌肉，明目、轻身。一名旁通，一名屈人，一名止行，一名犲（chái）[1]羽，一名升推（《御览》引云：一名君水香。《大观本》无文）。生平泽，或道旁。

《名医》曰：一名即藜，一名茨，生冯翊（píng yì）。七月、八月采实，暴干。

案：《说文》云：荠，蒺藜也。《诗》[2]曰：墙有荠，以茨为茅苇，开屋字。《尔雅》云：茨，蒺藜。郭璞云：布地蔓生细叶，子有三角刺人。《毛诗》云：墙上有茨。《传》云：茨，蒺藜也。旧本作蒺藜，非。

[1] Z044 犲（chái）：古同"豺"，一种哺乳动物。

[2] S088《诗》：即《诗经》，作者不详，古代诗歌开端，最早的一部诗歌总集。

Y044　肉苁蓉　肉松容

味甘，微温。主五劳七伤，补中，除茎中寒、热痛，养五藏，强阴，益精气，多子，妇人癥瘕。久服轻身。生山谷。

《吴普》曰：肉苁蓉，一名肉松蓉。神农、黄帝：咸。雷公：酸，小温（《御览》作李氏：小温），生河西（《御览》作东）山阴地，长三、四寸，丛生，或代郡[1]（《御览》下有雁门[2]二字）。二月到八月采（《御览》引云：阴干用之）。

《名医》曰：生河西及代郡、雁门，五月五日采，阴干。

案：《吴普》云：一名肉松蓉，当是古本。蓉，即是容字，俗写苁蓉，非正字也。陶弘景云：是野马精落地所生，生时似肉。旧作肉苁蓉，非。

[1] D029 代郡：今河北省蔚（yù）县。

[2] D239 雁门：雁门郡，今山西省右玉县。

Y045 防风
fáng fēng

味苦，温，无毒。主大风、头眩痛，恶风。风邪，目盲无所见。风行周身，骨节疼痹（《御览》作痛），烦满。久服轻身。一名铜芸（《御览》作芒）。生川泽。

《吴普》曰：防风，一名回云，一名回草，一名百枝，一名蕳（jiān）[1]根，一名百韭，一名百种。神农、黄帝、岐伯、桐君、雷公、扁鹊：甘，无毒。李氏：小寒。或生邯郸、上蔡[2]，正月生叶，细圆，青黑黄白。五月华黄。六月实黑。三月、十月采根，日干，琅邪[3]者，良（《御览》）。

《名医》曰：一名茴草，一名百枝，一名屏风，一名蕳根，一名百蜚。生沙苑[4]及邯郸、琅邪、上蔡。二月、十月采根，暴干。

案：《范子计然》云：防风，出三辅。白者善。

[1] Z255 蕳（jiān）：同"蓮"。①兰草。②莲子。

[2] D186 上蔡：上蔡县，今河南省驻马店市。

[3] D119 琅邪：亦作琅琊，即琅琊郡，今山东省东南部。

[4] D182 沙苑：沙苑城，今陕西省大荔县。

Y046 蒲黄
pú huáng

味甘，平。主心、腹、膀胱寒热，利小便，止血，消瘀血。久服轻身、益气力，延年、神仙。生池泽。

《名医》曰：生河东[1]，四月采。

案：《玉篇》[2]云：蒚（lì）[3]，谓今蒲头有台，台上有重台，中出黄，即蒲黄。陶弘景云：此即蒲釐（lí）[4]华上黄粉也。《仙经》[5]亦用此，考《尔雅》苻（fú）离，其上蒚，苻离与蒲厘声相近，疑即此。

[1] D071 河东：河东郡，今山西省西南部。

[2] S136《玉篇》：作者为南朝梁·顾野王，古代一部按汉字形体分部编排的字书。

[3] Z337 蒚（lì）：①蒲草的穗轴。②山蒜。③山蒿。

[4] Z333 釐（lí）：同"厘"。

[5] S118《仙经》：作者为三国（魏）·左慈，一部亡佚已久的重要道教典籍。

Y047 xiāng pú 香蒲

味甘，平。主五藏、心下邪气，口中烂臭，坚齿，明目，聪耳。久服轻身、耐老（《御览》作能老）。一名雎（jū）[1]（《御览》云雎蒲）。生池泽。

《吴普》曰：雎，一名雎石，一名香蒲。神农、雷公：甘。生南海，池泽中（《御览》）。

《名医》曰：一名醮（jiào）[2]，生南海。

案：《说文》云：菩，草也。《玉篇》云：菩，香草也。又音蒲。《本草图经》[3]云：香蒲，蒲黄苗也，春初生嫩叶，未出水时，红白色，茸茸然。《周礼》以为葅（zū）[4]。

[1] Z289 雎（jū）：〔雎鸠〕古书上说的一种鸟，亦称"王雎"。

[2] Z261 醮（jiào）：古代婚娶时用酒祭神的礼节。

[3] S009《本草图经》：作者为宋·苏颂，本草著作。

[4] Z849 菹（zū）：同"菹"。①枯草。②多水草的沼泽。

Y048 续断 xù duàn

味苦，微温。主伤寒，补不足，金创痈，伤折跌，续筋骨，妇人乳难（《御览》作乳痈，云崩中、漏血。《大观本》作黑字）。久服益气力。一名龙豆，一名属折。生山谷。

《名医》曰：一名接骨，一名南草，一名槐。生常山。七月、八月采，阴干。

案：《广雅》云：褱（huái）[1]，续断也。《范子计然》云：续断，出三辅。《桐君药录》[2]云：续断，生蔓延，叶细，茎如荏（rěn）大，根本黄白，有汁。七月、八月采根。

[1] Z213 褱（huái）：古同"怀（懷）"。

[2] S104《桐君药录》：相传为上古时代桐君所撰的药学著作。

Y049 漏芦 lòu lú

味甘，咸寒。主皮肤热、恶创、疽痔、湿痹，下乳汁。久服轻身益气，耳目聪明，不老、延年。一名野兰。生山谷。

《名医》曰：生乔山[1]，八月采根，阴干。

案:《广雅》云:飞廉,漏芦也。陶弘景云:俗中取根,名鹿骊(lí)[2]。

[1] D171 乔山:乔山县,今河北省怀来县。

[2] Z329 骊(lí):①纯黑色的马。②传说中黑色的龙。

Y050 天名精

tiān míng jīng

味甘,寒。主瘀血、血瘕欲死、下血。止血。利小便。久服轻身、耐老。一名麦句姜,一名虾蟆蓝,一名豕(shǐ)首。生川泽。

《名医》曰:一名天门精,一名玉门精,一名彘(zhì)[1]颅,一名蟾蜍兰,一名觐(jìn),生平原。五月采。

案:《说文》云:薽(zhēn)[2],豕首也。《尔雅》云:茢(liè)[3]薽,豕首。郭璞云:今江东呼豨(xī)[4]首,可以焣(chǎo)[5]蚕蛹。陶弘景云:此即今人呼为豨莶[6](xiān)。《唐本》云:鹿活草是也。《别录》:一名天蔓菁(jīng)[7],南人呼为地松。掌禹锡云:陈藏器别立地菘(sōng)[8]条,后人不当仍其谬。

[1] Z807 彘(zhì):猪。

[2] Z797 薽(zhēn):豕首,一种中药草。

[3] Z350 茢(liè):①苇花。②药草名,即"石芸"。③笤帚。

[4] Z639 豨(xī):①〔豨莶〕一年生草本植物。②古书上指猪。

[5] Z053 焣(chǎo):①古同"炒"。②熏。

[6] Z654 莶:①xiān,〔豨莶〕见"豨"。②liǎn,古同"蔹"。

[7] Z277 菁(jīng):①古代指"芜菁"(即"蔓菁")。②韭菜的花。

[8] Z569 菘(sōng):〔菘蓝〕,根("板蓝根")和叶("大青叶")入药。

Y051 决明子

味咸，平。主青盲、目淫、肤赤、白膜、眼赤痛、泪出。久服益精光（《太平御览》引作理目珠精，理，即治字），轻身。生川泽。

《吴普》曰：决明子，一名草决明，一名羊明（《御览》）。

《名医》曰：生龙门[1]，石决明，生豫章，十月采，阴干百日。

案：《广雅》云：羊蹢（zhí）躅（zhú）[2]，芵（jué）[3]光也。又决明，羊明也。《尔雅》云：薢（xiè）茩（hòu）[4]，芵光。郭璞云：芵，明也。叶黄锐，赤华，实如山茱萸。陶弘景云：形似马蹄决明。

[1] D133 龙门：龙门郡，古代地名，夏、商属雍州。

[2] 羊 Z801 蹢（zhí）Z825 躅（zhú）：〔羊踯躅〕，落叶灌木，花有毒，羊误食后踯躅而死。

[3] Z297 芵（jué）：〔芵明〕古同"决明"。

[4] Z662 薢（xiè）Z201 茩（hòu）：一种植物，即"菱"。

Y052 飞廉

味苦，平。主骨节热，胫重痠（suān）[1]疼。久服令人身轻。一名飞轻（以上四字，原本黑字）。生川泽。

《名医》曰：一名伏兔，一名飞雉，一名木禾。生河内，正月采根。七月、八月采华。阴干。

案：《广雅》云：伏猪，木禾也。飞廉，扁（lòu）[2]芦也。陶弘景云：今既别有漏芦，则非。此别名耳。

[1] Z572 痠（suān）：同“酸”。

[2] Z367 扁（lòu）：古同“漏”。

Y053 旋花 旋华

味甘，温。主益气，去面皯（《御览》作黚）黑色，媚好（《御览》作令人色悦泽）。其根：味辛。主腹中寒热邪气，利小便。久服不饥、轻身。一名筋根华，一名金沸（《御览》引云：一名美草。《大观》本作黑字）。生平泽。

《名医》曰：生豫州[1]，五月采，阴干。

案：陶弘景云：东人呼为山姜，南人呼为美草。《本草衍义》云：世又谓之鼓子花。

[1] D257 豫州：古代行政区划名。

Y054 兰草 佩兰

味辛，平。主利水道，杀蛊毒，辟（bì）[1]不祥。久服益气、轻身、不老、通神明。一名水香。生池泽。

《名医》曰：生大吴[2]，四月、五月采。

案：《说文》云：兰，香草也。《广雅》云：蕳（jiān）[3]，兰也。《易》[4]：其臭（xiù）如兰。郑云：兰，香草也。《夏小正》：五月蓄兰。《毛诗》云：方秉蕳兮。

《传》云：蕑，兰也。陆玑云：蕑，即兰，香草也，其茎、叶似药草泽兰。《范子计然》云：大兰，出汉中、三辅。兰，出河东宏农，白者善。元·杨齐贤[5]注李白诗引《本草》云：兰草、泽兰，二物同名。兰草，一名水香，云都梁[6]是也。《水经》[7]：零陵郡[8]，都梁县西小山上，有渟[9]（tíng）水，其中悉生兰草，绿叶紫茎。泽兰，如薄荷，微香，荆湘、岭南[10]人家多种之，与兰大抵相类。颜师古以兰草为泽兰，非也。

[1] Z017 辟（bì）："辟"的异体字。

[2] D027 大吴：吴国，太伯所居，故呼大吴。

[3] Z257 蕑（jiān）：①同"蕑"，兰草。②莲子。

[4] S127《易》：作者不详，即《易经》。

[5] R091 杨齐贤：字子见，南宋（元初）诗论家。

[6] D042 都梁：盱眙的别称。

[7] S094《水经》：作者不详，简要记述全国主要河流水道情况的著作。

[8] D129 零陵：零陵郡，旧地名，今广西永州。

[9] Z593 渟：① tíng，水积聚而不流动。② tīng，古同"汀"，水边平地。

[10] D130 岭南：南方五岭以南地区的概称。

Y055 蛇床子
shé chuáng zǐ

味苦，平。主妇人阴中肿痛，男子阴痿、湿痒，除痹气，利关节，癫痫，恶创。久服轻身。一名蛇米。生川谷及田野。

《吴普》曰：蛇床，一名蛇珠（《御览》）。

《名医》曰：一名蛇粟，一名虺（huǐ）[1]床，一名思盐，一名绳毒，一名枣棘，一名蔷（qiáng）蘼，生临淄。五月采实，阴干。

案：《广雅》云，蛇粟，马床，蛇床也。《尔雅》云：盱（xū）[2]虺床。《淮南子·氾（sì）[3]论训》云：乱人者，若蛇床之与蘼芜。

[1] Z223 虺（huǐ）：①古书上的毒蛇。②〔虺𡱀〕疲劳生病，也作"虺隤"。

[2] Z682 盱（xū）：〔盱眙〕，今江苏省淮安市下辖县。

[3] Z565 氾（sì）：①水决后又流入。②〔氾水〕水名，在河南。

Y056 地肤子 dì fū zǐ

味苦，寒。主旁光热，利小便，补中，益精气。久服耳目聪明、轻身、耐老。一名地葵（《御览》引云：一名地华，一名地脉。《大观本》无一名地华四字。脉，作麦，皆黑字）。生平泽及田野。

《名医》曰：一名地麦，生荆州[1]，八月、十月采实，阴干。

案：《广雅》云：地葵，地肤也。《列仙传》云：文宾[2]服地肤。郑樵[3]云：地肤，曰落帚，亦曰地扫。《尔雅》云：莁（píng）[4]，马帚，即此也。今人亦用为帚（zhǒu）[5]。

[1] D110 荆州：今湖北省荆州市。

[2] R079 文宾：神仙名。

[3] R100 郑樵：字渔仲，宋代史学家、校雠学家。

[4] Z453 莁（píng）：古书上说的一种草，亦称"铁扫帚"。

[5] Z824 帚（zhǒu）：同"帚"。

　　　　　　　　　　　　　　　　　　　《神农本草经》精注易读本

Y057 景天

jǐng tiān

味苦，平。主大热、火创、身热烦，邪恶气。华：主女人漏下赤白，轻身、明目。一名戒火，一名慎火（《御览》引云：一名水母。《大观本》作黑字，水作火）。生川谷。

《名医》云：一名火母，一名救火，一名据火。生太山。四月四日、七月七日采，阴干。

案：陶弘景云：今人皆盆养之于屋上，云以辟（bì）火。

Y058 茵陈蒿 茵陈

yīn chén hāo

（《御览》作茵蒿）味苦，平。主风湿、寒热邪气，热结、黄疸。久服轻身、益气、耐老（《御览》作能老）。生邱陵阪岸上。

《吴普》曰：因尘。神农、岐伯、雷公：苦，无毒。黄帝：辛，无毒。生田中，叶如蓝，十一月采（《御览》）。

《名医》曰：白兔食之，仙。生太山。五月及立秋采，阴干。

案：《广雅》云：因尘，马先也。陶弘景云：《仙经》云：白蒿，白兔食之仙，而今因陈乃云此，恐非耳。陈藏器云：茵蔯，经冬不死，因旧苗而生，故名茵蔯，后加蒿字也。据此，知旧作茵蔯蒿，非。又按：《广雅》云：马先，疑即马新蒿，亦白蒿之类。

Y059 杜若 dù ruò

味辛，微温。主胸胁下逆气，温中，风入脑户，头肿痛，多涕泪出。久服益精（《艺文类聚》引作益气）、明目、轻身。一名杜衡（《艺文类聚》引作蘅（héng）[1]，非）。生川泽。

《名医》曰：一名杜连，一名白连，一名白芩，一名若芝，生武陵[2]及冤句，二月、八月采根，暴干。

案：《说文》云：若，杜若，香草。《广雅》云：楚蘅，杜蘅也。《西山经》云：天帝[3]之上有草焉，其状如葵，其臭如麋芜，名曰杜蘅。《尔雅》云：杜，土卤。郭璞云：杜蘅也，似葵而香。《楚词》云：采芳州[4]兮杜若。《范子计然》云：杜若，生南郡[5]、汉中。又云：秦蘅，出于陇西天水[6]。沈括《补笔谈》[7]云：杜若，即今之高良姜。后人不识，又别出高良姜条，按：《经》云：一名杜蘅，是《名医》别出杜蘅条，非也。衡，正字，俗加草。

[1] Z196 蘅（héng）：①〔蘅芜〕古书香草。②〔杜蘅〕根茎入药，亦称"杜衡"。

[2] D220 武陵：古武陵郡，诸多变迁。

[3] D209 天帝：天帝山，《山海经》中的山。

[4] D046 芳州：今甘肃省迭部县。

[5] D150 南郡：今湖北省荆州市。

[6] D210 天水：天水郡，今甘肃省天水市。

[7] S015《补笔谈》：作者为宋·沈括，《梦溪笔谈》后续作品。

Y060 徐长卿 xú chángqīng

味辛，温。主鬼物、百精、蛊毒，疫疾，邪恶气，温疟。久服强悍、轻身。一名鬼督邮。生山谷。

《吴普》曰：徐长卿，一名石下长卿。神农、雷公：辛。或生陇西。三月采（《御览》）

《名医》曰：生太山及陇西，三月采。

案：《广雅》云：徐长卿，鬼督邮也。陶弘景云：鬼督邮之名甚多，今俗用徐长卿者，其根正如细辛，小短扁扁尔，气亦相似。

Y061 石龙刍 [1]

味苦，微寒。主心腹邪气，小便不利，淋闭，风湿，鬼注，恶毒。久服补虚羸，轻身。耳目聪明，延年。一名龙须，一名草续断，一名龙珠。生山谷。

《吴普》曰：龙蒭（chú），一名龙多，一名龙须，一名续断，一名龙本，一名草毒，一名龙华，一名悬莞（guān）。神农、李氏：小寒。雷公、黄帝：苦，无毒。扁鹊：辛，无毒。生梁州 [2]。七月七日采（《御览》此条，误附续断）。

《名医》曰：一名龙华，一名悬莞，一名草毒，生梁州湿地，五月、七月采茎，暴干。

案：《广雅》云：龙木，龙须也。《中山经》云：贾超之山 [3]，其中多龙修。郭璞云：龙须也，似莞而细。生山石穴中。茎列垂，可以为席。《别录》云：一名方宾。郑樵云：《尔雅》所谓藨（bǐ）[4]，鼠莞也。旧作蒭（chú）[5]，非。

[1] Y061 石龙刍（shílóngchú）：灯心草科植物野灯心草的全草。

[2] D124 梁州：汉地九州的一部分。

[3] D093 贾超之山：即贾超山，《山海经》中的山名，位于今江苏省南通市。

[4] Z024 萆（bǐ）：鼠莞、龙须草一类的植物。

[5] Z076 蒭（chú）：古同"刍"。喂牲口的草。

Y062 王不留行
wáng bú liú xíng

味苦，平。主金创，止血逐痛，出刺，除风痹内寒。久服轻身、耐老（《御览》作能老）、增寿。生山谷。

《吴普》曰：王不留行，一名王不流行。神农：苦，平。岐伯、雷公：甘。三月、八月采（《御览》）。

案：郑樵云：王不留行，曰禁宫华，曰剪金华，叶似槐，实作房。

Y063 升麻
shēng má

味甘，辛（《大观本》作甘，平）。主解百毒，杀百老物殃鬼，辟温疾、障，邪、毒蛊。久服不夭（《大观本》作：主解百毒，杀百精老物殃鬼，辟瘟疫瘴气、邪气蛊毒。此用《御览》文）。一名周升麻（《大观本》作周麻）。生山谷（旧作黑字。据《吴普》有云：神农：甘。则《本经》当有此，今增入）。

《吴普》曰：升麻。神农：甘（《御览》）。

《名医》曰：生益州，二月、八月采根，晒干。

案：《广雅》云：周麻，升麻也（此据《御览》）。

上草部。上品六十三种。

上品　木部

Y064 牡桂（mǔ guì）

味辛，温，主上气欬逆，结气，喉痹吐吸。利关节，补中益气。久服通神、轻身、不老。生山谷。

《名医》曰：生南海。

案：《说文》云：桂，江南木，百药之长，梫（qǐn）[1]桂也。《南山经》云：招摇之山[2]多桂。郭璞云：桂，叶似枇杷，长二尺余，广数寸，味辛，白华，丛生山峰，冬夏常青，间无杂木。《尔雅》云：梫，木桂。郭璞云：今人呼桂皮厚者，为木桂及单名桂者，是也。一名肉桂，一名桂枝，一名桂心。

[1] Z488 梫（qǐn）：同"梫"。①肉桂。②〔梫木〕亦称"马醉木"。

[2] D270 招摇之山：《山海经·南山经》中描述的山，位于今甘肃省。

Y065 菌桂 ^{jūn guì}

味辛，温。主百病，养精神，和颜色，为诸药先聘通使。久服轻身、不老，面生光华，媚好常如童子。生山谷。

《名医》曰：生交阯、桂林岩崖间。无骨，正圆如竹，立秋采。

案：《楚词》云：杂申椒与菌桂兮。王逸云：茮（jiāo）[1]、桂，皆香木。《列仙传》云：范蠡[2]好服桂。

[1] Z267 茮（jiāo）：古同"椒"，花椒。

[2] R016 范蠡：字少伯，春秋时期政治、军事、经济学家，道家人物。

Y066 松脂 ^{sōng zhī}

味苦，温。主疽，恶创，头疡，白秃，疥搔风气。安五藏，除热。久服轻身、不老、延年。一名松膏，一名松肪。生山谷。

《名医》曰：生太山。六月采。

案：《说文》云：松，木也，或作枀（sōng）[1]。《范子计然》云：松脂，出陇西，如胶者善。

[1] Z568 枀（sōng）：同"松"。

Y067 槐实

味苦，寒。主五内邪气热，止涎唾，补绝伤，五痔，火创，妇人乳瘕，子藏（zàng）急痛。生平泽。

《名医》曰：生河南。

案：《说文》云：槐，木也。《尔雅》云：櫰（huái）[1]槐，大叶而黑。郭璞云：槐树叶大色黑者，名为櫰。又：守宫槐叶，昼聂宵炕。郭璞云：槐叶，昼日聂合，而夜炕布者，名为守宫槐。

[1] Z214 櫰（huái）：〔櫰槐〕，落叶乔木，亦称"山槐"。

Y068 枸杞

味苦，寒。主五内邪气，热中消渴，周痹。久服坚筋骨、轻身、不老（《御览》作耐老）。一名杞根，一名地骨，一名枸忌，一名地辅。生平泽。

《吴普》曰：枸杞，一名枸己，一名羊乳（《御览》）。

《名医》曰：一名羊乳，一名却暑，一名仙人杖，一名西王母杖。生常山及诸邱陵阪岸。冬采根，春、夏采叶，秋采茎、实，阴干。

案：《说文》云：檵（jì）[1]，枸杞也。杞，枸杞也。《广雅》云：地筋，枸杞也。《尔雅》云：杞，枸檵。郭璞云：今枸杞也。《毛诗》云：集于苞杞。《传》云：杞，枸檵也。陆玑云：苦杞秋熟，正赤，服之轻身益气。《列仙传》云：陆通[2]食橐（tuó）[3]卢木实。《抱朴子·仙药篇》云：象柴，一名托卢是也，或名仙人杖，或云西王母杖，或名天门精，或名却老，或名地骨，或名枸杞也。

[1] Z234 檵（jì）：①〔檵木〕小乔木。叶入药。②〔枸檵〕古书上指"枸杞"。

[2] R051 陆通：字接舆，春秋时楚人。

[3] Z604 橐（tuó）：①口袋。②古代的一种鼓风吹火器。

Y069 柏实 bǎi shí

味甘，平。主惊悸，安五藏，益气，除湿痹。久服令人悦泽美色，耳目聪明，不饥、不老，轻身、延年。生山谷。

《名医》曰：生太山，柏叶尤良，四时各依方面采，阴干。

案：《说文》云：柏，鞠也。《广雅》云：栝，柏也。《尔雅》云：柏，椈（jú）[1]。郭璞云《礼记》曰：鬯（chàng）[2] 臼（jiù）[3] 以椈。《范子计然》云：柏脂，出三辅。上，升价七千。中，三千一斗。

[1] Z284 椈（jú）：枸子。

[2] Z050 鬯（chàng）：①古代祭祀用的酒，郁金草酿黑黍而成。②同"畅"。

[3] Z278 臼（jiù）：舂米的器具。

Y070 茯苓 fú líng 伏苓

味甘，平。主胸胁逆气（《御览》作疝气）、忧恚（huì），惊邪悸，心下结痛，寒热烦满，欬逆，口焦舌干，利小便。久服安魂、养神，不饥、

延年。一名茯菟（《御览》作茯神。案：原本云：其有抱根者，名茯神。作黑字）。生山谷。

《吴普》曰：茯苓通神。桐君：甘。雷公、扁鹊：甘，无毒。或生茂州[1]大松根下，入地三丈一尺。二月、七月采（《御览》）。

《名医》曰：其有抱根者，名茯神，生太山大松下，二月、八月采，阴干。

案：《广雅》云：茯神，茯苓也。《范子计然》云：茯苓，出嵩高、三辅。《列仙传》云：昌容[2]采茯苓，饵而食之。《史记》褚先生[3]云：《传》曰：下有伏灵，上有兔丝。所谓伏灵者，在兔丝之下，状似飞鸟之形。伏灵者，千岁松根也，食之不死。《淮南子·说林训》云：茯苓掘，兔丝死。旧作茯，非。

[1] D145 茂州：古州名，今四川省茂县。

[2] R005 昌容：《列仙传》中仙人名，食蓬蔂根而驻颜。

[3] R010 褚先生：即褚少孙，汉代学者。

Y071 榆皮

味甘，平。主大小便不通，利水道，除邪气。久服轻身、不饥。其实尤良。一名零榆。生山谷。

《名医》曰：生颍（yǐng）川[1]。三月采皮，取白，暴干。八月采实。

案：《说文》云：榆，白枌（fén）[2]。枌，榆也。《广雅》云：柘（zhè）榆，梗榆也。《尔雅》云：榆，白枌。郭璞云：枌榆，先生叶，却著荚，皮色白，又藲（fū）[3]荎（chí）[4]。郭璞云：今云刺榆。《毛诗》云：东门之枌。《传》云：枌，白榆也。又：山有蓲（ōu）[5]。《传》云：蓲，荎也。陆玑云：其针刺如柘，其叶如榆，瀹（yuè）为茹，美滑如白榆之类，有十种，叶皆相似，皮及木理异矣。

[1] D251 颍川：颍川郡，今河南省禹州市。

[2] Z137 枌（fén）：一种榆树。

[3] Z155 荴（fū）：①盛开。②qiū〔乌荴〕初生的芦苇。

[4] Z064 荎（chí）：①〔荎䐈〕即"五味子"，实入药。②刺榆，小乔木。

[5] Z431 蓲（ōu）：刺榆，榆树的一种。

Y072 酸枣 {suān zǎo}

味酸，平。主心腹寒热，邪结气聚，四肢酸疼，湿痹。久服安五藏，轻身、延年。生川泽。

《名医》曰：生河东，八月采实，阴干，四十日成。

案：《说文》云：樲（èr）[1]，酸枣也。《尔雅》云：樲，酸枣。郭璞云：味小实酢（zuò）[2]。《孟子》云：养其樲棘。赵岐云：樲棘，小棘，所谓酸枣是也。

[1] Z125 樲（èr）：酸枣树，落叶灌木，茎上多刺，种子入药。

[2] Z853 酢（zuò）：客人用酒回敬主人。

Y073 蔓荆实 {màn jīng shí}

味苦，微寒。主筋骨间寒热痹、拘挛，明目坚齿，利九窍，去白虫。久服轻身、耐老。小荆实亦等。生山谷。

《名医》曰：生河间（jiàn）[1]、南阳[2]、冤句，或平寿[3]都乡[4]，高岸上及田野中。八月、九月采实，阴干。

案：《广雅》云：牡荆，蔓荆也。《广志》[5]云：楚荆也。牡荆，蔓荆也。据牡、曼声相近，故《本经》于蔓荆，不载所出州土，以其见牡荆也。今或别为二条，非。

[1] D072 河间：古代郡、国名。

[2] D151 南阳：南阳郡，今河南省南阳市。

[3] D159 平寿：平寿县，今山东省潍坊市。

[4] D043 都乡：在今山东省潍坊市西南约三十里。

[5] S033《广志》：作者为晋·郭义恭，古代著名的博物书。

Y074 辛夷 xīn yí

味辛，温。主五藏、身体寒风，头脑痛，面皯。久服下气，轻身、明目、增年、耐老。一名辛矧（shěn）[1]（《御览》作引），一名侯桃，一名房木。生川谷。

《名医》曰：九月采实，暴干。

案：《汉书·扬雄赋》云：列新雉于林薄。师古云：新雉，即辛夷耳，为树甚大，其木枝叶皆芳，一名新矧。《史记·司马相如传》：杂以流夷。注《汉书音义》[2]曰：流夷，新夷也。陶弘景云：小时气辛香，即《离骚》所呼辛夷者。陈藏器云：初发如笔，北人呼为木笔，其花最早，南人呼为迎春。按：唐人名为玉蕊，又曰玉兰。

[1] Z540 矤（shěn）：况且。

[2] S038《汉书音义》：作者为东汉·应劭，音义、训诂学著作。

Y075 五加皮
<small>wǔ jiā pí</small>

味辛，温。主心腹疝气，腹痛，益气疗蹩（bì）[1]，小儿不能行，疽创阴蚀。一名豺漆。

《名医》曰：一名豺节，生汉中及冤句。五月、十月采茎，十月采根，阴干。

案：《大观本草》引东华真人[2]《煮石经》[3]云：舜[4]常登苍梧山[5]。曰：厥金玉之香草，朕用偃息正道，此乃五加皮也。鲁定公[6]母单服五加酒，以致不死。

[1] Z018 蹩（bì）：①跛脚。《史记·平原君虞卿列传》云："民家有蹩者，槃散行汲。"②仆倒。

[2] R012 东华真人：道教人物，（传）撰《服黄精法》。

[3] S148《煮石经》：相传作者为东华真人，中药学古籍，已亡佚。

[4] R065 舜：华人先祖之一。

[5] D113 苍梧山：又名九嶷山，在今湖南省永州市。

[6] R028 鲁定公：姬宋，春秋诸侯国鲁国君主之一。

Y076 杜仲
<small>dù zhòng</small>

味辛，平。主腰脊痛，补中，益精气，坚筋骨，强志，除阴下痒湿，小便余沥。久服轻身、耐老。一名思仙。生山谷。

《吴普》曰：杜仲，一名木绵，一名思仲（《御览》）。

《名医》曰：一名思肿，一名木绵。生上虞[1]及上党、汉中，二月、五月、六月、九月采皮。

案：《广雅》云：杜仲，曼榆也。《博物志》云：杜仲，皮中有丝，折之则见。

[1] D194 上虞：今浙江省绍兴市上虞区。

Y077 女贞实

味苦，平。主补中，安五藏，养精神，除百疾。久服肥健、轻身、不老。生山谷。

《名医》曰：生武陵，立冬采。

案：《说文》云：桢（zhēn），刚木也。《东山经》云：太山上多桢木。郭璞云：女桢也，叶冬不凋。《毛诗》云：南山有杞。陆玑云：木杞，其树如樗（chū）[1]（陈藏器作栗），一名狗骨，理白滑，其子为木虫子，可合药。《司马相如赋》有女贞。师古曰：女贞树，冬夏常青，未尝凋落，若有节操，故以名为焉。陈藏器云：冬青也。

[1] Z081 樗（chū）：①〔樗树〕即"臭椿"。②〔樗蚕〕亦称"椿蚕"。

Y078 蕤核

味甘，温，主心腹邪气，明目，目赤痛，伤，泪出。久服轻身、益

气、不饥。生川谷。

《吴普》曰：蕤核，一名莫（chí）[1]。神农、雷公：甘，平，无毒。生池泽。八月采。补中，强志，明目，久服不饥（《御览》）。

《名医》曰：生函谷及巴西[2]。

案:《说文》云：桵（ruí）[3]，白桵。棫（yù）[4]。《尔雅》云：棫，白桵。郭璞云：桵，小木，丛生有刺，实如耳珰（dāng）[5]，紫赤可啖。《一切经音义》[6]云：本草作蕤，今桵核是也。

[1] Z063 莫（chí）：同"螏"。〔螏螃（liáo）〕蝉。

[2] D005 巴西：巴西郡，古代政区名，意为"巴郡以西"。

[3] Z521 桵（ruí）：〔白桵〕古书上说的一种小树，果实紫红色可吃。

[4] Z749 棫（yù）：①白桵，茎上有刺，果实紫红色。②柞树。

[5] Z101 珰（dāng）：同"璫"。古代妇女的耳饰品。

[6] S129《一切经音义》：作者为唐·释玄应，训诂学音义类专书。

上木部。上品十五种。

上品　谷部

Y079 橘柚 (jú yòu)

味辛，温。主胸中瘕热逆气，利水谷。久服去臭、下气、通神。一名橘皮。生川谷（旧在果部，非）。

《名医》曰：生南山、江南。十月采。

案：《说文》云：橘果，出江南，柚条也，似橙而酢（zuò）。《尔雅》云：柚条。郭璞云：似橙实酢，生江南。《禹贡》[1]云：厥包，橘柚。《伪孔》[2]云：大曰橘，小曰柚。《列子·汤问篇》[3]云：吴楚之国有木焉，其名为櫾（yòu）[4]，碧树而冬生，实丹而味酸，食其皮汁，已愤厥之疾。《司马相如赋》有橘柚。张揖曰：柚，即橙也，似橘而大，味酢皮厚。

[1] S135《禹贡》：作者不详，《尚书》的一篇，叙述古代地理方物等。

[2] S107《伪孔》：即《伪孔传》，作者不详，伪造的孔安国《尚书传》，称"伪孔"。

[3] S059《列子·汤问篇》：《列子》为春秋战国时列子所著，中国古代先秦思想文化史上著名的典籍，《汤问篇》为其中一篇文章。

[4] Z741 櫾（yòu）：古同"柚"。

Y080 大枣 (dà zǎo)

　　味甘，平。主心腹邪气，安中养脾，助十二经，平胃气，通九窍，补少气、少津液，身中不足，大惊，四肢重，和百药。久服轻身、长年。叶：覆麻黄，能令出汗。生平泽。

　　《吴普》曰：枣主调中，益脾气，令人好颜色，美志气（《大观本草》引《吴氏本草》）。

　　《名医》曰：一名干枣，一名美枣，一名良枣。八月采，暴干。生河东。

　　案：《说文》云：枣，羊枣也。《尔雅》云：遵羊枣。郭璞云：实小而圆，紫黑色，今俗呼之为羊矢枣。又洗大枣。郭璞云：今河东猗（yī）氏县[1]出大枣也，如鸡卵。

　　[1] D248 猗（yī）氏县：在今山西省境内。

　　Z729 猗：①姓。如春秋时鲁有猗顿。②美好的样子。③助词。

Y081 葡萄 (pú táo) 蒲萄

　　味甘，平。主筋骨湿痹，益气、倍力、强志，令人肥健、耐饥、忍风寒。久食，轻身、不老、延年。可作酒。生山谷。

　　《名医》曰：生陇西、五原[1]、敦煌[2]。

　　案：《史记·大宛列传》云：大宛（yuān）[3]左右，以蒲萄为酒，汉使取其实来，于是天子始种苜（mù）蓿（xù）[4]、蒲萄，肥饶地，或疑《本经》不合有蒲萄。《名医》所增，当为黑字。然《周礼·场人》云：树之果蓏（luǒ）[5]，珍异之物。郑玄云：珍异，葡萄、枇杷之属，则古中国本有此，大宛种类殊常，故汉特取来植之。旧作葡，据《史记》作蒲。

[1] D223 五原：五原郡，今内蒙古包头市。

[2] D044 敦煌：在今甘肃省酒泉市，有著名的莫高窟。

[3] D028 大宛：大宛国，古代西域国名。

[4] Z409 苜（mù）Z680 蓿（xù）：多年生草本植物，结荚果。亦作"目宿"。

[5] Z380 蓏（luǒ）：草本植物的果实。

Y082 蓬蘽^{péng lěi} [1] 蓬虆

味酸，平。主安五藏，益精气，长阴令坚，强志倍力，有子。久服轻身、不老。一名覆盆。生平泽。

《吴普》曰：缺盆，一名决盆（《御览》）。《甄氏本草》^[2]曰：覆葐（pén）^[3]子，一名马瘻，一名陆荆（同上）。

《名医》曰：一名陵蘽，一名阴药。生荆山^[4]及冤句。

案:《说文》云：蘽，木也。茥（guī）^[5]，缺盆也。《广雅》云：蒛（quē）^[6]盆，陆英，莓（méi）^[7]也。《尔雅》云：茥，蒛盆。郭璞云：覆盆也，实似莓而小，亦可食。《毛诗》云：葛藟（lěi）^[8]虆之。陆玑云：一名巨瓜，似燕薁（yù）^[9]，亦连蔓，叶似艾，白色，其子赤，可食。《列仙传》云：昌容食蓬蘽根。李当之云：即是人所食莓。陶弘景云：蓬蘽，是根名。覆盆，是实名。

[1] Y082 蓬蘽（pénglěi）：蔷薇科植物灰白毛莓的果实。

[2] S141《甄氏本草》：作者为唐·甄权，本草著作。

[3] Z436 葐（pén）：〔蒛葐〕，见"蒛"。

[4] D107 荆山：荆山郡，今安徽省蚌埠市。

[5] Z182 茥（guī）：覆盆子，一种落叶灌木，小核果红色，可食和入药。

[6] Z508 蒛（quē）：〔蒛葐〕一种植物，即"覆盆子"。

[7] Z390 苺（méi）：古同"莓"。

[8] Z328 虆（lěi）：藤。

[9] Z753 薁（yù）：①〔蘡薁〕野葡萄。②即"郁李"，亦称"唐棣"。

Y083 藕实茎 _{ǒu shí jīng} 藕实茎，莲子

味甘，平。主补中养神，益气力，除百疾。久服轻身、耐老、不饥、延年。一名水芝丹。生池泽。

《名医》曰：一名莲。生汝南。八月采。

案：《说文》云：藕（ǒu）[1]，夫渠根。莲，夫渠之实也。茄，夫渠茎。《尔雅》云：荷，芙渠。郭璞云：别名芙蓉，江东呼荷。又其茎茄，其实莲。郭璞云：莲，谓房也；又其根，藕。

[1] Z430 藕（ǒu）：同"藕"。

Y084 鸡头实 _{jī tóu shí} 芡（qiàn）[1]实

味苦，平。主湿痹，腰脊膝痛，补中，除暴疾，益精气，强志，令耳目聪明。久服轻身、不饥、耐老、神仙。一名鴈（yàn）[2]喙实。生池泽。

《名医》曰：一名芡，生雷泽[3]。八月采。

案：《说文》云：芡，鸡头也。《广雅》云：莜（yì）[4]芡，鸡头也。《周礼·笾（biān）[5]人》：加笾之实芡。郑玄[6]云：芡，鸡头也。《方言》云：莜芡，鸡头也，北燕（yān）[7]谓之莜。青徐淮泗之间谓之芡。南楚[8]江湘之间谓之鸡头，或谓之雁头，或谓之鸟头。《淮南子·说山训》云：鸡头，已瘘。高诱云：水中芡，幽州谓之雁头。《古今注》[9]云：叶似荷而大，叶上蹙绉（zhòu）[10]如沸，实有芒刺，其中有米，可以度饥，即今蔿（wěi）[11]子也。

[1] Z477 芡（qiàn）：一年生水草，茎叶有刺，亦称"鸡头"。

[2] Z696 鴈（yàn）：同"雁"。

[3] D121 雷泽：在今山东省菏泽市境内。

[4] Z718 莜（yì）：一种植物，即芡，种子称"芡实"，可入药。

[5] Z025 笾（biān）：古代祭祀和宴会时盛果品等的竹器。

[6] R101 郑玄：字康成，东汉末年儒家学者、经学大师。

[7] D011 北燕：北燕国，在今辽宁省西南部和河北省东北部。

[8] D148 南楚：以湖南为中心建立的王朝。

[9] S030《古今注》：作者为晋·崔豹，一部对古代和当时各类事物进行解说诠释的著作。

[10] Z822 绉（zhòu）：①一种皱纹的丝织品。②古同"皱"，皱纹。

[11] Z620 蔿（wěi）：同"蒍"。芡的茎。

Y085 dōng kuí zǐ 冬葵子

味甘，寒。主五藏六府寒热、羸瘦、五癃，利小便。久服坚骨、长肌肉、轻身、延年。

《名医》曰：生少室山。十二月采之。

案:《说文》云：夈（zhōng）[1]，古文终。葵菜也。《广雅》云：蘬（guī）[2]，葵也。考弄（lòng）[3]与终形相近，当即《尔雅》蔠（zhōng）[4]葵。《尔雅》云：蔠葵，繁露。郭璞云：承露也，大茎小叶，华紫黄色。《本草图经》云：吴人呼为繁露，俗呼胡燕支，子可妇人涂面及作口脂。

按:《名医》别有落葵条，一名繁露，亦非也。陶弘景以为终冬至春作子，谓之冬葵，不经甚矣。

[1] Z819 夈（zhōng）：古"终"字。

[2] Z183 蘬（guī）：葵菜。

[3] Z365 弄（lòng）：同"弄"。

[4] Z821 蔠（zhōng）：〔蔠葵〕一种草本植物，嫩叶可食。

Y086 苋实
xiàn shí

味甘，寒。主青盲，明目，除邪，利大小便，去寒热。久服益气力、不饥、轻身。一名马苋。

《名医》曰：一名莫实。生淮阳[1]及田中，叶如蓝。十一月采。

案:《说文》云：苋，苋菜也。《尔雅》云：蕢（kuài）[2]，赤苋。郭璞云：今苋叶之赤茎者。李当之云：苋实，当是今白苋。《唐本》注云：赤苋，一名蕢（kuì）[3]，今名莫实，字误。

[1] D087 淮阳：淮阳郡，今河南省淮阳县。

[2] Z306 蕢（kuài）：古代用草编的筐子，一般用来盛土。

[3] Z311 蕡（kuì）：古草名。

Y087 瓜子 _{guā zǐ} 白瓜子

味甘，平。主令人说泽，好颜色，益气不饥。久服轻身、耐老。一名水芝（《御览》作土芝）。生平泽。

《吴普》曰：瓜子，一名瓣。七月七日采，可作面脂（《御览》）。

《名医》曰：一名白瓜子。生嵩高，冬瓜仁也，八月采。

案：《说文》云：瓣，瓜中实。《广雅》云：冬瓜菰（jí）[1]也，其子谓之瓤[2]（lián）。陶弘景云：白，当为甘，旧有白字。据《名医》云：一名白瓜子，则本名当无。

[1] Z231 菰（jí）：《博雅》：冬瓜，菰也。

[2] Z343 瓤：① lián，瓜子。② liǎn，瓜名。

Y088 苦菜 _{kǔ cài}

味苦，寒。主五藏邪气，厌谷胃痹。久服安心益气，聪察，少卧，轻身、耐老。一名荼（tú）[1]草，一名选。生川谷。

《名医》曰：一名游冬。生益州山陵道旁，凌冬不死。三月三日采，阴干。

案：《说文》云：荼，苦菜也。《广雅》云：游冬，苦菜也。《尔雅》云：荼，苦菜。又槚（jiǎ）[2]，苦荼。郭璞云：树小如栀子，冬生叶，可煮作羹，今呼早采者为荼，晚取者为茗，一名荈（chuǎn）[3]，蜀人名之苦菜。陶弘景云：此即是今茗。茗，一名荼，又令人不眠，亦凌冬不凋而兼其止。生益州。《唐本》注驳之，非矣。选与荈，音相近。

[1] Z596 荼（tú）：①古书上指茅草的白花。②古书上说的一种苦菜：荼毒。

[2] Z247 檟（jiǎ）：①茶树的古称。②楸树的别称。

[3] Z082 荈（chuǎn）：茶的老叶，即粗茶。

Y089 胡麻 hú má 附：青蘘

味甘，平。主伤中虚羸，补五内（《御览》作藏），益气力，长肌肉，填髓脑。久服轻身、不老。一名巨胜。叶名青蘘。生川泽。青蘘：味甘，寒。主五藏邪气，风寒湿痹，益气，补脑髓，坚筋骨。久服耳目聪明，不饥、不老、增寿。巨胜苗也。生川谷（旧在米谷部，非）。

《吴普》曰：胡麻，一名方金。神农、雷公：甘，无毒。一名狗虱，立秋采。青蘘：一名梦神。神农：苦。雷公：甘（《御览》）。

《名医》曰：一名狗蝨（shī）[1]，一名方茎，一名鸿藏。生上党。青蘘：生中原。

案：《广雅》云：狗蝨，巨胜，藤苰（hóng）[2]，胡麻也。《孝经援神契》[3]云：钜（jù）[4]胜延年。宋均[5]云：世以钜胜为苟杞子。陶弘景云：本生大宛，故曰胡麻。按《本经》已有此，陶说非也。且与麻蕡竝列，胡之言大，或以叶大于麻。故名之。青蘘：《抱朴子·仙药篇》云：《孝经援神契》曰：巨胜、延年，又云：巨胜，一名胡麻，饵服之，不老、耐风湿、补衰老也。

[1] Z553 蝨（shī）：同"虱"。

[2] Z197 苰（hóng）：〔藤苰〕胡麻的别称。

[3] S119《孝经援神契》：汉代无名氏创作的纬书。

[4] Z286 钜（jù）：同"巨"。

[5] R069 宋均：字叔庠，东汉历史人物。

上谷部。上品十一种。

上品　石部

Y090　丹砂 _{朱砂}

dān shā

味甘，微寒。主身体五藏百病，养精神，安魂魄，益气，明目，杀精魅邪恶鬼。久服通神明、不老。能化为汞，生山谷。（《太平御览》引：多有生山谷三字。《大观本》作：生符陵[1]山谷。俱作黑字。考：生山谷是经文，后人加郡县耳。宜改为白字，而以郡县为黑字。下皆仿此）。

《吴普本草》曰：丹沙。神农：甘。黄帝：苦，有毒。扁鹊：苦。李氏：大寒。或生武陵。采无时。能化朱成水银，畏磁石，恶咸水（《太平御览》）。

《名医》曰：作末，名真朱。光色如云母，可折者良。生符陵山谷。采无时。

案：《说文》云：丹，巴越[2]之赤石也。象采丹井，丶（zhǔ）[3]象丹形，古文作冂（kǒu）[4]，亦作彤、沙，水散石也。澒（gǒng）[5]，丹沙所化为水银也。《管子·地数篇》云：山上有丹沙者，其下有鉒（zhù）[6]金。《淮南子·墬（dì）[7]形训》云：赤天（yāo），七百岁生赤丹。赤丹，七百岁生赤澒。高诱云：赤丹，丹沙也。《山海经》云：丹粟，粟、沙，音之缓急也。沙，旧作砂，非。汞，即澒省文。《列仙传》云：赤斧[8]，能作水澒。炼丹，与消石服之。

按：金石之药，古人云久服轻身、延年者，谓当避谷，绝人道，或服数十年，乃效耳。今人和肉食服之，遂多相反，转以成疾，不可疑古书之虚诬。

[1] D051 符陵：在今四川省彭水、涪陵一带。

[2] D006 巴越：巴郡、南越，指长江沿线。

[3] Z835 丶（zhǔ）：同"主"。

[4] Z304 冂（kǒu）：同"口"。

[5] Z169 澒（gǒng）：古同"汞"，水银。

[6] Z832 鉒（zhù）：矿藏。

[7] Z105 墬（dì）：同"地"。屈原《天问》云："墬何故以东南倾？"

[8] R007 赤斧：《列仙传》中的神仙名。

Y091 云母 [yún mǔ]

味甘，平。主身皮死肌，中风寒热，如在车船上。除邪气，安五藏，益子精，明目。久服轻身、延年。一名云珠，一名云华，一名云英，一名云液，一名云沙，一名磷石。生山谷。

《名医》曰：生太山、齐卢山[1]及琅邪（yá）、北定山[2]石间，二月采（此录《名医》说者，即是仲景、元化及普所说。但后人合之，无从别耳，亦以补普书不备也）。

案：《列仙传》云：方回[3]，鍊食云母。《抱朴子·仙药篇》云：云母有五种：五色竝具而多青者，名云英，宜以春服之。五色竝具而多赤者，名云珠。宜以夏服之。五色竝具而多白者，名云液，宜以秋服之。五色竝具而多黑者，名云母，宜以冬服之。但有青、黄二色者，名云沙，宜以季夏服之。晶（xiǎo）[4]晶纯白，名磷石，可以四时长服之也。李善[5]《文选注》引《异物志》[6]：云母，一名云精，入地万岁不朽。《说文》无磷字。《玉篇》云：磷，薄也，云母之别名。

[1] D164 齐卢山：在今山东省诸城县城东南。

[2] D009 北定山：在今河北省灵寿县。

[3] R017 方回：《列仙传》中的神仙名。

[4] Z657 皛（xiǎo）：皎洁，明亮。

[5] R037 李善：唐代著名学者，《文选》学的奠基人。

[6] S132《异物志》：作者不详，汉唐间一类专门记载新异物产的典籍。

yù quán

Y092 玉泉 玉屑

味甘，平。主五藏百病。柔筋强骨，安魂魄，长肌肉，益气，久服耐寒暑（《御览》引耐字多作能，古通）、不肌（《御览》《证类》并作饥）渴、不老神仙。人临死服五斤，死三年，色不变。一名玉杷（bǐ）[1]（《御览》引作玉浓。《初学记》引云：玉桃，服之长生不死。《御览》又引云：玉桃，服之长生不死。若不得早服之，临死日服之，其尸毕天地不朽，则杷疑当作桃）。生山谷。

《吴普》曰：玉泉，一名玉屑。神农、岐伯、雷公：甘。李氏：平。畏冬华，恶青竹（《御览》）。白玉杷如白头公（同上。《事类赋》引云：白玉，体如白首翁）。

案:《周礼·玉府》：王斋，则供食玉。郑云：玉是阳精之纯者，食之以御水气。郑司农[2]云：王斋，当食玉屑。《抱朴子·仙药篇》云：玉可以乌米酒，及地榆酒，化之为水，亦可以葱浆消之为粕，亦可饵以为丸，亦可烧以为粉。服之一年以上，入水不霑（zhān），入火不灼，刃之不伤，百毒不犯也。不可用已成之器，伤人无益，当得璞玉，乃可用也。得于阗（tián）国[3]白玉，尤善。其次有南阳徐善亭部界界中玉，及日南[4]卢容[5]水中玉，亦佳。

[1] Z023 朼（bǐ）：古代祭祀时用的大木勺，挑起鼎中的牲体放在俎上。

[2] R103 郑司农：郑众，字仲师，东汉经学家。

[3] D255 于阗（tián）国：古代西域佛教王国。

[5] D179 日南：日南郡，在今越南中部。

[6] D139 卢容：在今越南承天顺化省顺化市北。

Y093 石钟乳 钟乳

味甘，温。主欬逆上气，明目益精，安五藏，通百节，利九窍，下乳汁（《御览》引云：一名留公乳。《大观本》作一名公乳。黑字）。生山谷。

《吴普》曰：钟乳，一名虚中。神农：辛。桐君、黄帝、医和：甘。扁鹊：甘，无毒（《御览》引云：李氏，大寒）。生山谷（《御览》引云：太山山谷），阴处岸下，溜汁成（《御览》引作溜汁所成聚），如乳汁，黄白色，空中相通，二月、三月采，阴干（凡《吴普本草》，掌禹锡所引者，不复注，惟注其出《御览》诸书者）。

《名医》曰：一名公乳，一名芦石，一名夏石。生少室及太山。采无时。

案：《范子计然》云：石钟乳，出武都[1]，黄白者善。（凡引《计然》，多出《艺文类聚》、《文选注》、《御览》及《大观本草》）。《列仙传》云：卬（áng）疏[2]煮石髓而服之，谓之石钟乳。钟，当为湩（dòng）。《说文》云：乳汁也。钟，假音字。

[1] D218 武都：武都郡，今甘肃省陇南市成县。

[2] R001 卬（áng）疏：《列仙传》中的神仙名，煮石髓而服之。

Z003 卬：①古同"昂"，抬起；扬起。②古地名。③姓氏。

Y094 矾石 _{fán shí} 涅石，礜石

（旧作矾石，据郭璞注，《山海经》引作涅石）味酸，寒。主寒热泄利，白沃阴蚀，恶创，目痛，坚筋骨齿。鍊饵服之，轻身、不老、增年。一名羽涅，生山谷。

《吴普》曰：礜石，一名羽碨（niè）[1]，一名羽泽。神农、岐伯：酸。扁鹊：咸。雷公：酸，无毒。生河西，或陇西，或武都、石门[2]。采无时。岐伯：久服伤人骨（《御览》）。

《名医》曰：一名羽泽。生河西及陇西、武都、石门。采无时。

案：《说文》无礜字。《玉篇》云：礜石也。碨，礜石也。《西山经》云：女床之山[3]，其阴多涅石。郭璞云：即礜石也。楚人名为涅石，秦名为羽涅也。《本草经》亦名曰涅石也。《范子计然》云：礜石出武都。《淮南子·俶[4]（tì）真训》云：以涅染缁。高诱云：涅，礜石也。旧涅石作礜石，羽涅作羽碨，非。

[1] Z426 碨（niè）：同"涅"。

[2] D200 石门：石门郡，今湖南省慈利县。

[3] D154 女床之山：《山海经·中山经》中的山名，位于今陕西省渭南市。

[4] Z585 俶：①tì，同"倜"。②chù 开始。

Y095 消石 _{硝石，芒硝}

(读音: xiāo shí)

味苦，寒。主五藏积热，胃张闭，涤去蓄结饮食，推陈致新，除邪气。錬之如膏，久服轻身（《御览》引云：一名芒硝。《大观本》作黑字）。生山谷。

《吴普》曰：消石。神农：苦。扁鹊：甘（凡出掌禹锡所引，亦见《御览》者，不箸所出）。

《名医》曰：一名芒消。生益州及五都、陇西、西羌[1]。采无时。

案:《范子计然》云：硝石，出陇道[2]。据《名医》，一名芒消，又别出芒消条，非。《北山经》云：京山[3]，其阴处有元礵（sù）[4]，疑礵即硝异文。

[1] D226 西羌：出自三苗，是羌族的别支。

[2] D132 陇道：疑为"陇西（右）道"的简称。

[3] D108 京山：今湖北省京山县。

[4] Z571 礵（sù）：黑砥石。

Y096 朴消 _{朴硝}

(读音: pǔ xiāo)

味苦，寒。主百病，除寒热邪气，逐六府积聚、结固留癖，能化七十二种石。錬饵服之，轻身、神仙。生山谷。

《吴普》曰：朴硝石。神农、岐伯、雷公：无毒。生益州，或山阴[1]。入土，千岁不变。錬之不成，不可服（《御览》）。

《名医》曰：一名消石朴。生益州，有盐水之阳。采无时。

案：《说文》云：朴，木皮也，此盖消石外裹如玉璞耳。旧作硝，俗字。

[1] D185 山阴：今山西省朔州市。

Y097 滑石
_{huá shí}

味甘，寒。主身热洩澼，女子乳难，癃闭。利小便，荡胃中积聚、寒热，益精气。久服轻身、耐饥、长年。生山谷。

《名医》曰：一名液石，一名共石，一名脱石，一名番石。生赭阳[1]及太山之阴，或掖北[2]、白山[3]，或卷（quān）山[4]。采无时。

案：《范子计然》云：滑石，白滑者善。《南越志》[5]云：膋（liáo）城[6]县出膋石，即滑石也。

[1] D271 赭阳：堵阳县，今河南省方城县东。

[2] D245 掖北：今山东省莱州（掖县）掖水以北。

[3] D007 白山：即白庙儿山，在今河北省沽源县南。

[4] D178 卷（quān）山：在今河南省原阳县。

[5] S069《南越志》：作者为南朝（宋）· 沈怀远，古方志名。

[6] D125 膋（liáo）城：说法众多，或为江西省广丰县。

　　Z347 膋：肠上的脂肪，也泛指脂肪。

Y098 空青 ^kōngqīng^ [1]

味甘，寒。主眚（shěng）[2]盲，耳聋。明目，利九窍，通血脉，养精神。久服轻身、延年、不老。能化铜、铁、鈆（qiān）[3]、锡作金。生山谷。

《吴普》曰：空青。神农：甘。一经：酸。久服，有神仙玉女来侍，使人志高（《御览》）。

《名医》曰：生益州及越嶲（xī）[4]山有铜处，铜精熏则生空青，其腹中空，三月中旬采，亦无时。

案：《西山经》云：皇人之山[5]，其下多青。郭璞云：空青，曾青之属。《范子计然》云：空青，出巴郡。《司马相如赋》云：丹青。张揖云：青，青腹（huò）[6]也。颜师古云：青腹，今之丹青也。

[1] Y098 空青（kōngqīng）：碳酸盐类矿物蓝铜矿的矿石，呈球形或中空者。

[2] Z545 眚（shěng）：眼睛生翳。

[3] Z480 鈆（qiān）：古同"铅"。

[4] D263 越嶲（xī）：越嶲郡，今四川省西昌市。

    Z640 嶲：① xī，〔越嶲〕古郡名。② guī，子规。③ juàn，古地名。

[5] D089 皇人之山：《山海经·中山经》中的山名，位于今江西省彭泽县。

[6] Z229 腹（huò）：赤石脂之类，古代用作颜料。

Y099 曾青 [1]

味酸，小寒。主目痛，止泪，出风痹，利关节，通九窍，破癥坚积聚。久服轻身、不老。能化金、铜。生山谷。

《名医》曰：生蜀中 [2] 及越巂。采无时。

案：《管子·揆度（kuíduó）[3] 篇》云：秦明山 [4] 之曾青。《荀子》[5] 云：南海则有曾青。杨倞（jìng）[6] 注：曾青，铜之精。《范子计然》云：曾青，出宏农、豫章。白青，出新涂 [7]。青色者善。《淮南子·地形训》云：青天八百岁生青曾。高诱云：青曾，青石也。

[1] Y099 曾青（zēngqīng）：碳酸盐类矿物蓝铜矿的矿石呈层状者，呈深蓝色。

[2] D204 蜀中：古国名，为秦所灭。

[3] Z310 揆度（kuíduó）：揣测。

[4] D173 秦明山：今邯郸山的分支之一。

[5] S120《荀子》：作者为战国·荀子，战国后期儒家学派最重要的著作。

[6] R090 杨倞（jìng）：唐代著名学者。著《荀子注》。

　　Z275 倞：① jìng，强有力。② liàng，索求。

[7] D232 新涂：疑"新淦"误，今江西省樟树市。

Y100 禹余粮

味甘，寒。主欬逆，寒热烦满，下（《御览》有痢字）赤白，血闭癥瘕，大热。鍊饵服之，不饥、轻身、延年。生池泽及山岛中。

《神农本草经》精注易读本

《名医》曰：一名白余粮，生东海及池泽中。

案：《范子计然》云：禹余粮出河东。《列仙传》云：赤斧，上华山取禹余粮。《博物志》云：世传昔禹治水，弃其所余食于江中，而为药也。

按：此出《神农经》，则禹非夏禹之禹，或本名白余粮，《名医》等移其名耳。

[1] D036 东海：东海郡，今山东省郯城县。

Y101 太一余粮^{tài yī yú liáng}[1] 太乙余粮

味甘，平。主欬逆上气，癥瘕、血闭、漏下，除邪气。久服耐寒暑、不饥，轻身、飞行千里、神仙（《御览》引作若神仙）。一名石脑。生山谷。

《吴普》曰：太一禹余粮，一名禹哀。神农、岐伯、雷公：甘，平。李氏：小寒。扁鹊：甘，无毒。生太山上。有甲，甲中有白，白中有黄，如鸡子黄色。九月采，或无时。

《名医》曰：生太白。九月采。

案：《抱朴子·金丹篇》云：《灵丹经》[2]用丹砂、雄黄、雌黄、石硫黄、曾青、礜石、磁石、戎盐、太一余粮，亦用六一泥[3]及神室祭醮，合之，三十六日成。

[1] Y101 太一余粮（tàiyīyúliáng）：《本草纲目》认为太一余粮是禹余粮的精品，故又称太一禹余粮。

[2] S060《灵丹经》：作者不详，疑为魏晋时期的《五灵丹经》。

[3] 六一泥：又称"神泥""六乙泥"，其配方最早见于《黄帝九鼎神丹经》，是六种加一种材

料混合烧炼而成，取义于"天一生水，地六成之"。

Y102 白石英

bái shí yīng

味甘，微温。主消渴，阴痿不足，欬逆（《御览》引作呕），胸膈间久寒，益气，除风湿痹（《御览》引作阴淫痹）。久服轻身（《御览》引作身轻健）、长年。生山谷。

《吴普》曰：白石英。神农：甘。岐伯、黄帝、雷公、扁鹊：无毒。生太山，形如紫石英，白泽，长者二三寸，采无时（《御览》引云：久服通日月光）。

《名医》曰：生华阴及太山。

案：《司马相如赋》有白附。苏林[1]云：白附，白石英也。司马贞云：出鲁阳山[2]。

[1] R070 苏林：字孝友，汉代学者。
[2] D140 鲁阳山：指阴山最西的一段或河南平顶山鲁山县一带。

Y103 紫石英

zǐ shí yīng

味甘，温。主心腹欬逆（《御览》引作呕逆），邪气，补不足。女子风寒在子宫，绝孕十年无子。久服温中、轻身、延年。生山谷。

《吴普》曰：紫石英。神农、扁鹊：味甘，平。李氏：大寒。雷公：大温。岐伯：甘，无毒。生太山或会（kuài）稽[1]。采无时。欲令如削，紫色达头如樗

（chū）蒲者。

又曰：青石英，形如白石英，青端赤后者，是。赤石英，形如白石英，赤端白后者，是。赤泽有光，味苦，补心气。黄石英，形如白石英，黄色如金，赤端者，是。黑石英，形如白石英，黑泽有光（《御览》掌禹锡引此节文）。

《名医》曰：生太山。采无时。

[1] D115 会（kuài）稽：会稽郡，吴国、越国故地。

Y104 青石脂 qīng shí zhī

味甘，平，无毒。主养肝胆气，治黄疸，洩利，肠澼及疽痔恶疮。久服补髓，益气、不饥、延年（明目，女子带下百病）。生山谷中。采无时。

《吴普》引《御览》卷九百八十七：神农：甘。雷公：酸，无毒。桐君：辛，无毒。李氏：小寒。生南山或海涯。采无时。

《名医》曰：生齐区山[1]及海崖。

[1] D166 齐区山：疑为齐居山。

Y105 赤石脂 chì shí zhī

味甘，平，无毒。主养心气，下利赤白，小便利及痈疽疮痔。久服补髓，益智，不饥、轻身、延年（明目，益精，治腹痛，洩澼，女子崩中漏下、产难、胞衣不出，好颜色）。生山谷中。采无时。

《吴普》引《御览》卷九百八十七：神农、雷公：甘。黄帝、扁鹊：无毒。李氏：小寒。或生少室，或生太山。色绛，滑如脂。

《名医》曰：生济南、射阳[1]及泰山之阴。

[1] D197 射阳：今江苏省淮安县。

Y106 黄石脂 huáng shí zhī

味甘，平，无毒。主养脾气，大人、小儿洩利，肠澼，下脓血，除黄疸。久服轻身、延年。（安五藏，调中，去白虫、痈疽虫。）生山谷中。采无时。

《吴普》引《御览》卷九百八十七：李氏：小寒。雷公：苦。或生嵩山，色如狖脑、雁雏。采无时。

《名医》曰：生嵩高山，色如莺雏。采无时。

Y107 白石脂 bái shí zhī

味甘，平，无毒。主养肺气，补骨髓，排痈疽疮痔。久服不饥、轻身、长年。（厚肠，治五藏，惊悸不足，止腹痛，下水，小肠澼，热溏，便脓血，女子崩中、漏下、赤白沃，安心。）生山谷中。采无时。

《吴普》引《御览》卷九百八十七：一名随。岐伯、雷公：酸，无毒。李氏：小寒。桐君：甘，无毒。扁鹊：辛。或生少室天娄山，或太山。

《名医》曰：生泰山之阴。白符一名女木。生巴郡山谷。

Y108 黑石脂 hēi shí zhī

味甘，平，无毒。主养肾气，强阴，治阴蚀疮，止肠澼，泄利。久服益气，不饥、延年。疗口疮，咽痛。生山谷中。采无时。

《吴普》引《御览》卷九百八十七：一名石泥。桐君：甘，无毒。生洛西山[1]空地。

《名医》曰：一名石涅，一名石墨。出颍川、阳城[2]。采无时。

[1] D142 洛西山：《山海经》中的山名，位于今陕西省、河南省之间。
[2] D242 阳城：今河南省周口市商水县。

Y109 白青 bái qīng [1]

味甘，平。主明目，利九窍、耳聋、心下邪气。令人吐，杀诸毒、三虫。久服通神明，轻身、延年、不老。生山谷。

《吴普》曰：神农：甘，平。雷公：酸，无毒。生豫章，可消而为铜。(《御览》)
《名医》曰：生豫章。采无时。
案:《范子计然》云：白青，出巴郡。

Y110 扁青 [1]

味甘，平。主目痛，明目，折跌，痈肿，金创不瘳，破积聚，解毒气（《御览》引作辟毒），利精神。久服轻身、不老。生山谷。

《吴普》曰：扁青。神农、雷公：小寒，无毒。生蜀郡。治丈夫内绝，令人有子（《御览》引云：治痈脾风痹。久服轻身）。

《名医》曰：生朱崖、武都、朱提（shúshí）[2]。采无时。

案：《范子计然》云：扁青，出宏农、豫章。

[1] Y110 扁青（biǎnqīng）：碳酸盐类矿物蓝铜矿的矿石，颜色中等，呈片状，故称为"扁青"。

[2] D203 朱提（shúshí）：云南省昭通市的古称。

上石部。上品二十一种。

上品　虫部

Y111 龙骨
lóng gǔ

　　味甘，平。主心腹鬼注，精物老魅，欬逆，泄利脓血。女子漏下，癥瘕坚结。小儿热气惊痫。齿：主小儿、大人惊痫瘨疾狂走，心下结气，不能喘息，诸痉，杀精物。久服轻身、通神明、延年。生山谷。

　　《吴普》曰：龙骨，生晋地[1]山谷阴，大水所过处，是龙死骨也。青白者善。十二月采，或无时。龙骨，畏干漆、蜀椒、理石。龙齿：神农、李氏：大寒。治惊痫，久服轻身（《御览》《大观本》节文）。

　　《名医》曰：生晋地及太山岩水岸土穴中死龙处。采无时。

　　案：《范子计然》云：龙骨，生河东。

[1] D101 晋地：今陕西省商县至河南省嵩县一带。

Y112 熊脂
xióng zhī

味甘，微寒。主风痹不仁，筋急，五藏腹中积聚，寒热羸瘦，头疡白秃，面皯皰。久服强志、不饥、轻身。生山谷。

《名医》曰：生雍州，十一月取。

案：《说文》云：熊兽似豕，山居，冬蛰。

Y113 白胶
bái jiāo

味甘，平。主伤中劳绝，腰痛，羸瘦，补中益气，妇人血闭无子、止痛、安胎。久服轻身、延年。一名鹿角胶。

《名医》曰：生云中[1]，煮鹿角作之。

案：《说文》云：胶，昵也，作之以皮。《考工记》云：鹿胶青白，牛胶火赤。郑云：皆谓煮，用其皮，或用角。

[1] D266 云中：云中郡，今内蒙古托克托东北。

Y114 阿胶
ē jiāo

味甘，平。主心腹内崩，劳极洒洒如疟状，腰腹痛，四肢酸疼。女子下血，安胎。久服轻身、益气。一名傅致胶。

　　　　　　　　　　　　　　　《神农本草经》精注易读本

《名医》曰：生东平[1]郡，煮牛皮作之。出东阿[2]。

案：二胶。《本经》不著所出，疑《本经》但作胶。《名医》增白字、阿字，分为二条。

[1] D038 东平：东平国，今山东省东平县。

[2] D035 东阿：今山东省聊城市东阿县。

Y115 丹雄鸡
dān xióng jī

味甘，微温。主女人崩中漏下，赤白沃，补虚温中，止血，通神，杀毒，辟不祥。头：主杀鬼，东门上者尤良，肪：主耳聋。肠：主遗溺。肶（pí）胵（chī）[1]裹黄皮：主洩利。尿白：主消渴，伤寒，寒热。黑雌鸡：主风寒湿痹，五缓六急，安胎。翮（hé）[2]羽：主下血闭。鸡子：主除热，火创痫痉，可作虎魄神物。鸡白蠹：肥脂。生平泽。

《吴普》曰：丹鸡卵，可作琥珀（《御览》）。

《名医》曰：生朝鲜。

案：《说文》云：鸡，知时畜也。籀（zhòu）[3]文作鸡。肪，肥也。肠，大小肠也。膍，鸟胵。胵，鸟胃也。屎（shǐ）[4]，粪也。翮，羽茎也。羽，鸟长毛也，此作肶省文。尿（niào）[5]即尿字。古文从亦屎假音字也。

[1] Z438 肶（pí）Z068 胵（chī）：①鸟类的胃。②鸟、兽五脏的总称。

[2] Z195 翮（hé）：①鸟翎的茎，翎管。②鸟的翅膀。

[3] Z823 籀（zhòu）：〔籀文〕春秋战国时秦国（石鼓文）字体，亦称大篆。

[4] Z550 屎（shǐ）：同"屎"。

Y116 雁肪 yàn fáng

味甘，平。主风挛拘急，偏枯，气不通利。久服益气、不饥、轻身、耐老。一名鹜（wù）[1]肪。生池泽。

《吴普》曰：雁肪。神农、岐伯、雷公：甘，无毒（《御览》有鹜肪二字，当作一名鹜肪）。杀诸石药毒（《御览》引云：采无时）。

《名医》曰：生江南，取无时。

案：《说文》云：雁（yàn），鹅也。鹜，舒凫（fú）[2]也。《广雅》云：鴚（gē）[3]鹅，仓鴚雁也。凫、鹜，鸭也。《尔雅》云：舒雁，鹅。郭璞云：《礼记》曰：出如舒雁，今江东呼鴚。又舒凫。鹜，郭璞云：鸭也。《方言》云：雁自关而东，谓之鴚鹅。南楚之外，谓之鹅，或谓之仓鴚。据《说文》云：别有雁，以为鸿雁字，无鸭字，鸭，即雁之急音，此雁肪，即鹅鸭脂也。当作雁字。《名医》不晓，别出鹜肪条，又出白鸭鹅条，反疑此为鸿雁，何其谬也。陶、苏皆乱说之。

[1] Z629鹜（wù）：鸭子。

[2] Z143凫（fú）：①俗称"野鸭"，似鸭能飞。②〔凫茈〕指"荸荠"。

[3] Z167鴚（gē）：同"鴚"。鸿雁。

Y117 石蜜[1] shí mì

味甘，平。主心腹邪气，诸惊痫痓，安五藏，诸不足，益气补中，

止痛解毒，除众病，和百药。久服强志、轻身、不饥、不老。一名石饴。生山谷。

《吴普》曰：石蜜。神农、雷公：甘，气平。生河源[2]或河梁[3]（《御览》又一引云：生武都山谷）。

《名医》曰：生武都、河源及诸山石中。色白如膏者良。

案：《说文》云：矗（mì）[4]蜂。甘饴也。一曰螟（míng）[5]子，或作蜜。《中山经》云：平逢之山[6]多沙石，实惟蜂蜜之庐。郭璞云：蜜，赤蜂名。《西京杂记》[7]云：南越王[8]献高帝[9]石蜜五斛。《玉篇》云：矗（mì）[10]螽（zhōng）[11]，甘饴也。苏恭云：当去石字。

[1] Y117 石蜜（shímì）：石蜜指甘蔗汁或者白糖、淀粉、白矾经过太阳暴晒后或者熬制而成的固体原始蔗糖。

[2] D077 河源：河源郡，今青海省兴海县桑当乡夏塘古城。

[3] D073 河梁：今河北省、河南省一带。

[4] Z401 矗（mì）：同"蜜"。

[5] Z405 螟（míng）：①〔螟虫〕螟蛾的幼虫。②〔螟蛉〕螟蛉蛾的幼虫。

[6] D157 平逢之山：《山海经·中山经》中的山名，今河南省洛阳市北邙山之首。

[7] S116《西京杂记》：作者为汉·刘歆，古代历史笔记小说集。

[8] R057 南越王：南越国王。古南越国包括今广东省大部、湖南省及广西壮族自治区局部。

[9] R019 高帝：汉太祖，高皇帝，刘邦。

[10] Z400 矗（mì）：同"蜜"。

[11] Z820 螽（zhōng）：①〔螽斯〕昆虫，善跳跃。②〔阜螽〕即"蚱蜢"。

Y118 蜂子（fēng zǐ）

味甘，平。主风头，除蛊毒，补虚羸伤中。久服令人光泽、好颜色，不老。大黄蜂子：主心腹满痛，轻身益气。土蜂子：主痈肿。一名蜚零。生山谷。

《名医》曰：生武都。

案：《说文》云：蠭（fēng）[1]，飞虫螫人者。古文省作螽（fēng）[2]。《广雅》云：蠓（měng）[3]螉，蜂也。又土蠭，蠮（yī）[4]螉也。《尔雅》云：土蠭。郭璞云：今江南大蠭。在地中作房者，为土蠭。啖其子，即马蠭，今荆巴[5]间呼为蟺（shàn）[6]。又木蠭，郭璞云：似土蜂而小，在树上作房，江东亦呼为木蠭，又食其子。《礼记·檀弓》云：范，则冠。郑云：范，蠭也。《方言》云：蠭，燕赵[7]之间，谓之蠓螉。其小者，谓之蠮螉，或谓之蚴（yòu）[8]蜕。其大而蜜，谓之壶蠭。郭璞云：今黑蜂，穿竹木作孔，亦有蜜者，或呼笛师。

按：蠭，名为范者，声相近，若《司马相如赋》以氾（fàn）[9]为枫。《左传》渢（fēng）渢[10]即汎汎也。

[1] Z141 蠭（fēng）：同“蜂”。

[2] Z142 螽（fēng）：同“蜂”。

[3] Z396 蠓（měng）：昆虫的一科，比蚊子小。雌蠓吸人畜的血。

[4] Z731 蠮（yī）：古同“蠮”。幼蜂。

[5] D104 荆巴：鄂西、荆巴山地。

[6] Z533 蟺（shàn）：①蚯蚓。②鳝鱼。③蜕变。

[7] D240 燕赵：河北郡，今河北省。

[8] Z742 蚴（yòu）：绦虫、血吸虫等的幼体。

[9] Z130 氾（fàn）：同“泛”。

[10] Z140 渢（fēng）渢：①形容水声。②形容乐声宛转悠扬。

Y119 蜜蜡 <small>(mì là)</small>

味甘，微温。主下利脓血，补中，续绝伤、金创。益气、不饥、耐老。生山谷。

《名医》曰：生武都蜜房木石间。

案：《西京杂记》云：南越王献高帝蜜蜡二百枚。《玉篇》云：蜡，蜜滓。陶弘景云：白蜡生于蜜中，故谓蜜蜡。《说文》无蜡字。张有[1]云：腊，别蜡，非。旧作蜡，今据改。

[1] R098 张有：字谦中，道士。

Y120 牡蛎 <small>(mǔ lì)</small>

味咸，平。主伤寒、寒热，温疟洒洒，惊恚（huì）怒气，除拘缓鼠瘘，女子带下赤白。久服强骨节、杀邪气、延年。一名蛎蛤。生池泽。

《名医》曰：一名牡蛤。生东海。采无时。

案：《说文》云：蛎（lì）[1]，蚌属，似蟦（lián）[2]，微大，出海中，今民食之。读若赖。又云：蛤，蜃（shèn）属，有三，皆生于海。蛤厉，千岁雀所化，秦谓之牡厉。

[1] Z334 蛎（lì）：古同"蛎"。
[2] Z342 蟦（lián）：海里一种像蛤蜊的动物。

上虫部。上品十种。

中　品

中药一百二十种为臣，主养性以应人。无毒、有毒，斟酌其宜。欲遏病补羸者，本中经。

干姜、菓耳实、葛根、栝楼根、苦参、芎劳、当归、麻黄、通草、芍药、蠡实、瞿麦、元参、秦艽（jiāo）[1]、百合、知母、贝母、白芷、淫羊藿、黄芩、石龙芮、茅根、紫菀、紫草、茜根、白鲜、酸浆、紫参、藁本、狗脊、萆薢、白兔藿、营实、薇衔、水萍、王瓜、地榆、海藻、泽兰、防己、牡丹、款冬花、石韦、马先蒿、女菀、王孙、云实、爵床、黄耆、黄连、五味子、沙参、桔梗、茛（làng）[2]荡子、陆英、姑活、屈草、别羁、翘根、萱草（上草部，中品六十种）

栀子、竹叶、蘗木、吴茱萸、桑根白皮、芜荑、枳实、厚朴、秦皮、秦椒、山茱萸、紫葳、猪苓、白棘、龙眼、木兰、桑上寄生、柳花、卫矛、合欢、松萝、干漆、石南、蔓椒、栾花、淮木（上木部，中品二十六种）

梅实、蓼（liǎo）[3]实、葱实（附：薤）、水苏、瓜蒂、水靳、粟米、黍米、麻蕡（fén）[4]（上谷部，中品九种）

石硫黄、石膏、磁石、阳起石、理石、长石、孔公孽、殷孽（上石部，中品八种）

发髲（bì）[5]、白马茎、鹿茸、羖羊角、牡狗阴茎、羚羊角、牛黄（附：牛角䚡（sāi）[6]）、麝香、天鼠屎、伏翼、鼍鱼、鲤鱼胆、乌贼鱼骨、海蛤（附：文蛤）、石龙子、白殭蚕、桑螵（piāo）[7]蛸（上虫部，中品十七种）

[1] Z264 艽（jiāo）：〔秦艽〕多年生草本植物，根可药用，主治风湿痛。

[2] Z318 莨（làng）：①〔莨菪〕子、根、叶可入药。② liáng，〔薯莨〕草本植物。

[3] Z349 蓼：① liǎo，草本植物，亦称"水蓼"。② lù，形容植物高大。

[4] Z136 蕡（fén）：①大麻或大麻的籽实。②（果实）多而大。

[5] Z019 髲（bì）：假发。

[6] Z526 䚡（sāi）：角中骨。

[7] Z448 螵（piāo）：①〔螵蛸〕螳螂的卵块，"桑螵蛸"。②〔海螵蛸〕乌贼壳。

　　　　　　　　　　　　　　　　　　　　　　　　《神农本草经》精注易读本

中品　草部

Y121 干姜
gān jiāng

　　味辛，温。主胸满欬逆上气，温中止血，出汗，逐风湿痹，肠澼，下利。生者，尤良。久服去臭气、通神明。生川谷。

　　《名医》曰：生犍（qián）为（wéi）[1]及荆州、扬州[2]。九月采。

　　案：《说文》云：姜，御湿之菜也。《广雅》云：荾（jùn）[3]，廉姜也。《吕氏春秋·本味篇》云：和之美者，阳朴之姜。高诱注：阳朴，地名，在蜀郡。司马相如《上林赋》[4]，有茈（zǐ）姜云云。

[1] D168 犍为（qiánwéi）：今四川省乐山市犍为县。

　　Z476 犍：① qián，〔犍为〕四川地名。② jiān，骟去睾丸公牛。

[2] D244 扬州：江苏省扬州市。

[3] Z298 荾（jùn）：大。《史记·司马相如列传》云："实叶荾楙（máo）。"

[4] S080《上林赋》：西汉·司马相如创作的一篇赋。

Y122 葈耳实 ^{xǐ ěr shí} [1] 枲耳实，苍耳子

味甘，温。主风头寒痛，风湿周痹，四肢拘挛痛，恶肉死肌。久服益气，耳目聪明，强志轻身。一名胡枲（xǐ）[2]，一名地葵。生川谷。

《名医》曰：一名葹（shī）[3]，一名常思，生安陆[4]及六安田野，实熟时采。

案：《说文》云：葹，卷耳也。苓，卷耳也。《广雅》云：苓，耳葹，常枲，胡枲，枲耳也。《尔雅》云：菤（juǎn）[5]耳，苓耳。郭璞云：江东呼为常枲，形似鼠耳，丛生如盘。《毛诗》云：采采卷耳。《传》云：卷耳，苓耳也。陆玑云：叶青白色，似胡荽，白华，细茎蔓生。可煮为茹，滑而少味。四月中生子，正如妇人耳珰，今或谓之耳珰草。郑康成谓是白胡荽，幽州人谓之爵耳。《淮南子·览冥训》云：位贱尚枲。高诱云：葈者，葈耳，菜名也。幽冀谓之檀菜，雒（luò）下[6]谓之胡枲。

[1] Y122 葈耳实（xiěrshí）：葈耳实属菊科、苍耳属一年生草本菊科植物苍耳的带总苞的果实。

[2] Z637 枲（xǐ）：大麻的雄株，只开雄花，不结果实，称"枲麻"。

[3] Z555 葹（shī）：①草本植物"苍耳"，子入药。②古书说的豆类植物。

[4] D002 安陆：安陆郡，属古荆州之域。

[5] Z292 菤（juǎn）：〔菤耳〕同"卷耳"，即"苍耳"，草本植物，可入药。

[6] D143 雒（luò）下：今河南省洛阳市。

    Z377 雒：①古书上指白鬣的黑马。②古同"烙"，烙印。③同"洛"。

Y123 葛根
_{gě gēn}

味甘，平。主消渴，身大热，呕吐，诸痹，起阴气，解诸毒。葛谷：主下利，十岁已上。一名鸡齐根。生川谷。

《吴普》曰：葛根。神农：甘。生太山（《御览》）。

《名医》曰：一名鹿藿，一名黄斤。生汶山[1]。五月采根，暴干。

[1] D216 汶山：汶山郡，今四川省茂县北。

Y124 栝楼根 苦蒌根
_{guā lóu gēn}

味苦，寒。主消渴，身热烦满，大热，补虚安中，续绝伤。一名地楼。生川谷及山阴。

《吴普》曰：栝楼，一名泽巨，一名泽姑（《御览》）。

《名医》曰：一名果蠃（luǒ）[1]，一名天瓜，一名泽姑。实，名黄瓜。二月、八月采根，暴干，三十日成。生宏农。

案：《说文》云：菩（guā）[2]，菩蒌，果蓏（luǒ）也。《广雅》云：王白，苲（fù）[3]也（当为王菩）。《尔雅》云：果蠃（luǒ）之实，栝楼。郭璞云：今齐人呼之为天瓜。《毛诗》云：果蠃之实，亦施于宇。《传》云：果蠃，栝楼也。《吕氏春秋》云：王善生。高诱云：善，或作瓜，菰（kuò）瓤（lóu）[4]也。

按：《吕氏春秋》善字，乃菩之误。

[1] Z378 蠃（luǒ）：同"裸"。

[2] Z176 菩（guā）：同"苦"。〔苦蔞〕即栝楼。

[3] Z149 菔（fù）：〔王菔〕古书上说的一种植物。

[4] Z313 瓡（kuò）Z366 瓤（lóu）：《博雅》：瓡瓤，王瓜也。

Y125 kǔ shēn 苦参

味苦，寒。主心腹结气，癥瘕积聚，黄疸，溺有余沥，逐水，除痈肿，补中明目，止泪。一名水槐，一名苦蘵（shí）[1]。生山谷及田野。

《名医》曰：一名地槐，一名菟槐，一名骄槐，一名白茎，一名虎麻，一名岑茎，一名禄白，一名陵郎。生汝南。三月、八月、十月采根，暴干。

[1] Z548 苦蘵（shí）：即苦参，一名苦骨菜。

Y126 xiōngqióng 芎蒻 川芎

味辛，温。主中风入脑，头痛，寒痹，筋挛缓急，金创。妇人血闭无子。生川谷。

《吴普》曰：芎蒻（《御览》引云：一名香果）。神农、黄帝、岐伯、雷公：辛，无毒。扁鹊：酸，无毒。李氏：生温，熟寒，或生胡无桃山阴，或太山（《御览》作：或斜谷[1]西岭，或太山）。叶香细青黑，文赤如藁本，冬夏丛生，五月华赤，七月实黑，茎端两叶，三月采。根有节，似马衔状。

《名医》曰：一名胡穷，一名香果。其叶，名蘼芜。生武功[2]、斜谷西岭，三月、四月采根，暴干。

案：《说文》云：营（xiōng）[3]，营劳，香草也。芎，司马相如曰：或从弓。《春秋左传》云：有山鞠穷乎。杜预云：鞠穷所以御湿。《西山经》云：号山[4]，其草多芎劳。郭璞云：芎劳，一名江蓠。《范子计然》云：芎劳生始无，枯者善（有脱字）。《司马相如赋》有芎劳。司马贞引司马彪[5]云：芎劳，似藁本。郭璞云：今历阳[6]呼为江蓠。

[1] D230 斜谷：山谷名，位于今陕西省秦岭眉县段。

[2] D219 武功：武功郡，今陕西省咸阳市武功县。

[3] Z677 营（xiōng）：同"芎"。

[4] D070 号山：《山海经》中的山名，今地不详。

[5] R066 司马彪：字绍统，晋代汉学大家。

[6] D122 历阳：历阳郡，今安徽省和县。

Y127 当归
dāng guī

味甘，温。主欬逆上气，温疟、寒热，洗（xiǎn）洗在皮肤中（《大观本》，洗音癣），妇人漏下绝子，诸恶创疡、金创。煮饮之。一名乾归。生川谷。

《吴普》曰：当归。神农、黄帝、桐君、扁鹊：甘，无毒。岐伯、雷公：辛，无毒。李氏：小温。或生羌胡地。

《名医》曰：生陇西。二月、八月采根，阴干。

案：《广雅》云：山蕲（qí），当归也。《尔雅》云：薜（bì），山蕲。郭璞云：今似蕲而粗大。又薜，白蕲。郭璞云：即山蕲。《范子计然》云：当归，出陇西。无枯者善。

Y128 麻黄
má huáng

味苦，温。主中风，伤寒头痛，温疟，发表出汗，去邪热气，止欬逆上气，除寒热，破癥坚积聚。一名龙沙。生山谷。

《吴普》曰：麻黄，一名卑相，一名卑坚。神农、雷公：苦，无毒。扁鹊：酸，无毒。李氏：平。或生河东。四月、立秋采。（《御览》）

《名医》曰：一名卑相，一名卑盐。生晋地及河东。立秋采茎，阴干令青。

案:《广雅》云：龙沙，麻黄也。麻黄茎，狗骨也。《范子计然》云：麻黄，出汉中三辅。

Y129 通草
tōng cǎo

（《御览》作薷（tōng）草[1]）味辛，平。主去恶虫，除脾胃寒热，通利九窍、血脉、关节，令人不忘。一名附支。生山谷。

《吴普》曰：薷草，一名丁翁，一名附支。神农、黄帝：辛。雷公：苦。生石城[2]山谷，叶菁蔓延。止汗，自正月采。（《御览》）

《名医》曰：一名丁翁。生石城及山阳[3]。正月采枝，阴干。

案:《广雅》云：附支，薷草也。《中山经》云：升山[4]，其草多寇脱。郭璞云：寇脱草，生南方，高丈许，似荷叶，而茎中有瓤正白，零陵人植而日灌之，以为树也。《尔雅》云：离南，活莧（tuō）[5]。郭璞注同。又倚商，活脱。郭璞云：即离南也。《范子计然》云：薷草，出三辅。

[1] Z595 薷（tōng）草:同“通草”，小乔木，茎髓入药，亦称“通脱木”。

[2] D199 石城：石城郡，今河南省灵宝市。

[3] D184 山阳：山阳郡，今山东省巨野县。

[4] D198 升山：《山海经·中山经》中的山名，疑位于今浙江省湖州市。

[5] Z607 芢（tuō）：通脱木，即通草。

Y130 芍药
sháo yào

味苦，平。主邪气腹痛，除血痹，破坚积，寒热、疝瘕，止痛，利小便，益气（《艺文类聚》引云：一名白术。《大观本》作黑字）。生川谷及邱陵。

《吴普》曰：芍药。神农：苦。桐君：甘，无毒。岐伯：咸。李氏：小寒。雷公：酸。一名甘积，一名解仓，一名诞，一名余容，一名白术。三月三日采（《御览》）。

《名医》曰：一名白术，一名余容，一名犁食，一名解食，一名铤。生中岳[1]。二月、八月采根，暴干。

案：《广雅》云：挛夷，芍药也。白术，牡丹也。《北山经》云：绣山[2]，其草多芍药。郭璞云：芍药，一名辛夷，亦香草属。《毛诗》云：赠之以芍药。《传》云：芍药，香草。《范子计然》云：芍药，出三辅。崔豹[3]《古今注》云：芍药有三种：有草芍药，有木芍药。木有华，大则色深，俗呼为牡丹，非也。又云：一名可离。

[1] D279 中岳：五岳之一，河南嵩山为中岳。

[2] D234 绣山：《山海经·中山经》中的山名，疑位于古吴越国（今浙江省）。

[3] R011 崔豹：字正雄，西晋人，撰《古今注》三卷。

Y131 蠡实 lǐ shí [1]

味甘，平。主皮肤寒热，胃中热气，寒湿痹，坚筋骨，令人嗜食。久服轻身。华、叶：去白虫。一名剧草，一名三坚，一名豕首。生川谷。

《吴普》曰：蠡实，一名剧草，一名三坚，一名剧荔华（《御览》），一名泽蓝，一名豕首。神农、黄帝：甘，辛，无毒。生宛句。五月采（同上）。

《名医》曰：一名荔实。生河东。五月采实，阴干。

案：《说文》云，荔，草也，似蒲而小，根可作刷。《广雅》云：马薤（xiè）[2]，荔也。《月令》云：仲冬之月，荔挺出。郑云：荔挺，马薤也。高诱注《淮南子》云：荔马，荔草也。《通俗文》[3]云：一名马兰。颜之推云：此物河北平泽率生之，江东颇多，种于阶庭，但呼为旱蒲，故不识马薤。

[1] Y131 蠡实（lǐshí）：鸢尾科植物马蔺（lìn）的种子。

[2] Z667 薤（xiè）：菜名，即藠头。

[3] S105《通俗文》：作者为东汉·服虔，我国第一部俗语词辞书。

Y132 瞿麦 qú mài

味苦，寒。主关格，诸癃结，小便不通，出刺，决痈肿，明目去翳（yì）[1]。破胎堕子，下闭血。一名巨句麦。生川谷。

《名医》曰：一名大菊，一名大兰。生大（tài）山[2]。立秋采实，阴干。

案：《说文》云：蘧，蘧麦也。菊、大菊、蘧麦。《广雅》云：茈威、陵苕[3]（tiáo），蘧麦也。《尔雅》云：大菊，蘧麦。郭璞云：一名麦句姜，即瞿麦。陶弘景云：子颇似麦，故名瞿麦。

[1] Z722 翳（yì）：①眼角膜上所生障碍视线的白斑。②遮蔽，障蔽。

[2] D208 大（tài）山：即泰山。

[3] Z589 苕：① tiáo，古书上指凌霄花。② sháo，〔红苕〕甘薯的别称。

Y133 元参

yuánshēn

味苦，微寒。主腹中寒热积聚。女子产乳余疾。补肾气，令人目明。一名重台。生川谷。

《吴普》曰：元参，一名鬼藏，一名正马，一名重台，一名鹿腹，一名端，一名元台。神农、桐君、黄帝、雷公、扁鹊：苦，无毒。岐伯：咸。李氏：寒。或生冤胸山阳。二月生叶如梅毛，四四相值似芍药，黑茎方高四五尺，华赤，生枝间，四月实黑（《御览》）。

《名医》曰：一名元台，一名鹿肠，一名正马，一名减（jiǎn）[1]，一名端，生河间及冤句，三月、四月采根，暴干。

案：《广雅》云：鹿肠，元参也。《范子计然》云：元参，出三辅。青色者善。

[1] Z253 减（jiǎn）：同"减"。

Y134 秦艽

qín jiāo

味苦，平。主寒热邪气，寒湿，风痹，肢节痛，下水，利小便。生

山谷。

《名医》曰：生飞乌山[1]。二月、八月采根，暴干。

案：《说文》云：藤（jiū）[2]，草之相丩（jiāo）[3]者，《玉篇》作艽（jiāo）[4]，居包切，云秦艽，药艽同。萧炳云：《本经》名秦瓜，然则今《本经》名，亦有《名医》改之者。

[1] D047 飞乌山：在今四川省中江县。

[2] Z279 藤（jiū）：草（艸）相纠缭，故从藤丩，不专谓秦艽也。

[3] Z263 丩（jiāo）：古同"纠"。

[4] Z265 艽（jiāo）：〔秦艽〕，同"秦艽"，草名。

Y135 _{bǎi hé}百合

味甘，平。主邪气腹张，心痛，利大小便，补中益气。生川谷。

《吴普》曰：百合，一名重迈，一名中庭。生冤朐及荆山（《艺文类聚》引云：一名重匡）。

《名医》曰：一名重箱，一名摩罗，一名中逢华，一名强瞿。生荆州。二月、八月采根，暴干。

案：《玉篇》云：蹯（fán）[1]，百合蒜也。

[1] Z127 蹯（fán）：小蒜。

　　　　　　　　　　　　　　　《神农本草经》精注易读本

Y136 知母
_{zhī mǔ}

味苦，寒。主消渴热中，除邪气，肢体浮肿，下水，补不足，益气。一名蚳（chī）[1]母，一名连母，一名野蓼，一名地参，一名水参，一名水浚，一名货母，一名蝭（dì）母。生川谷。

《吴普》曰：知母。神农、桐君：无毒。补不足，益气（《御览》引云：一名提母）。

《名医》曰：一名女雷，一名女理，一名儿草，一名鹿列，一名韭蓬，一名儿踵（zhǒng）草，一名东根，一名水须，一名沈燔，一名薅（xún）[2]。生河内。二月、八月采根，暴干。

案：《说文》云：芪，芪母也。莦（qián），芡（chén）[3]藩也，或从爻（yáo）[4]作薅。《广雅》云：芪母、儿踵，东根也。《尔雅》云：薅，茷（chén）[5]藩。郭璞云：生山上。叶如韭，一曰蝭母。《范子计然》云：蝭母，出三辅，黄白者善。《玉篇》作荲（chí）母。

[1] Z069 蚳（chī）：蚁卵，古人用白色的蚁卵做酱，供食用。

[2] Z688 薅（xún）：同"莦"。

[3] Z056 芡（chén）：同"茷"。见注[5]。

[4] Z705 爻（yáo）：组成八卦中每一卦的长短横道。

[5] Z059 茷（chén）藩：一种草本植物，根茎入药，即知母。

Y137 贝母
_{bèi mǔ}

味辛，平。主伤寒烦热，淋沥，邪气，疝瘕，喉痹，乳难，金创，

风痉。一名空草。

《名医》曰：一名药实，一名苦华，一名苦菜，一名商（茵（méng）[1]字）草，一名勤母。生晋地。十月采根，暴干。

案：《说文》云：茵，贝母也。《广雅》云：贝父，药实也。《尔雅》云：茵，贝母。郭璞云：根如小贝，圆而白华，叶似韭。《毛诗》云：言采其虻。《传》云：虻，贝母也。陆玑云：其叶如栝楼而细小，其子在根下如芋子，正白，四方连累相著有分解也。

[1] Z395 茵（méng）：一种中药草，即"贝母"。

Y138 bái zhǐ 白芷 白茝

味辛，温。主女人漏下赤白，血闭阴肿，寒热，风头，侵目泪出。长肌肤，润泽，可作面脂。一名芳香。生川谷。

《吴普》曰：白芷，一名蘺（xiāo）[1]，一名苻离，一名泽芬，一名葌（guān）[2]（《御览》）。

《名医》曰：一名白茝，一名蘺，一名莞（guān），一名苻（fú）离，一名泽芬。叶，一名蒚（lì）麻，可作浴汤。生河东下泽。二月、八月采根，暴干。

案：《说文》云，茝，蘺也。蘺，楚谓之篱，晋谓之蘺，齐谓之茝。《广雅》云：白芷，其叶谓之药。《西山经》云：号山，其草多药蘺。郭璞云：药，白芷别名。蘺，香草也。《淮南子·修务训》云：身若秋药被风。高诱云：药，白芷，香草也。王逸注《楚词》云：药，白芷。

按：《名医》一名莞云云，似即《尔雅》莞，苻离，其上蒿。而《说文》别有

蔫，夫离也。蒿，夫离上也。是，非一草。舍人[3]云：白蒲，一名符离，楚谓之
莞，岂蒲与茝相似，而《名医》误合为一乎。或《说文》云：楚谓之蓠，即夫篱
也，未可得详。旧作芷，非。

[1] Z658 蘺（xiāo）：同"薵"，一种香草，即"白芷"。

[2] Z179 莐（guān）：同"莞（蕬、莐）"，夫离也。

[3] R062 舍人：古代贵州的文化先驱者。

Y139 淫羊藿
yín yáng huò

味辛，寒。主阳痿绝伤，茎中痛，利小便，益气力，强志。一名刚
前。生山谷。

《吴普》曰：淫羊藿。神农、雷公：辛。李氏：小寒。坚骨（《御览》）。

《名医》曰：生上郡阳山。

Y140 黄芩 黄岑
huáng qín

味苦，平。主诸热黄疸，肠澼，泄利，逐水，下血闭，恶创，疽蚀
火疡。一名腐肠。生川谷。

《吴普》曰：黄芩，一名黄文，一名妒妇，一名虹胜，一名经芩，一名印头，
一名内虚。神农、桐君、黄帝、雷公、扁鹊：苦，无毒。李氏：小温。二月生赤黄
叶，两两四四相值，茎空中或方员，高三、四尺，四月华紫红赤，五月实黑、根

黄。二月至九月采。(《御览》)

《名医》曰：一名空肠，一名内虚，一名黄文，一名经芩，一名妒妇。生秭归[1]及冤句。三月三日采根，阴干。

案：《说文》云：荃[2](qín)，黄荃也。《广雅》云：菳(chà)蒵(méi)[3]，黄文，内虚，黄芩也。《范子计然》云：黄芩，出三辅。色黄者善。

[1] D281 秭归：秭归县，在今湖北省宜昌市。

[2] Z485 荃：① qín，〔黄荃〕"黄芩"。② qīn，草。③ jīn，〔荃蓉〕。

[3] Z043 菳(chà) Z389 蒵(méi)：黄芩的别名。

Y141 石龙芮
shí lóng ruì

味苦，平。主风寒湿痹，心腹邪气，利关节，止烦满。久服轻身、明目、不老。一名鲁果能(《御览》作食果)，一名地椹。生川泽石边。

《吴普》曰：龙芮，一名姜苔，一名天豆。神农：苦，平。岐伯：酸。扁鹊、李氏：大寒。雷公：咸，无毒。五月五日采。(《御览》)

《名医》曰：一名石能，一名彭根，一名天豆。生太山，五月五日采子，二月、八月采皮，阴干。

案：《范子计然》云：石龙芮，出三辅。色黄者善。

Y142 茅根
máo gēn

味甘，寒。主劳伤虚羸，补中益气，除瘀血、血闭、寒热，利小便。

《神农本草经》精注易读本

其苗，主下水。一名兰根，一名茹根。生山谷、田野。

《名医》曰：一名地菅（jiān）[1]，一名地筋，一名兼杜。生楚地，六月采根。

案：《说文》云：茅，菅也。菅，茅也。《广雅》云：菅，茅也。《尔雅》云：白华，野菅。郭璞云：菅，茅属。《诗》云：白华菅兮，白茅束兮。《传》云：白华，野菅也，已沤，为菅。

[1] Z256 菅（jiān）：多年生草本植物，杆、叶可作造纸原料。

Y143 紫菀 ^{zǐ wǎn}

味苦，温。主欬逆上气，胸中寒热结气。去蛊毒，痿蹶，安五藏。生山谷。

《吴普》曰：紫菀，一名青苑（《御览》）。

《名医》曰：一名紫蒨，一名青苑。生房（páng）陵[1]及真定、邯郸。二月、三月采根，阴干。

案：《说文》云：菀，茈（zǐ）菀，出汉中房陵。陶弘景云：白者，名白菀。《唐本》注云：白菀，即女菀也。

[1] D156 房陵：房陵郡，古为梁州城。今湖北省房县。

Y144 紫草
zǐ cǎo

味苦，寒。主心腹邪气，五疸，补中益气，利九窍，通水道。一名紫丹，一名紫芙（ǎo）[1]（《御览》引云：一名地血。《大观本》无文）。生川谷。

《吴普》曰：紫草节赤。二月华。（《御览》）

《名医》曰：生砀山[2]及楚地。三月采根，阴干。

案：《说文》云：茈，草也。蒐，茈草也，䓛（lì）[3]草也，可以染留黄。《广雅》云：茈䓛，茈草也。《山海经》云：劳山[4]多茈草。郭璞云：一名紫䓛，中染紫也。《尔雅》云：蒐，茈草。郭璞云：可以染紫。

[1] Z004 芙（ǎo）：古书上说的一种草，亦称"苦芙"，嫩苗可食用。

[2] D031 砀山：在今安徽省宿州市。

[3] Z335 䓛（lì）：①一种可作染料的草。②〔䓛草〕，即狼尾草。

[4] D120 劳山：《山海经》中的山名，即崂山，位于山东省青岛市。

Y145 茜根
qiàn gēn

味苦，寒。主寒湿，风痹，黄疸，补中。生川谷。

《名医》曰：可以染绛。一名地血，一名茹藘（lú）[1]，一名茅蒐（sōu）[2]，一名蒨。生乔山。二月、三月采根，阴干。

案：《说文》云：茜，茅蒐也。蒐，茅蒐，茹藘。人血所生，可以染绛，从草从鬼。《广雅》云：地血，茹藘，蒨也。《尔雅》云：茹藘，茅鬼。郭璞云：今蒨也，可以染绛。《毛诗》云：茹藘在阪。《传》云：茹藘，茅蒐也。陆玑云：一名地血，齐人谓之茜，徐州人谓之牛蔓。徐广[3]注《史记》云：茜，一名红蓝，其花染缯（zēng）[4]，赤黄也。按：《名医》别出红蓝条，非。

[1] Z373 茹藘（lú）：〔茹藘〕即"茜草"，根可做绛红色染料。

[2] Z570 蒐（sōu）：①同"搜"。②即"茜草"。

[3] R084 徐广：字野民，东晋秘书监。

[4] Z780 缯（zēng）：古代对丝织品的总称。

Y146 白鲜
bái xiān

味苦，寒。主头风，黄疸，欬逆，淋沥。女子阴中肿痛。湿痹死肌，不可屈伸、起止行步。生川谷。

《名医》曰：生上谷[1]及冤句。四月、五月采根，阴干。
案：陶弘景云：俗呼为白羊鲜，气息正似羊羶（shān）[2]，或名白羶。

[1] D188 上谷：上谷郡，今河北省张家口市怀来县。

[2] Z534 羶（shān）：同"膻"。

Y147 酸浆 酸酱，挂金灯
suānjiàng

味酸，平。主热烦满，定志益气，利水道。产难，吞其实立产。一名醋酱。生川泽。

《吴普》曰：酸酱，一名酢（zuò）酱（《御览》）。

《名医》曰：生荆楚及人家田园中。五月采，阴干。

案：《尔雅》云：葴（zhēn），寒酱。郭璞云：今酸酱草，江东呼曰苦葴。

Y148 紫参 zǐ shēn

味苦，辛，寒。主心腹积聚，寒热邪气，通九窍，利大小便。一名牡蒙。生山谷。

《吴普》曰：伏蒙，一名紫参，一名泉戎，一名音腹，一名伏菟，一名重伤。神农、黄帝：苦。李氏：大寒。生河西山谷或宛（yuān）句商山[1]。圆聚生，根黄赤有文，皮黑中紫，五月花紫赤，实黑，大如豆。三月采根（《御览》，《大观本》节文）。

《名医》曰：一名众戎，一名童肠，一名马行。生河西及冤句。三月采根，火炙使紫色。

案：《范子计然》云：紫参，出三辅。赤青色者善。

[1] D192 商山：在今陕西省商洛市。

Y149 藁本 藁本 gǎo běn

味辛，温。主妇人疝瘕，阴中寒、肿痛，腹中急。除风头痛，长肌肤，说颜色。一名鬼卿，一名地新。生山谷。

《名医》曰：一名微茎，生崇山[1]，正月、二月采根，暴干，三十日成。

案：《广雅》云：山茝（chǎi），蔚香，藁本也。《管子·地员篇》云：五臭畴生藁本。《荀子·大略篇》云：兰茝藁本，渐于蜜醴（lǐ）[2]，一佩易之。樊光注《尔雅》云：藁本，一名麋芜，根名蕲（qí）芷。旧作藁，非。

[1] D022 崇山：在今湖南省张家界市西南，与天门山相连。

[2] Z340 醴（lǐ）：①甜酒。②甜美的泉水。

Y150 狗脊 (gǒu jǐ)

味苦，平。主腰背强，机关缓急，周痹寒湿，膝痛。颇利老人。一名百枝。生川谷。

《吴普》曰：狗脊，一名狗青，一名赤节。神农，桐君、黄帝、岐伯、雷公、扁鹊：甘，无毒。李氏：小温。如草薢（bìxiè），茎节如竹，有刺，叶圆赤，根黄白，亦如竹根，毛有刺。《岐伯经》[1]云：茎长节，叶端员，青赤，皮白，有赤脉。

《名医》曰：一名强膂（lǚ），一名扶盖，一名扶筋，生常山，二月、八月采根，暴干。

案：《广雅》云：菝（bá）絜[2]，狗脊也。《玉篇》云：菝䒸（qià）[3]，狗脊根也。《名医》别出菝葜（qiā）[4]条，非。

[1] S070《岐伯经》：作者不详，医经著作。

[2] Z005 菝（bá）絜：即菝葜，多年生草本植物，橘红色浆果，根茎入药。

[3] Z473 䒸（qià）：同"葜"字。

[4] Z474 葜（qiā）：〔菝葜〕，见"菝"。

Y151 萆薢 (bì xiè)

味苦，平。主腰背痛强，骨节风寒湿，周痹，恶创不瘳，热气。生山谷。

《名医》曰：一名赤节。生真定。八月采根，暴干。

案:《博物志》云：菝葜，与萆薢相乱。

Y152 白兔藿 (bái tù huò) [1]

味苦，平。主蛇虺，蜂虿（chài）[2]，猘（zhì）[3]狗，菜、肉蛊毒，鬼注。一名白葛。生山谷。

《吴普》曰：白兔藿，一名白葛谷（《御览》）。

《名医》曰：生交州[4]。

案：陶弘景云：都不闻有识之者，想当似葛耳。《唐本》注云：此草荆襄[5]山谷大有，俗谓之白葛。

[1] Y152 白兔藿（báitùhuò）：①尚豆之苗。②白葛。

[2] Z045 虿（chài）：古书中类蝎子的毒虫。

[3] Z806 猘（zhì）：狂犬，疯狗。

[4] D100 交州：古地名，辖中国两广、越南部分地区。

[5] D109 荆襄：指荆襄九郡，今湖北大部。

《神农本草经》精注易读本

Y153 营实^{yíng shí}[1]

　　味酸，温。主痈疽恶创，结肉跌筋，败创，热气，阴蚀不瘳，利关节。一名墙薇，一名墙麻，一名牛棘。生川谷。

　　《吴普》曰：蔷薇，一名牛勒，一名牛膝，一名蔷薇，一名山枣（《御览》）。

　　《名医》曰：一名牛勒，一名蘠（qiáng）蘪，一名山棘，生零陵及蜀郡，八月、九月采，阴干。

　　案：陶弘景云：即是墙薇子。

[1] Y153 营实（yíngshí）：蔷薇科植物野蔷薇的果实。

Y154 薇衔^{wēi xián}[1]

　　味苦，平。主风湿痹、历节痛，惊痫、吐舌、悸气，贼风，鼠瘘，痈肿。一名糜衔。生川泽。

　　《吴普》曰：薇蘅（xián）[2]，一名糜蘅，一名无颠，一名承膏，一名丑，一名无心（《御览》）。

　　《名医》曰：一名承膏，一名承肌，一名无心，一名无颠。生汉中及冤句、邯郸，七月采茎、叶，阴干。

[1] Y154 薇衔（wēixián）：①鹿蹄草科植物鹿蹄草或普通鹿蹄草的干燥全草。②无心草。
[2] Z651 蘅（xián）：①《玉篇》：草名。②《类篇》：菜属。

Y155 水萍

shuǐ píng

　　味辛，寒。主暴热身痒（《艺文类聚》《初学记》瘑，此是），下水气，胜酒，长须发（《艺文类聚》作乌发），消渴。久服轻身。一名水华（《艺文类聚》引云：一名水廉）。生池泽。

　　《吴普》曰：水萍，一名水廉。生泽水上。叶员小，一茎一叶，根入水。五月华白，三月采，日干（《御览》）。

　　《名医》曰：一名水白，一名水苏。生雷泽。三月采，暴干。

　　案:《说文》云：苹，荓（píng）[1]也，无根，浮水而生者。萍，苹也。蘋（pín）[2]，大萍也。《广雅》云：藻（piáo）[3]，萍也。《夏小正》云：七月湟（huáng）[4]潦生苹。《尔雅》云：萍，荓。郭璞云：水中浮萍，江东谓之藻。又其大者，蘋[5]（pín）。《毛诗》云：于以采蘋。《传》云：蘋，大萍也。《范子计然》曰：水萍，出三辅。色青者善。《淮南子·原道训》云：萍树根于水。高诱云：萍，大蘋也。

[1] Z454 荓（píng）：古同"萍"，浮萍。

[2] Z449 蘋（pín）：古同"蘋"，田字草。

[3] Z447 藻（piáo）：浮萍。

[4] Z217 湟（huáng）：①低洼积水的地方。②〔湟水〕青海水名。

[5] Z450 蘋：① pín，水生蕨类植物，全草入药。② píng，简体为苹。

Y156 王瓜

wáng guā

　　味苦，寒。主消渴，内痹瘀血，月闭，寒热酸疼，益气，俞（yù）

聋。一名土瓜。生平泽。

《名医》曰：生鲁地田野及人家垣墙间。三月采根，阴干。

案：《说文》云：菈，王菈也。《广雅》云：藈（kuí）[1]菇、瓜瓞，王瓜也。《夏小正》云：四月王菈秀。《尔雅》云：鈎（gōu）[2]藈菇。郭璞云：钩，瓞也，一名王瓜，实如酌（bó）[3]瓜，正赤，味苦。《月令》：王瓜生。郑玄云：《月令》云：王菈生。孔颖达云：疑王菈，则王瓜也。《管子·地员篇》：剽土之次，曰：五沙，其种大菈细菈，白茎青秀以蔓。《本草图经》云：大菈，即王菈也。芴（wù）[4]，亦谓之土瓜，自是一物。

[1] Z309 藈（kuí）：〔藈姑〕即"王瓜"，块根、果实可入药。亦"土瓜"。

[2] Z170 鈎（gōu）：①同"钩（鈎）"。②同"勾"。③古代兵器。④镰刀。

[3] Z036 酌（bó）：①小瓜。②古书上说的一种草。

[4] Z628 芴（wù）：①草本植物，似芜菁，亦称"菲"。②古同"忽"。

Y157 地榆 *dì yú*

味苦，微寒。主妇人乳痓痛，七伤、带下病。止痛，除恶肉（ròu）[1]，止汗，疗金创（《御览》上云：主消酒。又云：明目。《大观本草》消酒作黑字，而无明目）。生山谷。

《名医》曰：生桐柏及冤句。二月、八月采根，暴干。

案：《广雅》云：菗（chóu）蒢（chú）[2]，地榆也。陶弘景云：叶似榆而长，初生布地，而华、子紫黑色，如豉，故名玉豉。

[1] Z516 宍（ròu）：同"肉"。

[2] Z072 菗（chóu）Z075 蒢（chú）：古书上说的一种草，即"地榆"。

Y158 海藻 ^{hǎi zǎo}

味苦，寒。主瘿瘤气，颈下核，破散结气、痈肿、癥瘕、坚气，腹中上下鸣，下十二水肿，一名落首。生池泽。

《名医》曰：一名薚（tán）[1]。生东海。七月七日采，暴干。

案：《说文》云：藻（zǎo）[2]，水草也，或作薻。《广雅》云：海萝，海藻也。《尔雅》云：薅（xún），海藻也。郭璞云：药草也。一名海萝，如乱发，生海中。《本草》云：又薄，石衣。郭璞云：水苔也，一名石发，江东食之，或曰薄。叶似韭（xiè）而大，生水底也，亦可食。

[1] Z577 薚（tán）：①海藻。②水苔，藻类植物。

[2] Z775 藻（zǎo）：同"藻"。

Y159 泽兰 ^{zé lán}

味苦，微温。主乳妇内衄（nù）[1]（《御览》作衄血）。中风余疾，大腹水肿，身面四肢浮肿，骨节中水，金创、痈肿、创脓。一名虎兰，一名龙枣。生大泽傍。

《吴普》曰：泽兰，一名水香。神农、黄帝、岐伯、桐君：酸，无毒。李氏：温。生下地水傍。叶如兰，二月生香，赤节，四叶相值枝节间。

《名医》曰：一名虎蒲。生汝南。三月三日采，阴干。

案:《广雅》云：虎兰，泽兰也。

[1] Z429 衄（nù）：同"衂"，（鼻）出血。

Y160 防己

味辛，平。主风寒温疟，热气诸痫，除邪，利大小便。一名解离（《御览》作石解引云：通腠（còu）[1]理，利九窍。《大观本》六字黑）。生川谷。

《吴普》曰：木防己，一名解离，一名解燕。神农：辛。黄帝、岐伯、桐君：苦，无毒。李氏：大寒。如芿（nǎi）[2]，茎蔓延；如芄，白根外黄似桔梗，内黑，又如车辐解。二月、八月、十月采根（《御览》）。

《名医》曰：生汉中。二月、八月采根，阴干。

案:《范子计然》云：防己，出汉中旬阳[3]。

[1] Z092 腠（còu）：①肌肉的纹理。②皮肤。

[2] Z411 芿（nǎi)：〔芋芿〕又称芋、芋头，天南星科植物的地下球茎。

[3] D237 旬阳：今陕西省汉中市旬阳县。

Y161 牡丹
mǔ dān

味苦，辛，寒。主寒热，中风、瘈疭（chìzòng）[1]、痉，惊痫邪气，除癥坚，瘀血留舍肠胃，安五藏，疗痈创。一名鹿韭（《本草和名》[2]作韭），一名鼠姑。生山谷。

《吴普》曰：牡丹。神农、岐伯：辛。李氏：小寒。雷公、桐君：苦，无毒。黄帝：苦，有毒。叶如蓬相值，根如柏，黑，中有核。二月采，八月采，晒干。人食之，轻身、益寿（《御览》）。

《名医》曰：生巴郡及汉中。二月、八月采根，阴干。

案：《广雅》云：白茋（zhú），牡丹也。《范子计然》云：牡丹，出汉中、河内。赤色者，亦善。

[1] B009 瘈疭（chìzòng）：病症名。也作瘛疭，指手足伸缩交替，抽动不已。瘈，筋脉拘急而缩；疭，筋脉缓疭而伸。

[2] S005《本草和名》：作者为日本深江辅仁，日本最早的本草学著作。

Y162 款冬花
kuǎndōng huā

味辛，温。主欬逆上气，善喘、喉痹，诸惊痫，寒热邪气。一名橐（tuó）吾（《御览》作石），一名颗涷（dōng）[1]（《御览》作颗冬），一名虎须，一名兔奚。生山谷。

《吴普》曰：款冬，十二月华黄白（《艺文类聚》）。

《名医》曰：一名氐（dī）[2]冬。生常山及上党水傍。十一月采华，阴干。

案:《广雅》云：苦萃，款涷也。《尔雅》云：菟（tù）[3]奚，颗涷。郭璞云：款冬也。紫赤，生水中。《西京杂记》云：款冬，华于严冬。傅咸[4]《款冬华赋》[5]序曰：仲冬之月，冰凌积雪，款冬独敷华豔（yàn）[6]。

[1] Z115 涷（dōng）：①〔涷雨〕暴雨。②〔涷水〕即浊漳水。

[2] Z110 氐（dī）：中国古代民族之一。

[3] Z613 菟（tù）：〔菟奚〕款冬花的古名称。

[4] R018 傅咸：字长虞，西晋文学家、诗人。

[5] S054《款冬花赋》：西晋·傅咸所作的一篇赋。

[6] Z694 豔（yàn）：同"艳"。

Y163 石韦 shí wéi

味苦，平。主劳热邪气，五癃闭不通，利小便水道。一名石鞸（zhè）[1]。生山谷石上。

《名医》曰：一名石皮，生华阴[2]山谷。不闻水及人声者良。二月采叶，阴干。

[1] Z790 鞸（zhè）：〔石鞸〕一种药草，蔓生石上，叶如皮，亦称石皮、石韦。

[2] D084 华阴：即华山，在今陕西省渭南市。

Y164 马先蒿 ^[1]

（măxiānhāo）

味平。主寒热鬼注，中风湿痹。女子带下病，无子。一名马屎蒿。生川泽。

《名医》曰：生南阳。

案：《说文》云：蔚，牡蒿也。《广雅》云：因尘，马先也。《尔雅》云：蔚，牡菣（qìn）^[2]。郭璞云：无子者。《毛诗》云：匪莪（é）^[3]伊蔚。《传》云：菣，牡菣也。陆玑云：三月始生。七月华，华似胡麻华而紫赤。八月为角，角似小豆，角锐而长。一名马新蒿。

案：新、先，声相近。

[1] Y164 马先蒿（mǎxiānhāo）：玄参科植物返顾马先蒿的根。

[2] Z486 菣（qìn）：青蒿，茎叶可入药，亦称"香蒿"。

[3] Z122 莪（é）：〔莪术〕，亦称"郁金"。全草称"蓬莪术""山姜黄"。

Y165 女菀

（nǚ wǎn）

（《御览》作苑）味辛，温。主风洗洗，霍乱泄利，肠鸣，上下无常处，惊痫，寒热百疾。生山谷或山阳。

《吴普》曰：女菀，一名白菀，一名识女苑（《御览》）。

《名医》曰：一名白菀，一名织女菀，一名茆（máo）^[1]。生汉中。正月、二月采，阴干。

案：《广雅》云：女肠，女菀也。

[1] Z384 茆（máo）：同"茅"。

Y166 王孙
wáng sūn

味苦，平。主五藏邪气，寒湿痹，四肢疼酸，膝冷痛。生川谷。

《吴普》曰：黄孙，一名王孙，一名蔓延，一名公草，一名海孙。神农、雷公：苦，无毒。黄帝：甘，无毒。生西海[1]山谷及汝南城郭垣下。蔓延，赤文，茎叶相当（《御览》）。

《名医》曰：吴，名白功草；楚，名王孙；齐，名长孙。一名黄孙，一名黄昏，一名海孙，一名蔓延，生海西[2]及汝南城郭下。

案：陶弘景云：今方家皆呼王昏，又云牡蒙。

[1] D225 西海：西海郡，今青海湖一带。
[2] D066 海西：海西郡。或为西海误。

Y167 云实
yún shí

味辛，温。主洩利（旧作痢。《御览》作泄利）肠澼，杀虫蛊毒，去邪毒结气，止痛、除寒热。华：主见鬼精物。多食令人狂走。久服轻身、通神明。生川谷。

《吴普》曰：云实，一名员实，一名天豆。神农：辛，小温。黄帝：咸。雷公：苦。叶如麻，两两相值，高四五尺，大茎空中，六月华，八月、九月实，十月采

（《御览》）。

《名医》曰：一名员实，一名云英，一名天豆，生河间（jiàn）。十月采，暴干。

案：《广雅》云：天豆，云实也。

Y168 爵床 （jué chuáng）

味咸，寒。主腰脊痛，不得著床，俛（fǔ）[1]仰艰难，除热，可作浴汤。生川谷及田野。

《吴普》曰：爵床，一名爵卿（《御览》）。

《名医》曰：生汉中。

案：别本注云：今人名为香苏。

[1] Z153 俛（fǔ）：同"俯"。

Y169 黄耆 （huáng qí） 黄芪

味甘，微温。主痈、疽久败创，排脓止痛，大风癞疾，五痔鼠瘘。补虚，小儿百病。一名戴糁（shēn）[1]。生山谷。

《名医》曰：一名戴椹（shèn），一名独椹，一名芰（jì）[2]草，一名蜀脂，一名百本，生蜀郡、白水[3]、汉中，二月、十月采，阴干。

[1] Z544 糁（shēn）：谷类制成的小渣。

[2] Z238 茇（jì）：古书上指菱，如茇荷（出水的荷）。

[3] D008 白水：白水县，今陕西省东北部。

Y170 黄连
huáng lián

味苦，寒。主热气目痛、眦（zì）[1]伤泣出，明目（《御览》引云：主茎伤。《大观本》无），肠澼，腹痛下利，妇人阴中肿痛。久服令人不忘。一名王连。生川谷。

《吴普》曰：黄连。神农、岐伯、黄帝、雷公：苦，无毒。李氏：小寒。或生蜀郡、太山之阳（《御览》）。

《名医》曰：生巫阳[2]及蜀郡、太山，二月、八月采。

案：《广雅》云：王连，黄连也。《范子计然》云：黄连，出蜀郡，黄肥坚者善。

[1] Z842 眦（zì）：眼角，近鼻者称"内眦"，近两鬓者称"外眦"。

[2] D222 巫阳：即巫山。

Y171 五味子
wǔ wèi zǐ

味酸，温。主益气，欬逆上气，劳伤羸瘦。补不足，强阴，益男子精（《御览》引云：一名会及。《大观本》作黑字）。生山谷。

《吴普》曰：五味子，一名元及（《御览》）。

《名医》曰：一名会及，一名元及。生齐山[1]及代郡，八月采实，阴干。

案:《说文》云:菋（wèi）[2]，荎（chí）藸（zhū）[3]也。荎，荎藸草也。藸，荎藸也。《广雅》云:会及，五味也。《尔雅》云:菋，荎藸。郭璞云:五味也。蔓生子，丛在茎头。《抱朴子·仙药篇》云:五味者，五行之精，其子有五味。移门子[4]服五味子十六年，色如玉女，入水不霑（zhān）[5]，入火不灼也。

[1] D167 齐山: 位于山东省济南市。

[2] Z617 菋（wèi）: 一种药材，即"五味子"。

[3] Z836 藸（zhū）:〔藸蒘〕古书上说的一种草。

[4] R094 移门子: 古代中国传说中的神仙。

[5] Z784 霑（zhān）: 同"沾"。

Y172 沙参
shā shēn

味苦，微寒。主血积，惊气，除寒热，补中，益肺气。久服利人。一名知母。生川谷。

《吴普》曰:白沙参，一名苦心，一名识（zhì）美，一名虎须，一名白参，一名志取，一名文虎。神农、黄帝、扁鹊:无毒。岐伯:咸。李氏:小寒。生河内川谷，或般（pán）阳[1]、渎山[2]，三月生，如葵，叶青，实白如芥，根大白如芜菁，三月采（《御览》）。

《名医》曰:一名苦心，一名志取，一名虎须，一名白参，一名识美，一名文希。生河内及冤句、般阳、续（渎）山，二月、八月采根，暴干。

案:《广雅》云:苦心，沙参也，其蒿，青蘘也。《范子计然》云:白沙参，出洛阳[3]，白者善。

[1] D155 般阳：今山东省淄博市淄川区。

[2] D041 渎山：四川省岷山的古称。

[3] D144 洛阳：今河南省洛阳市。

Y173 桔梗
jié gěng

味辛，微温。主胸胁痛如刀刺，腹满，肠鸣幽幽，惊恐悸气（《御览》引云：一名利如。《大观本》作黑字）。生山谷。

《吴普》曰：桔梗，一名符扈（hù），一名白药，一名利如，一名梗草，一名卢如。神农、医和：苦，无毒。扁鹊、黄帝：咸。岐伯、雷公：甘，无毒。李氏：大寒。叶如荠（qí）苨（nǐ）[1]，茎如笔管，紫赤。二月生（《御览》）。

《名医》曰：一名利如，一名房图，一名白药，一名梗草，一名荠苨。生嵩高及冤句。二、八月采根，暴干。

案：《说文》云：桔，桔梗，药名。《广雅》云：犁如，桔梗也。《战国策》[2]云：今求柴胡、桔梗于沮泽，则累世不得一焉，及之睾黍[3]、梁父[4]之阴，则郄[5]（xì）车而载耳。《尔雅》云：苨，菧（dǐ）[6]苨。郭璞云：荠苨。据《名医》云：是此别名，下又出荠苨条，非。然陶弘景亦别为二矣。

[1] 荠（qí）Z418 苨（nǐ）：中药草名，亦称"甜桔梗"。

[2] S139《战国策》：作者不详，一部国别体史学著作。

[3] D056 睾黍：山名，地不详。

[4] D123 梁父：山名，又称"梁甫"。

[5] Z633 郄：① xì，古同"郤"，姓。② qiè，姓。

[6] Z108 菧（dǐ）：〔菧苨〕草本植物，根入药，亦称"荠苨"。

Y174 莨菪子 <small>làng dàng zǐ</small>　莨荡子

味苦，寒。主齿痛出虫，肉痹拘急。使人健行，见鬼。多食，令人狂走。久服轻身、走及奔马、强志、益力、通神。一名横唐。生川谷。

《名医》曰：一名行唐。生海滨及雍州。五月采子。

案：《广雅》云：蕜（kǒng）[1]萍，蓢（làng）蓎（dàng）[2]也。陶弘景云：今方家多作狼蓎。旧作菪。

按：《说文》无菪、蓎字。《史记·淳于意传》云：菑川王美人怀子而不乳，引以莨蓎药一撮。《本草图经》引作浪荡，是。

[1] Z303 蕜（kǒng）：《博雅》蕜萍，蓢（làng）蓎也。
[2] Z317 蓢（làng）Z098 蓎（dàng）：草本植物。子和根、叶均可入药。

Y175 陆英 <small>lù yīng</small> [1]

味苦，寒。主骨间诸痹，四肢拘挛、疼酸，膝寒痛，阴痿，短气不足，脚肿。生川谷。

《名医》曰：生熊耳[2]及冤句。立秋采。又曰：蒴（shuò）藋（zhuó）[3]，味酸，温，有毒。一名堇（lí）[4]（今本误作堇（jǐn）[5]），一名芨。生田野。春夏采叶。秋冬采茎、根。

案：《说文》云：堇，草也。声读若釐。芨，堇草也，声读若急。藋，釐草也。《广雅》云：蕛盆，陆英莓也。《尔雅》云：芨，堇草。《唐本》注陆英云：此物，蒴藋是也。后人不识，浪出蒴藋条。今注云：陆英，味苦、寒，无毒。蒴藋，味酸、温，有毒。既此不同，难谓一种，盖其类尔。

[1] Y175 陆英（lùyīng）：忍冬科植物陆英的茎叶（或单以花入药）。

[2] D233 熊耳：秦岭东段山脉之一。

[3] Z564 蒴（shuò）Z840 藋（zhuó）：亦称"陆英""接骨草"。

[4] Z330 蔾（lí）：羊蹄菜，一种草本植物。

[5] Z274 堇（jǐn）：①〔堇菜〕，可入药，亦称"堇堇菜"。②〔紫堇〕，一种草本植物可入药。

Y176 姑活 gū huó [1]

味甘，温。主大风邪气，湿痹寒痛。久服轻身、益寿、耐老。一名冬葵子（旧在《唐本草》中，无毒，今增）。

《名医》曰：生河东。

案：《水经注·解县》引《神农本草》云：地有固活、女疏、铜芸、紫菀之族也。陶弘景云：方药亦无用此者，乃有固活丸，即是野葛。一名。此又名冬葵子，非葵菜之冬葵子，疗体乖异。

[1] Y176 姑活（gūhuó）：锦葵科一年生草本植物冬葵的成熟种子，亦称为冬葵子。

Y177 屈草 qū cǎo

味苦。主胸胁下痛，邪气，腹间寒热阴痹。久服轻身、益气、耐老

（《御览》作补益、能老）。生川泽（旧在《唐本草》中，无毒，今增）。

《名医》曰：生汉中，五月采。

案：陶弘景云：方药不复用，俗无识者。

Y178 别羁 ^{bié jī}

味苦，微温。主风寒湿痹，身重，四肢疼酸，寒邪，历节痛。生川谷（旧在《唐本草》中，无毒，今增）。

《名医》曰：一名别枝，一名别骑，一名鳖羁（jī）^[1]。生蓝田^[2]。二月、八月采。

案：陶弘景云：方家时有用处，今俗亦绝耳。

[1] Z245 羁（jī）：古同"羁"。马笼头。

[2] D117 蓝田：今陕西省西安市蓝田县。

Y179 翘根 ^{qiào gēn}

味甘，寒，平（《御览》作味苦，平）。主下热气，益阴精，令人面说好，明目。久服轻身、耐老。生平泽（旧在《唐本》退中，今移）。

《吴普》曰：翘根。神农、雷公：甘，有毒。三月、八月采，以作蒸，饮酒病人（《御览》）。

《名医》曰：生嵩高，二月、八月采。

案：陶弘景云：方药不复用，俗无识者。

Y180 萱草 xuān cǎo

味甘，平，无毒。主安五藏，利心志，令人好欢乐无忧，轻身，名目。一名忘忧，一名宜男，一名岐女。五月采花，八月采根用（《御览》）。

《吴普》曰：一名妓女。

《名医》曰：萱草，是今之鹿葱也。

上草部。中品六十种。

中品　木部

Y181 栀子 _{卮子}
（zhī zǐ）

（旧作栀，《艺文类聚》及《御览》引作支，是）味苦，寒。主五内邪气，胃中热气，面赤、酒疱、皶（zhā）[1]鼻，白癞、赤癞、创疡。一名木丹。生川谷。

《名医》曰：一名越桃。生南阳。九月采实，暴干。

案：《说文》云：栀，黄木可染者。《广雅》云：栀子，楮（yáo）桃[2]也。《史记·货殖传》云：巴蜀地饶卮（zhī）[3]。《集解》[4]云：徐广曰：音支，烟支也。紫，赤色也。据《说文》当为栀。

[1] Z783 皶（zhā）：古同"齇"。鼻子上的小红疱。俗称"酒糟鼻"。

[2] Z704 楮（yáo）桃：栀子。

[3] Z814 卮（zhī）：古同"厄"。

[4] S046《集解》：①指《本草纲目》集解内容。②《医方集解》，中国汉医方书类著作。清·汪昂撰，共3卷。

Y182 竹叶
zhú yè

味苦，平。主欬逆上气溢，筋急，恶疡，杀小虫。根：作汤，益气止渴，补虚下气。汁：主风痓。实：通神明，轻身、益气。

《名医》曰：生益州。

案：《说文》云：竹，冬生草也。象形，下烝（chuí）[1]者，箁，箬也。

[1] Z086 烝（chuí）：同"垂"。

Y183 蘗木 黄蘗（bò）[1]
bò mù

味苦，寒。主五藏、肠胃中结热，黄疸，肠痔，止泄利。女子漏下赤白，阴阳蚀创，一名檀桓。生山谷。

《名医》曰：生汉中及永昌。

案：《说文》云：蘗，黄木也，蘗木也。《司马相如赋》有蘗。张揖云：蘗木，可染者。颜师古云：蘗，黄薜（bì）也。

[1] Z038 蘗（bò）：〔黄蘗〕落叶乔木，茎可制染料，皮入药。简称"蘗"。

Y184 吴茱萸
wú zhū yú

（《御览》引无吴字，是）味辛，温。主温中，下气，止痛，欬逆，寒热，除湿、血痹，逐风邪，开凑（旧作腠，《御览》作凑，是）理。
根：杀三虫。一名薮（yì）[1]，生山谷。

《名医》曰：生冤句。九月九日采，阴干。

案：《说文》云：茱，茱萸，茉（jiāo）属。萸，茱萸也。薮（yì）[2]，煎茱萸。《汉律》[3]：会稽献薮一斗。《广雅》云：柷（kǎo）[4]、椴（shā）[5]、欓（dǎng）[6]、藒（qiè）[7]、樾（yuè）[8]、栎（jiāo）[9]，茱萸也。《三苍》[10]云：莍（qiú）[11]，茱萸也（《御览》）。《尔雅》云：椒、椴、丑莍。郭璞云：茱萸子，聚生成房貌，今江东亦呼莍椴，似茱萸而小，赤色。《礼记》云：三牲用薮。郑云：薮，煎茱萸也。《汉律》会稽献焉。《尔雅》谓之椴。《范子计然》云：茱萸，出三辅。陶弘景云：《礼记》名薮，而作俗中呼为薮子。当是不识薮字，似菽（shā）[12]字，仍似相传。

[1] Z719 薮（yì）：即"食茱萸"，果实味辛，可作调料。

[2] Z716 薮（yì）：同"薮"。

[3] S035《汉律》：作者不详，汉代的成文法典。

[4] Z301 柷（kǎo）：同"栲"。〔柷栳〕①一种器具，"笆斗"。②常绿乔木。

[5] Z531 椴（shā）：同"椴"。古书上说的茱萸一类的植物。

[6] Z099 欓（dǎng）：即"食茱萸"，落叶乔木，果实球形成熟时红色，可入药。

[7] Z483 藒（qiè）：同"藒（qì）"。〔藒车〕一种香草，用以驱虫。

[8] Z766 樾（yuè）：路旁遮阴的树。

[9] Z268 栎（jiāo）：同"椒"。

[10] S076《三苍》：作者为秦·李斯，亦作《三仓》。

[11] Z496 莍（qiú）：果实外皮密生疣状突起的腺体。

[12] Z530 菽（shā）：古同"椴"。

Y185 桑根白皮
sāng gēn bái pí

味甘，寒。主伤中、五劳六极、羸瘦，崩中脉绝，补虚益气。叶：主除寒热出汗。桑耳黑者：主女子漏下赤白汗，血病，癥瘕积聚，阴痛，阴阳寒热，无子。五木耳：名檽[1]（ruǎn），益气不饥，轻身强志。生山谷。

《名医》曰：桑耳，一名桑菌，一名木麦。生犍为（qiánwéi）。六月多雨时采，即暴干。

案：《说文》云：桑，蚕所食叶木。木檽（ruán）[2]，木耳也。蕈（xùn）[3]，桑葽。《尔雅》云：桑瓣有葚栀。舍人云：桑树，一半有葚，半无葚，名栀也。郭璞云：瓣，半也。又女桑，桋[4]（tí）桑。郭璞云：今俗呼桑树，小而条长者，为女桑树。又檿（yǎn）[5]山桑。郭璞云：似桑材中作弓及车辕。又桑柳槐条。郭璞云：阿那垂条。

[1] Z520 檽：① ruǎn，木耳。② nòu，古书上说的一种树。③ rú，梁上短柱。

[2] Z519 葽（ruán）：《齐民要术》：葽，木耳也。

[3] Z690 蕈（xùn）：〔蕈树〕常绿乔木，高十余米，叶侧卵形，结蒴果。

[4] Z584 桋：① tí〔桋桑〕初生的小桑树。② yí，古书上说的一种树。《小雅·四月》云："山有蕨薇，隰有杞桋。"

[5] Z697 檿（yǎn）：〔檿桑〕落叶乔木，叶互生，木坚韧，可做弓、车辕。

Y186 芜荑
wú yí

味辛。主五内邪气，散皮肤骨节中，淫淫温行毒，去三虫，化食。

一名无姑，一名葴（diàn）瑭（táng）[1]（《御览》引云：逐寸白，散腹中温温喘息。《大观本》作黑字）。生川谷。

《名医》曰：一名葴瑭。生晋山[2]。三月采实，阴干。

案：《说文》云：樱（gěng）[3]，山枌（fén）榆，有束莢，可为芜荑者。《广雅》云：山榆，母估也。《尔雅》云：莁（wú）[4]荑，菣蘠（qiáng）。郭璞云：一名白蕡，又无姑，其实夷。郭璞云：无姑，姑榆也。生山中，叶圆而厚，剥取皮合渍之，其味辛香，所谓芜荑。《范子计然》云：芜荑在地，赤心者善。

[1] Z111 葴（diàn）Z580 瑭（táng）：《尔雅·释草》：莁荑。《疏》：一名葴瑭。

[2] D102 晋山：晋山县，今北京延庆城。

[3] Z168 樱（gěng）：同"梗"。

[4] Z625 莁（wú）：〔莁荑〕，一种落叶小乔木的果实。

Y187 枳实
<small>zhī shí</small>

味苦，寒。主大风在皮肤中，如麻豆苦痒（《御览》作瘰，非）。除寒热结，止利（旧作痢，《御览》作利，是）。长肌肉，利五藏，益气、轻身。生川泽。

《吴普》曰：枳实，苦。雷公：酸，无毒。李氏：大寒。九月、十月采，阴干（《御览》《名医》曰：生河内，九月、十月采，阴干）。

案：《说文》云：枳木似橘。《周礼》云：橘踰淮而化为枳。沈括《补笔谈》云：六朝以前，医方唯有枳实，无枳壳，后人用枳之小、嫩者为枳实，大者为枳壳。

Y188 厚朴
hòu pǔ

味苦，温。主中风、伤寒、头痛、寒热，惊悸气，血痹死肌，去三虫。生山谷。

《吴普》曰：厚朴。神农、岐伯、雷公：苦，无毒。李氏：小温（《御览》引云：一名厚皮。生交阯）。

《名医》曰：一名厚皮，一名赤朴。其树名榛，其子名逐。生交阯、冤句。九月、十月采皮，阴干。

案：《说文》云：朴，木皮也，榛木也。《广雅》云：重皮，厚朴也。《范子计然》云：厚朴，出宏农。

按：今俗以榛为亲（zhēn）[1]，不知是厚朴。《说文》榛栗，字作亲。

[1] Z796 亲（zhēn）：古同"榛"。

Y189 秦皮
qín pí

味苦，微寒。主风寒湿痹，洗洗寒气，除热，目中青翳、白膜。久服头不白、轻身。生川谷。

《吴普》曰：芩皮，一名秦皮。神农、雷公、黄帝、岐伯：酸，无毒。李氏：小寒，或生冤句水边。二月、八月采（《御览》）。

《名医》曰：一名岑皮，一名石檀。生庐江[1]及冤句。二月、八月采皮，阴干。

案：《说文》云：梣（chén）[2]，青皮木，或作櫬（chén）[3]。《淮南子·俶真训》云：梣木，色青翳。高诱云：梣木，苦历木也。生于山，剥取其皮，以水浸之，正青，用洗眼，愈人目中肤翳。据《吴普》云：岑皮，名秦皮。《本经》作秦皮者，后人以俗称改之，当为岑皮。

[1] D137 庐江：庐江郡，今安徽省合肥市。
[2] Z057 梣（chén）：白蜡树，落叶乔木，树皮可入药，称"秦皮"。
[3] Z058 檍（chén）：同"梣"。白蜡树。

Y190 qín jiāo秦椒 秦荼

味辛，温。主风邪气，温中，除寒痹，坚齿发，明目。久服轻身、好颜色、耐老、增年、通神。生川谷。

《名医》曰：生太山及秦岭上，或琅邪。八月、九月采实。

案：《说文》云：荼（jiāo），荼菉（qiú），菉荼。菉荼椒实里如表者，椒，似茱萸，出淮南。《广雅》云：椒椒，茱萸也。《北山经》云：景山多秦椒。郭璞云：子似椒而细叶草也。《尔雅》云：椴（huǐ）[1]，大椒。郭璞云：今椒树丛生实大者，名为椴。又椒椴丑菉。郭璞云：菉（qiú）[2] 萸子聚成房貌。今江东亦呼荼椴，似茱萸而小，赤色。《毛诗》云：椒聊之实。《传》云：椒聊，椒也。陆玑云：椒树，似茱萸，有针刺，叶坚而滑泽，蜀人作茶，吴人作茗，皆合煮其叶以为香。《范子计然》云：秦椒，出天水陇西，细者善。《淮南子·人间训》云：申椒、杜茝（chǎi），美人之所怀服。旧作椒，非。据《山海经》有秦椒，生闻喜[3] 景山，则秦非秦地之秦也。

[1] Z222 椴（huǐ）：花椒。

Y191 shān zhū yú 山茱萸

　　味酸，平。主心下邪气，寒热，温中，逐寒湿痹，去三虫。久服轻身。一名蜀枣。生山谷。

　　《吴普》曰：山茱萸，一名魃实，一名鼠矢，一名鸡足。神农、黄帝、雷公、扁鹊：酸，无毒。岐伯：辛。一经：酸。或生冤句、琅邪，或东海承县[1]。叶如梅，有刺毛，二月，华如杏。四月，实如酸枣，赤。五月采实（《御览》）。

　　《名医》曰：一名鸡足，一名魃实，生汉中及琅邪、冤句、东海承县。九月、十月采实，阴干。

[1] D021 承县：别名东海承县，今江苏省高邮市承州。

Y192 zǐ wēi 紫葳 凌霄花

　　味酸（《御览》作咸），微寒。主妇人产乳余疾，崩中，癥瘕血闭，寒热羸瘦，养胎。生川谷。

　　《吴普》曰：紫葳，一名武威，一名瞿麦，一名陵居腹，一名鬼目，一名芨（bá）[1]华。神农、雷公：酸。岐伯：辛。扁鹊：苦、咸。黄帝：甘，无毒。如麦根黑。正月、八月采。或生真定（《御览》）。

《名医》曰：一名陵苕，一名芰华。生西海及山阳。

案：《广雅》云：茈（zǐ）葳，陵苕，蘧麦也。《尔雅》云：苕，陵苕。郭璞云：一名陵时。《本草》云：又黄华，藨（biāo）[2]，白华芨。郭璞云：苕、华，色异，名亦不同。《毛诗》云：苕之华。《传》云：苕，陵苕也。《范子计然》云：紫葳，出三辅。李当之云：是瞿麦根。据李说与《广雅》合，而《唐本》注引《尔雅》注，有一名陵霄四字，谓即陵霄花，陆玑以为鼠尾，疑皆非，故不采之。

[1] Z006 芨（bá）：草木的根。

[2] Z028 藨（biāo）：开黄花的凌霄花（一种藤本植物）。

Y193 猪苓 zhū líng

味甘，平。主痎疟，解毒蛊注（《御览》作蛀）不祥，利水道。久服轻身、耐老（《御览》作能老）。一名猳（jiā）[1]猪屎。生山谷。

《吴普》曰：猪苓。神农，甘。雷公：苦，无毒（《御览》引云：如茯苓，或生冤句，八月采）。

《名医》曰：生衡山[2]及济阴、冤句。二月、八月采，阴干。

案：《庄子》[3]云：豕零。司马彪注，作豕囊，云：一名猪苓，根似猪卵，可以治渴。

[1] Z249 猳（jiā）：古同"豭"，公猪。

[2] D078 衡山：又名南岳，位于湖南省中部。

[3] S149《庄子》：又名《南华经》，是道家经文。

Y194　白棘

bái jí

味辛，寒。主心腹痛，痈肿溃脓，止痛。一名棘针。生川谷。

《名医》曰：一名棘刺。生雍州。

案：《说文》云：棘，小枣丛生者。《尔雅》云：髦颠棘。孙炎云：一名白棘。李当之云：此是酸枣树针，今人用天门冬苗代之，非是真也。

按：《经》云：天门冬，一名颠勒。勒、棘，声相近，则今人用此，亦非无因也。

Y195　龙眼

lóng yǎn

味甘，平。主五藏邪气，安志厌食。久服强魂、聪明、轻身、不老，通神明。一名益智。生山谷。

《吴普》曰：龙眼，一名益智。《要术》[1]：一名比目（《御览》）。

《名医》曰：其大者，似梹（bīng）[2]榔。生南海。

案：《广雅》云：益智，龙眼也。刘逵[3]注《吴都赋》[4]云：龙眼，如荔枝而小，圆如弹丸，味甘，胜荔枝，苍梧、交阯、南海、合浦[5]，皆献之，山中人家亦种之。

[1] S073《要术》：即《齐民要术》，作者为南北朝（梁）·贾思勰，一部综合性农学著作。

[2] Z031 梹（bīng）：同"槟"。

[3] R043 刘逵：字公路，北宋大臣。

[4] S112《吴都赋》：西晋左思所作的一篇赋。

Y196 木兰 mù lán

味苦，寒。主身大热在皮肤中，去面热、赤疱、酒皶，恶风瘨疾，阴下痒湿。明耳目。一名林兰。生川谷。

《名医》曰：一名杜兰，皮似桂而香。生零陵及太山。十二月采皮，阴干。

案：《广雅》云：木栏，桂栏也。刘逵注《蜀都赋》[1]云：木兰，大树也，叶似长生，冬夏荣，常以冬华。其实如小柿，甘美。南人以为梅，其皮可食。颜师古注《汉书》云：皮似椒而香，可作面膏药。

[1] S092《蜀都赋》：西晋左思所作的一篇赋。

Y197 桑上寄生 sāngshàng jì shēng

味苦，平。主腰痛，小儿背强（jiāng），痈肿，安胎，充肌肤，坚发齿，长须眉。其实：明目、轻身、通神。一名寄屑，一名寓木，一名宛童。生川谷。

《名医》曰：一名茑（niǎo）。生宏农桑树上。三月三日采茎，阴干。

案：《说文》云：茑，寄生也。《诗》曰：茑与女萝，或作樢（niǎo）[1]。《广雅》云：宛童，寄生樢也。又：寄屏，寄生也。《中山经》云：龙山[2]上多寓木。郭璞云：寄生也。《尔雅》云：寓木宛童。郭璞云：寄生树，一名茑。《毛诗》云：茑与女萝。《传》云：茑，寄生山也。陆玑云：茑，一名寄生。叶似当卢，子如覆盆子，赤黑甜美。

[1] Z424 樢（niǎo）：①古同"茑"，小树，茎能攀缘在树上。② mù，鹬鸪。

[2] D134 龙山:《山海经》中的山名，位于河南省许昌市。

Y198 柳花 柳华

（liǔ huā）

味苦，寒。主风水，黄疸，面热、黑。一名柳絮。叶：主马疥痂创。实：主溃痈，逐脓血。子汁：疗渴。生川泽。

《名医》曰：生琅邪。

案:《说文》云：柳，小杨也。柽（chēng）[1]，河柳也，杨木也。《尔雅》：柽，河柳。郭璞云：今河旁赤茎小杨，又旄[2]（máo）泽柳。郭璞云：生泽中者，又杨，蒲柳。郭璞云：可以为箭。《左传》所谓董泽之蒲。《毛诗》云：无折我树杞。《传》云：杞，木名也。陆玑云：杞，柳属也。

[1] Z062 柽（chēng）：〔柽柳〕落叶灌木，老枝红色，亦称"红柳"。

[2] Z382 旄：① máo，古代用牦牛尾装饰的旗子。② mào，古同"耄"。

Y199 卫矛 鬼箭羽

（wèi máo）

味苦，寒。主女子崩中下血，腹满汗出，除邪，杀鬼毒、蛊注。一名鬼箭。生山谷。

《吴普》曰：鬼箭，一名卫矛。神农、黄帝、桐君：苦，无毒。叶，如桃如羽。正月、二月、七月采，阴干。或生野田（《御览》）。

《名医》曰：生霍山。八月采，阴干。

案：《广雅》云：鬼箭，神箭也。陶弘景云：其茎有三羽，状如箭羽。

Y200 合欢
^{hé huān}

味甘，平。主安五藏，利心志（《艺文类聚》作和心志，《御览》作和心气），令人欢乐无忧。久服轻身、明目、得所欲。生山谷。

《名医》曰：生益州。

案：《唐本》注云：或曰合昏。欢、昏，音相近。《日华子》[1]云：夜合。

[1] S075《日华子》：即《日华子本草》，作者为唐·日华子，本草著作。

Y201 松萝
^{sōng luó}

味苦，平。主嗔（chēn）[1]怒邪气，止虚汗、头风，女子阴寒、肿病。一名女萝。生山谷。

《名医》曰：生熊耳山松树上。五月采，阴干。

案：《广雅》云：女萝，松萝也。《毛诗》云：茑（niǎo）与女萝。《传》云：女萝、菟丝，松萝也。陆玑云：松萝，自蔓松上，枝正青，与兔丝异。

[1] Z061 嗔（chēn）：怒，生气。

Y202 干漆（gān qī）

　　味辛，温，无毒。主绝伤，补中，续筋骨，填髓脑，安五藏，五缓六急，风寒湿痹。生漆，去长虫。久服轻身、耐老。生川谷。

　　《名医》曰：生汉中，夏至后采，干之。

　　案：《说文》云：桼（qī）[1] 木汁，可以髤（qī）[2] 物。象形。桼如水滴而下，以漆为漆水字。《周礼·载师》云：漆林之征。郑玄云：故书漆林为桼林。杜子春[3]云：当为漆林。

[1] Z472 桼（qī）：古同"漆"。
[2] Z471 髤（qī）：同"髹"，用漆涂在器物上。
[3] R014 杜子春：西汉经学家，注《周礼》。

Y203 石南（shí nán）

　　味辛，苦。主养肾气、内伤、阴衰，利筋骨皮毛。实：杀蛊毒，破积聚，逐风痹。一名鬼目。生山谷。

　　《名医》曰：生华阴。二月、四月采实，阴干。

Y204 蔓椒 蔓荼

_{màn jiāo}

味苦，温。主风寒湿痹、历节疼，除四肢厥气、膝痛。一名豕椒。生川谷及邱冢（zhǒng）间。

《名医》曰：一名猪椒，一名彘（zhì）椒，一名狗椒。生云中。采茎、根煮，酿酒。

案：陶弘景云：俗呼为樛（jiū）[1]，以椒蘴（dǎng）[2]小不香尔。一名稀椒。可以蒸病出汗也。

[1] Z346 樛（liáo）：①古书上说的一种树。②向下弯曲的树木。

[2] Z100 蘴（dǎng）：草名。

Y205 栾花 栾华

_{luán huā}

味苦，寒。主目痛、泪出、伤眦，消目肿。生川谷。

《名医》曰：生汉中。五月采。

案：《说文》云：栾木似栏。《山海经》云：云雨之山[1]，有木名栾，黄木赤枝青叶，群帝焉取药。《白虎通》[2]云：诸侯墓树，柏；大夫栾；士槐。沈括《补笔谈》云：栾有一种，树生，其实可作数珠者，谓之木栾，即《本草》栾华是也。

[1] D265 云雨之山：《山海经·中山经》中的山名，位于今山东省莱州市。

[2] S001《白虎通》：即《白虎通义》，作者为汉·班固，讲论五经同异，统一今文、经义的著作。

Y206 淮木

_{huái mù}

味苦，平。主久欬上气，伤中虚羸。女子阴蚀、漏下、赤白沃。一名百岁城中木。生山泽（旧在《唐本草》中，无毒，今增）。

《吴普》曰：淮木。神农、雷公：无毒，生晋平阳[1]河东平泽。治久欬上气，伤中羸虚，补中益气（《御览》）。

《名医》曰：一名炭木，生太山。采无时。

案：李当之云：是樟树上寄生树，大衔枝在肌肉，今人皆以胡桃皮当之，非也。桐君云：生上洛，是木皮，状如厚朴，色似桂白，其理一纵一横，今市人皆削乃似厚朴，而无正纵横理，不知此复是何物，莫测真假，何者为是也。

[1] D160 平阳：今山西省临汾市。

上木部。中品二十六种。

中品　谷部

Y207 梅实
méi shí

味酸，平。主下气，除热烦满，安心，肢体痛，偏枯不仁，死肌，去青黑誌（zhì），恶疾。生川谷。

《吴普》曰：梅实（《大观本草》作核），明目，益气（《御览》）、不饥（《大观本草》引《吴氏本草》）。

《名医》曰：生汉中。五月采，火干。

案：《说文》云：䕷（lǎo）[1]，干梅之属，或作㯠（lǎo）[2]。楳（mǒu）[3]，酸果也。以梅为柟（nán）[4]。《尔雅》云：梅柟。郭璞云：似杏，实酢（zuò），是以楳注梅也。《周礼·笾（biān）人》：馈食，笾，其实干䕷。郑云：干䕷，干梅也。有桃诸、梅诸，是其干者。《毛诗疏》云：梅暴为腊，羹臛（huò）[5]齑（jī）[6]中，人含之，以香口（《大观本草》）。

[1] Z322 䕷（lǎo）：干梅。又泛指干果。

[2] Z321 㯠（lǎo）：同“䕷”。

[3] Z408 楳（mǒu）：同“梅”。

[4] Z412 柟（nán）：同“楠”。

[5] Z226 臛（huò）：肉羹。

[6] Z244 齏（jī）：同"齏"。①捣碎的姜、蒜、韭菜等。②细，碎。

Y208 蓼实
_{liǎo shí}

味辛，温。主明目温中，耐风寒，下水气，面目浮肿，痈疡。马蓼，去肠中蛭虫，轻身。生川泽。

《吴普》曰：蓼实，一名天蓼，一名野蓼，一名泽蓼（《艺文类聚》）。

《名医》曰：生雷泽。

案：《说文》云：蓼，辛菜，薔虞也。薔，薔虞，蓼。《广雅》云：荭（hóng）[1]，茏（lóng）[2]，蕷（xié）[3]，马蓼也。《尔雅》云：薔虞，蓼。郭璞云：虞蓼，泽蓼。又荭，茏古。其大者，归。郭璞云：俗呼荭草为茏鼓，语转耳。《毛诗》云：隰（xī）有游龙。《传》云：龙，红草也。陆玑云：一名马蓼，叶大而赤色，生水中，高丈余。又，以薅（hāo）[4]茶蓼。《传》云：蓼，水草也。

[1] Z198 荭（hóng）：〔荭草〕草本植物，果可入药，亦称"红草"。

[2] Z364 茏（lóng）：古书上说的一种草。

[3] Z661 蕷（xié）：红草的别称。

[4] Z194 薅（hāo）：拔除。

Y209 葱实 附：薤
_{cōng shí}

味辛，温。主明目，补中不足。其茎可作汤，主伤寒寒热，出汗，

中风，面目肿。生平泽。薤：味辛，温。主金创，创败，轻身、不饥、耐老。生平泽。

《名医》曰：生鲁山。

案：《说文》云：䪥（xiè），菜也，叶似韭。《广雅》云：韭，䪥，荞，其华谓之菁。《尔雅》云：䪥，鸿荟。郭璞云：即䪥菜也。又：茖（qíng）[1]，山䪥。陶弘景云：葱，䪥异物，而今共条。《本经》既无韭，以其同类，故也。

[1] Z490 茖（qíng）：山薤，亦称"野薤头"。

shuǐ sū
Y210 水苏

味辛，微温。主下气，辟口臭，去毒，辟恶。久服通神明、轻身、耐老。生池泽。

《吴普》曰：芥蒩[1]（zū），一名水苏，一名劳祖（《御览》）。

《名医》曰：一名鸡苏，一名劳祖，一名芥蒩，一名芥苴[2]（jū）。生九真[3]，七月采。

案：《说文》云：苏，桂荏也。《广雅》云：芥蒩，水苏也。《尔雅》云：苏，桂，荏。郭璞云：苏，荏类，故名桂荏。《方言》云：苏，亦荏也。关之东西，或谓之苏，或谓之荏。周郑之间，谓之公蕡（fén）。沅（yuán）湘[4]之南，谓之蒨（xiá）[5]，其小者，谓之酿（niàng）[6]菜（róu）[7]。

按：酿菜，即香薷也，亦名香菜。《名医》别出香薷条，非。今紫苏、薄荷等，皆苏类也。《名医》俱别出之。

　　　　　　　　　　　　　　　　　　　　《神农本草经》精注易读本

[1] Z850 菹: ① zū, 截菜。② zū, 草席。③ jù, 古通"涺", 多草的泽地。

[2] Z288 苴: ① jū, 大麻的雌株, 开花后能结果实。② chá, 浮草, 枯草。

[3] D114 九真: 原名五藏山, 在今湖北省武汉市蔡甸区。

[4] D261 沅 (yuán) 湘: 沅水和湘水的并称。

　　Z759 沅:〔沅江〕水名, 发源于贵州省, 经湖南入洞庭湖。

[5] Z648 薯 (xiá):《博雅》: 蘦薯, 苏也。苏, 长沙人谓之薯。

[6] Z421 蘘 (niàng): 草名。《博雅》: 蘘莪, 苏也。苏之小者谓之蘘。

[7] Z514 莱 (róu):〔香莱〕一种芳香草本植物, 可提取芳香油, 亦可入药。

Y211　瓜蒂
guā dì

味苦, 寒。主大水身面四肢浮肿, 下水, 杀蛊毒, 欬逆上气, 及食诸果, 病在胸腹中, 皆吐下之。生平泽。

《名医》曰: 生嵩高。七月七日采, 阴干。

案:《说文》云: 瓜, 瓝 (yǔ)[1]也, 象形。蒂, 瓜当也。《广雅》云: 水芝, 瓜也。陶弘景云: 甜瓜蒂也。

[1] Z755 瓝 (yǔ): 植物果实。

Y212　水靳[1]　水靳, 水芹
shuǐ qín

味甘, 平。主女子赤沃, 止血养精, 保血脉, 益气, 令人肥健、嗜食。一名水英。生池泽。

《名医》曰：生南海。

案:《说文》云：芹，楚葵也，近菜类也。《周礼》有近菹（zū）。《尔雅》云：芹，楚葵。郭璞云：今水中芹菜。《字林》[2]云：蓁（qín）[3]草生水中。根，可缘器。又云：莳（yín）[4]菜，似蒜，生水中。

[1] Y212 水靳（shuǐqín）：伞形科水芹属植物，又名细本山芹菜、野芹菜。

[2] S150《字林》：作者为晋·吕忱，按汉字形体分部编排的字书。

[3] Z484 蓁（qín）：草名。

[4] Z733 莳（yín）：古书上说的一种像蒜的菜，生水中。

Y213 <ruby>粟米<rt>sù mǐ</rt></ruby>

味咸，微寒。主养肾气，去胃、脾中热，益气。陈者，味苦，主胃热，消渴，利小便（《大观本草》作黑字，据《别录》增）。

《吴普》曰：陈粟。神农、黄帝：苦，无毒。治脾热、渴。粟，养肾气（《御览》）。

案:《说文》云：粟，嘉谷实也。孙炎注《尔雅》粢[1]（zī）稷云：粟也，今关中[2]人呼小米为粟米，是。

[1] Z846 粢：① zī，谷子。泛指谷物。② cí，古同"餈"。糍粑。

[2] D061 关中：指"四关"之内地区，大致位于今陕西省中部地区。

Y214 黍米
_{shǔ mǐ}

味甘，温。主益气补中，多热、令人烦（《大观本》作黑字，据《别录》增）。

《吴普》曰：黍。神农：甘，无毒。七月取，阴干。益中补气（《御览》）。

案：《说文》云：黍，禾属而黏者。以大暑而种，故谓之黍。孔子曰：黍，可为酒，禾入水也。《广雅》云：粢，黍稻，其采谓之禾。《齐民要术》引《氾（fàn）胜之书》[1]曰：黍，忌丑。又曰：黍，生于巳，壮于酉，长于戌，老于亥，死于丑，恶于丙午，忌于丑寅卯。按：黍，即穈（méi）[2]之种也。

[1] S027《氾（fàn）胜之书》：作者为西汉·氾胜之，西汉晚期一部重要的农学著作。
[2] Z391 穈（méi）：古同"穄"。谷的一种。

Y215 麻蕡[1]
_{má fén}

味辛，平。主五劳七伤，利五藏，下血，寒气。多食，令人见鬼狂走。久服通神明、轻身。一名麻勃。麻子：味甘，平。主补中益气，肥健、不老、神仙。生川谷。

《吴普》曰：麻子中仁。神农、岐伯：辛。雷公、扁鹊：无毒。不欲牡蛎、白薇。先藏地中者食，杀人。麻蓝，一名麻蕡，一名青欲，一名青葛。神农：辛。岐伯：有毒。雷公：甘。畏牡蛎、白薇。叶上有毒，食之杀人。麻勃，一名麻华。雷公：辛，无毒。畏牡蛎（《御览》）。

《名医》曰：麻勃，此麻华上勃勃者。七月七日采良。子，九月采。生太山。

案：《说文》云：麻与秫（shú）[2]同，人所治在屋下，枲麻也，莩（fèi）[3]枲实也，或作黂（fén）[4]莩（bí）[5]，麻母也。冀（jì）[6]，芓[7]（zì）也，以黂为杂香草。《尔雅》云：黂（fén）[8]，枲实，枲麻。孙炎云：黂麻子也。郭璞云：别二名。又芓，麻母。郭璞云：苴，麻盛子者。《周礼》笾（biān），朝事之笾，其实麷（fēng）[9]黂。郑云：黂，枲实也。郑司农云：麻麻曰黂。《淮南子·齐俗训》云：胡人见黂，不知其可以为布。高诱云：黂，麻实也。据此则弘景以为牡麻无实，非也。《唐本》以为麻实，是。

[1] Y215 麻蕡（máfén）：桑科植物大麻的幼嫩果穗。

[2] Z557 秫（shú）：黏高粱，有的地区泛指高粱。

[3] Z133 莩（fèi）：麻子，可食用。

[4] Z138 黂（fén）：同"黂"。①麻子的实。②粗麻布。

[5] Z015 莩（bí）：〔莩荠〕多年生草本植物。

[6] Z237 冀（jì）：《篇海》中的草名。

[7] Z843 芓：① zì，古同"芓"。苴麻，即雌株大麻。② zǐ，古同"籽"。

[8] Z135 黂（fén）：麻的籽实；亦泛指麻。《淮南子·说山训》云："见黂而求成布。"

[9] Z139 麷（fēng）：①炒熟麦子。②蒲草。《荀子·富国》云："午其军，取其将，若拨麷。"

上谷部。中品九种。

　　　　　　　　　　　　　　　　　　　《神农本草经》精注易读本

中品　石部

Y216 石硫黄
shí liú huáng

（流，旧作硫。《御览》引作流，是）味酸，温。主妇人阴蚀。疽痔恶血，坚筋骨，除头秃，能化金、银、铜、铁、奇物（《御览》引云：石流，青白色，主益肝气明目。石流赤，生羌道[1]山谷）。生山谷。

《吴普》曰：硫黄，一名石留黄。神农、黄帝、雷公：咸，有毒。医和、扁鹊：苦，无毒。或生易阳[2]，或河西。或五色，黄是潘水石液也（潘，即礬古字），烧令有紫焰者。八月、九月采，治妇人血结（《御览》云：治妇人绝阴，能合金、银、铜、铁）。

《名医》曰：生东海牧羊山[3]及太山河西山。礬石液也。

案：《范子计然》云：石流黄，出汉中。又云：刘冯[4]饵石流黄而更少。刘逵注《吴都赋》云：流黄，土精也。

[1] D169 羌道：羌道县，今甘肃省舟曲县北。

[2] D249 易阳：易阳县，今河北省邯郸市永年区。

[3] D146 牧羊山：疑在今安徽省安庆市潜山县境内。

[4] R044 刘冯：汉献帝刘协之子。

Y217 石膏 （shí gāo）

　　味辛，微寒。主中风寒热，心下逆气惊喘，口干苦焦不能息，腹中坚痛，除邪鬼，产乳，金创。生山谷。

　　《名医》曰：一名细石。生齐山及齐卢山、鲁蒙山[1]。采无时。

[1] D138 鲁蒙山：古称东蒙、东山，泰山、沂蒙山山脉的一个分支。

Y218 磁石 （cí shí） 慈石

　　味辛，寒。主周痹风湿，肢节中痛，不可持物，洗洗痠痟（xiāo）[1]，除大热烦满及耳聋。一名元石，生山谷。

　　《吴普》曰：慈石，一名磁君。
　　《名医》曰：一名处石。生太山及慈山[2]山阴。有铁处，则生其阳。采无时。
　　案：《北山经》云：灌题之山[3]，其中多磁石。郭璞云：可以取铁。《管子·地数篇》云：山上有慈石者，下必有铜。《吕氏春秋·精通篇》云：慈石召铁。《淮南子·说山训》云：慈石能引铁。只作慈，旧作磁，非。《名医》别出元石条，亦非。

[1] Z660 痟（xiāo）：①头痛。②痟渴，指糖尿病、水崩症等。
[2] D024 慈山：即磁山，在今河北省磁县境内。
[3] D059 灌题之山：《山海经·中山经》中的山名，位于今内蒙古自治区。

Y219 阳起石

味咸，微温。主崩中漏下，破子臧中血，癥瘕结气，寒热腹痛，无子，阴痿不起（《御览》引作阴阳不合），补不足（《御览》引有句挛二字）。一名白石。生山谷。

《吴普》曰：阳起石。神农、扁鹊：酸，无毒。桐君、雷公、岐伯：咸，无毒。李氏：小寒，或生太山（《御览》引云：或阳起山。采无时）。

《名医》曰：一名石生，一名羊起石，云母根也，生齐山及琅邪，或云山、阳起山。采无时。

Y220 理石

味辛，寒。主身热，利胃解烦，益精明目，破积聚，去三虫。一名立制石。生山谷。

《名医》曰：一名饥石，如石膏，顺理而细。生汉中及卢山。采无时。

Y221 长石

味辛，寒。主身热，四肢寒厥，利小便，通血脉，明目，去翳眇，下三虫，杀蛊毒。久服不饥。一名方石。生山谷。

《吴普》曰：长石，一名方石，一名直石。生长子山^[1]谷。如马齿，润泽，玉色长鲜。服之，不饥（《御览》）。

《名医》曰：一名土石，一名直石。理如马齿，方而润泽，玉色。生长子山及太山临淄。采无时。

[1] D016 长子山：疑为山西省长子县境内山名。

Y222 孔公孽 kǒnggōng niè

味辛，温。主伤食不化，邪结气，恶创，疽瘘痔。利九窍，下乳汁（《御览》引云：一名通石。《大观本》作黑字）。生山谷。

《吴普》曰：孔公孽。神农：辛。岐伯：咸。扁鹊：酸，无毒。色青黄。

《名医》曰：一名通石，殷孽根也，青黄色。生梁山。

Y223 殷孽 yīn niè

味辛，温。主烂伤瘀血，洩利寒热，鼠瘘，癥瘕结气。一名姜石。生山谷（按：此当与孔公孽为一条）。

《名医》曰：钟乳根也。生赵国，又梁山及南海。采无时。

上石部。中品八种。

中品　虫部

Y224　发髲 [1]
(fà bì)

味苦，温。主五癃，关格不通，利小便水道，疗小儿痫、大人痓，仍自还神化。

案:《说文》云：发根也，髲鬄（tì）[2] 也，鬄髲也，或作髢（dí）[3]。《毛诗》云：不屑，髢也。《笺》云：髢，髲也。《仪礼》云：主妇被（pī）锡，注云：被锡，读为髲鬄。古者或剔贱者、刑者之发，以被妇人之紒 [4]（jì）为饰，因名髲鬄焉。李当之云：是童男发。据汉人说：发髲，当是剃刑人发，或童男发。《本经》不忍取人发用之，故用剃余也。方家至用天灵盖，害及枯骨，卒不能治病。古人所无矣。

[1] Y224 发髲（fàbì）：假发。后世多以头发焖煅成炭入药，名为"血余炭"。

[2] Z586 鬄（tì）：古同"剃"。

[3] Z103 髢（dí）：古同"鬄"，假发。

[4] Z235 紒：① jì，发结。② jié，古同"结"。③ jiè，紫青色的绶带。

Y225 白马茎
bái mǎ jīng

　　味咸，平。主伤中脉绝，阴不足，强志益气，长肌肉，肥健生子。眼：主惊痫，腹满，疟疾，当杀用之。悬蹄：主惊邪，瘛疭，乳难，辟恶气、鬼毒、蛊疰、不祥。生平泽。

　　《名医》曰：生云中。

Y226 鹿茸
lù róng

　　味甘，温。主漏下恶血，寒热，惊痫，益气强志，生齿不老。角：主恶创痈肿，逐邪恶气，留血在阴中。

　　《名医》曰：茸，四月、五月解角时取，阴干，使时躁。角，七月采。

Y227 羖羊角
gǔ yáng jiǎo

　　味咸，温。主青盲，明目，杀疥虫，止寒洲，辟恶鬼、虎狼，止惊悸。久服安心、益气、轻身。生川谷。

　　《名医》曰：生河西。取无时。
　　案：《说文》云：羖夏羊，牝（pìn）[1]，曰羖。《尔雅》云：羊牝，羖。郭璞云：今人便以牂（zāng）[2]、羖，为黑白羊名。

Y228 牡狗阴茎
mǔ gǒu yīn jīng

味咸，平。主伤中，阴痿不起，令强热大，生子。除女子带下十二疾。一名狗精。胆：主明目。

《名医》曰：六月上伏取，阴干百日。

Y229 羚羊角
líng yáng jiǎo

味咸，寒。主明目，益气，起阴，去恶血注下，辟蛊毒、恶鬼不祥，安心气，常不魇寐。生川谷。

《名医》曰：生石城及华阴山。采无时。

案：《说文》云：麢（líng）[1]，大羊而细角。《广雅》云：美皮，冷角。《尔雅》云。麢，大羊。郭璞云：麢，似羊而大，角圆锐，好在山崖间。陶弘景云：《尔雅》名羱（yuán）[2] 羊。据《说文》云：莧（huán）[3]，山羊细角也。《尔雅》云：羱，如羊。郭璞云：羱，似吴羊而大角。角椭，出西方。莧，即羱正字。然《本经》羚字，实麢字俗写，当以麢为是。《尔雅》释文引本草，作麢。

[3] Z215 萈（huán）：细角山羊。

Y230 牛黄 ^{niú huáng} 附：牛角䚡

味苦，平。主惊痫，寒热，热盛狂痉，除邪逐鬼。生平泽。牛角䚡：下闭血，瘀血疼痛，女人带下血。髓：补中，填骨髓。久服增年。胆：（《御览》下有：治惊，寒热）可丸药。

《吴普》曰：牛黄，味苦，无毒。牛出入呻（《御览》作鸣吼）者有之。夜有光（《御览》作夜视有光），走（《御览》有牛字），角中。牛死入胆中，如鸡子黄（《后汉书·延笃传》注）。

《名医》曰：生晋地。于牛得之，即阴干。百日，使时躁，无令见日月光。

案：《说文》云：䚡，角中骨也。

Y231 麝香 ^{shè xiāng}

味辛，温。主辟恶气，杀鬼精物，温疟，蛊毒，痫痉，去三虫。久服除邪，不梦寤魇寐。生川谷。

《名医》曰：生中台[1]及益州、雍州山中，春分取之。生者益良。

案：《说文》云：麝，如小麋，脐有香，黑色麞（zhāng）[2]也（《御览》引多三字）。《尔雅》云：麝父麕（jūn）[3]足。郭璞云：脚似麕，有香。

[1] D278 中台：今甘肃省平凉地区。

174　　　　　　　　　　　　　　　　　　《神农本草经》精注易读本

[2] Z787 麞（zhāng）：同"獐"。

[3] Z299 麏（jūn）：成群：麏至。

Y232 天鼠屎 夜明砂
tiān shǔ shǐ

味辛，寒。主面痈肿，皮肤洗洗时痛，肠中血气，破寒热积聚，除惊悸。一名鼠沄（yún）[1]，一名石肝。生山谷。

《名医》曰：生合浦。十月、十二月取。

案：李当之云：即伏翼屎也。李云：天鼠。《方言》：一名仙鼠。按：今本《方言》云：或谓之老鼠，当为天字之误也。

[1] Z767 沄（yún）：①大波浪。②古同"纭"，杂乱。

Y233 伏翼 蝙蝠
fú yì

味咸，平。主目瞑，明目，夜视有精光。久服令人熹乐，媚好无忧。一名蝙蝠。生川谷（旧作禽部，今移）。

《吴普》曰：伏翼，或生人家屋间。立夏后，阴干，治目冥，令人夜视有光（《艺文类聚》）。

《名医》曰：生太山及人家屋间。立夏后采，阴干。

案：《说文》云：蝙，蝙蝠也。蝠，蝙蝠，服翼也。《广雅》云：伏翼，飞鼠，仙鼠，蚀（shì）[1]䘌（mò）[2]也。《尔雅》云：蝙蝠，服翼。《方言》云：蝙蝠，自关而东，谓之伏翼，或谓之飞鼠，或谓之老鼠，或谓之仙鼠。自关而西，秦陇之间，谓之蝙蝠。北燕谓之蟙（zhí）䘃（chán）[3]。李当之云：即天鼠。

[1] Z549 蚔（shì）：〔蚔䘃〕蝙蝠。

[2] Z407 䘃（mò）：同"螺"。即"蛅蟖"，一种毛虫，背毛蜇人。

[3] Z799 蟙（zhí） Z047 䘃（chán）：蝙蝠。

Z799 蟙：①〔蟙䘃〕蝙蝠。②高脚蟹，最大的节肢动物。

Y234 蠡鱼 lǐ yú

（《初学记》引作鳢（lǐ）[1]鱼）味甘，寒。主湿痹，面目浮肿，下大水。一名鲖（tóng）[2]鱼。生池泽。

《名医》曰：生九江[3]。采无时。

案：《说文》云：鳢（lǐ）[4]，鲖也。鲖，鳢也。读若绔（kù）栊（lóng）[5]。《广雅》云：鰏（lí）[6]，鳠（yì）[7]鲖也。《尔雅》云：鳢。郭璞云：鲖也。《毛诗》云：鲂（fáng）[8]鳢。《传》云：鳢鲖也。据《说文》云：鳢，鳠（hù）[9]也，与鳢不同。而毛苌（cháng）[10]、郭璞以鲷（diāo）[11]释鳢，与许不合。然《初学记》引此亦作鳢。盖二字音同，以致讹（é）舛，不可得详。《广雅》又作鰏，亦音之讹。又《广志》云：豚鱼，一名鲖（《御览》），更异解也。又陆玑云：鳢，即鲍鱼也。似鳢，狭厚。今京东[12]人犹呼为醴鱼。又《本草衍义》曰：蠡鱼，今人谓之黑鲤鱼，道家以为头有星为厌。据此诸说，若作鳢字。《说文》所云鲖，《广志》以为江豚。《本草衍义》以为黑鲤鱼。若作鲤字，《说文》以为鳠，《广雅》以为鳗鰏，陆玑以为鲍鱼。说各不同，难以详究。

[1] Z339 鳢（lǐ）：〔鳢鱼〕肉可食，亦称"黑鱼""乌鳢"。

[2] Z594 鲖（tóng）：①鳢鱼。②〔鲖蟹〕古书上说的一种螃蟹。

[3] D111 九江：九江郡，辖今江西、安徽一带。

[4] Z338 鱱（lǐ）：《说文》：鲖也。《玉篇》：同鳢。

[5] Z363 栊（lóng）：窗棂木，窗，亦借指房舍。

[6] Z332 鲡（lí）：〔鳗鲡鱼〕身体细长，亦称"白鳝""白鳗"。

[7] Z723 鳂（yì）：〔鳂鲡〕古书上说的一种鱼。

[8] Z131 鲂（fáng）：〔鲂鱼〕与鳊鱼相似，银灰色，生活在淡水中。

[9] Z206 鳠（hù）：〔鳠鱼〕体略细长，无鳞，灰褐色，生活在淡水中。

[10] R054 毛苌（cháng）：西汉汉学大儒。注《诗经》，称《毛诗》。

　　　　Z049 苌：〔苌楚〕古书上说的一种植物。

[11] Z114 鲷（diāo）：〔真鲷〕一种鱼，身体红色有蓝斑点，亦称"加吉鱼"。

[12] D105 京东：古之京东路一带，辖今河南省东部、江苏省西北部及山东省大部。

Y235 鲤鱼胆

lǐ yú dǎn

味苦，寒。主目热赤痛，青盲，明目。久服强悍、益志气。生池泽。

《名医》曰：生九江。采无时。

案：《说文》云：鲤，鱣（zhān）[1] 也。鱣，鲤也。《尔雅》云：鲤鱣。舍人云：鲤，一名鱣。郭璞注鲤云：今赤鲤鱼。注鱣云：大鱼似鲟（xún）[2]。《毛诗》云：鱣鲔（wěi）[3] 发发。《传》云：鱣，鲤也。据此，知郭璞别为二，非矣。《古今注》云：兖（yǎn）州[4] 人呼赤鲤为赤骥，谓青鲤为青马，黑鲤为元驹，白鲤为白骐（qí）[5]，黄鲤为黄雉。

[1] Z785 鳣（zhān）：同"鳝"。

[2] Z689 鳣（xún）：同"鲟"。

[3] Z618 鲔（wěi）：①古书上指鲟鱼。②〔鲔鱼〕生活在热带海洋，吃小鱼。

[4] D241 兖州：指古兖州，《禹贡》所描述的九州之一，位于黄河与济水之间。

[5] Z465 骐（qí）：有青黑色纹理的马。

Y236 乌贼鱼骨
wū zéi yú gǔ

味咸，微温。主女子漏下赤白经汁，血闭，阴蚀肿痛，寒热癥瘕，无子。生池泽。

《名医》曰：生东海。取无时。

案：《说文》云：鰂（zéi）[1]，乌鰂，鱼名，或作鲗。《左思赋》[2] 有乌贼。刘逵注云：乌贼鱼，腹中有墨。陶弘景云：此是䴔（bǔ）[3] 乌所化作，今其口脚具存，犹相似尔。

[1] Z779 鰂（zéi）：乌贼。

[2] S153《左思赋》：西晋著名赋作家左思创作的赋之总称。

[3] Z039 䴔（bǔ）：同"鸔"，水鸟，背上绿色，腹背紫白色，似雁而大。

Y237 海蛤 附：文蛤
hǎi gé

味苦，平。主欬逆上气，喘息烦满，胸痛寒热。一名魁蛤。文蛤：主恶创，蚀（《御览》作除阴蚀）五痔（《御览》下有大孔出血。《大观》

本作黑字）。

《吴普》曰：海蛤。神农：甘。岐伯：甘。扁鹊：咸。大节头有文，文如磨齿。采无时。

《名医》曰：生南海。文蛤：生东海，表有文。采无时。

案：《说文》云：盒（gé）[1]，蜃属。海蛤者，百岁燕所化。魁盒，一名复累，老服翼所化。《尔雅》云：魁陆。郭璞云：《本草》云：魁，状如海蛤，圆而厚朴，有理纵横，即今之蚶（hān）[2]也。《周礼》：鳖人供蠯（pí）[3]。郑司农云：蠯，蛤也。杜子春云：蠯，蜯（bàng）[4]也。《周书·王会》云：东越海蛤。孔鼌（cháo）[5]云：蛤，文蛤。

按：《名医》别出海蛤条，云：一名魁陆，一名活东，非。

[1] Z162 盒（gé）：同"蛤"。

[2] Z193 蚶（hān）：〔蚶子〕软体动物，亦称"魁蛤"，俗称"瓦垄子"。

[3] Z441 蠯（pí）：古同"蠯"。古书上说的一种形状狭长的蚌。

[4] Z008 蜯（bàng）：同"蚌"。

[5] Z052 鼌（cháo）：亦作"晁"。

Y238 石龙子[1]

味咸，寒。主五癃邪结气，破石淋，下血，利小便水道。一名蜥易，生川谷。

《吴普》曰：石龙子，一名守宫，一名石蜴，一名石龙子（《御览》）。

《名医》曰：一名山龙子，一名守宫，一名石蜴。生平阳及荆山石间。五月取，著石上，令干。

案：《说文》云：蜥，虫之蜥易也。易，蜥易，蝘（yǎn）[2]蜓，守宫也，象形。蝘，在壁，曰蝘蜓。在草，曰蜥易，或作蝘（yǎn）[3]、蚖（yuán）[4]、荣蚖蛇，医以注鸣者。《广雅》云：蛤（gé）蚧（jiè）[5]，蠦（lú）蠸（yǎn）[6]，蚵（kē）蠪（lóng）[7]，蜥蜴也。《尔雅》云：蝾（róng）螈（yuán）[8]，蜥蜴。蜥蜴，蝘蜓。蝘蜓，守宫也。《毛诗》云：胡为虺蜴。《传》云：蜴，螈也。陆玑云：虺蜴，一名蝾螈，蜴也，或谓之蛇医，如蜥蜴，青绿色，大如指，形状可恶。《方言》云：守宫，秦晋、西夏谓之守宫，或谓之蠦蠸，或谓之蜥易，其在泽中者，谓之易蜴。南楚谓之蛇医，或谓之蝾螈。东齐[9]、海岱[10]谓之蛦（yí）蜓（hóu）[11]。北燕谓之祝蜓。桂林之中，守宫大者而能鸣，谓之蛤蠏。

[1] Y238 石龙子（shílóngzǐ）：石龙子科动物石龙子或蓝尾石龙子除去内脏的全体。

[2] Z699 蝘（yǎn）：①〔蝘蜓〕古书上指壁虎。②蝉的一种。

[3] Z702 蝘（yǎn）：同"蝘"。

[4] Z761 蚖（yuán）：①蝾螈、蜥蜴等。②古书上的毒蛇。

[5] 蛤（gé）Z270 蚧（jiè）：爬行动物，土黄色，像壁虎。作强壮剂。

[6] Z368 蠦（lú）Z698 蠸（yǎn）：壁虎。

　　Z368 蠦：〔蠦蜰（fèi）〕蟑螂。

　　Z698 蠸（yǎn）：同"蝘"。〔蠦蠸〕壁虎。

[7] Z302 蚵（kē）Z361 蠪（lóng）：蜥蜴。

　　Z302 蚵：〔屎蚵郎〕，同"屎壳郎"。

　　Z361 蠪：〔蠪蠭（fēng）〕古书上的一种虫。

[8] Z512 蝾（róng）Z757 螈（yuán）：两栖动物，形状似蜥蜴。

[9] D039 东齐：指周朝时的齐国。

[10] D065 海岱：今山东省渤海至泰山之间的地带。

[11] Z714 蛦（yí）Z200 蜓（hóu）：西汉·扬雄《輶轩使者绝代语释别国方言》中说："……

蜦蜦似蜥易大而有鳞。"

Y239 白殭蚕 白僵蚕
bái jiāng cán

味咸。主小儿惊痫夜啼，去三虫，灭黑皯，令人面色好，男子阴疡病。生平泽。

《名医》曰:生颍川。四月取自死者。

案:《说文》云:蚕任丝也。《淮南子·说林训》云:蚕，食而不饮，二十二日而化。《博物志》云:蚕三化，先孕而后交。不交者，亦生子，子后为蚢（qiǎn）[1]，皆无眉目，易伤，收采亦薄。《玉篇》作蠶蚕，正当为僵，旧作殭，非。

[1] Z479 蚢（qiǎn）:〔蚢蚕〕蚯蚓。

Y240 桑螵蛸 桑蜱蛸
sān piāo xiāo

味咸，平。主伤中，疝瘕，阴痿，益精生子，女子血闭腰痛，通五淋，利小便水道。一名蚀肬。生桑枝上。采，蒸之。

《吴普》曰:桑蛸条，一名（今本脱此二字）蚀肬，一名害焦，一名致。神农:咸，无毒（《御览》）。

《名医》曰:螳螂（láng）[1]子也。二月、三月采，火炙。

案：《说文》云：蟲（pí）[2]，蟲蛸也。或做蜱（pí）[3]蛸。蟲蛸，蟷（dāng）[4]蜋子。《广雅》云：蟤（tuán）[5]蟦（jiāo）[6]，乌洟（yí）[7]，冒焦，螵蛸也。《尔雅》云：不过蟷蠰（náng）[8]，其子蜱蛸。郭璞云：一名蟤焦，蟷蠰卵也。《范子计然》云：螵蛸，出三辅，上价三百。旧作螩，声相近，字之误也。《玉篇》云：蜱，同螵。

[1] Z316 蜋（láng）：同"螂"。

[2] Z439 蟲（pí）：同"蜱"。

[3] Z440 蜱（pí）：蜘蛛一类的动物，体形扁平，种类很多，传染疾病。

[4] Z102 蟷（dāng）：〔蟷蠰（náng）〕螳螂。

[5] Z598 蟤（tuán）：同"鱄"。古书上说的一种淡水鱼。

[6] Z266 蟦（jiāo）：〔蟦螟〕同"焦螟"，古代传说中的一种极小的虫子。

[7] Z715 洟（yí）：鼻涕。

[8] Z414 蠰（náng）：〔蟷蠰〕螳螂。

上虫部。中品十七种。

下 品

下药，一百二十五种，为佐使，主治病以应地。多毒，不可久服。
欲除寒热邪气，破积聚，愈疾者，本下经。

附子、乌头、天雄、半夏、虎掌、鸢尾、大黄、葶苈、草蒿、旋覆花、藜芦、钩吻、射干、蛇含、常山、蜀漆、甘遂、白蔹、青葙子、萑[1]（guàn）菌、白芨、大戟、泽漆、茵芋、贯众、荛花、牙子、羊踯躅、芫花、商陆、羊蹄、萹蓄、狼毒、鬼臼、白头翁、羊桃、女青、连翘、石下长卿、蔄茹、乌韭、鹿藿、蚤休、石长生、荩（jìn）[2]草、牛扁、夏枯草、败酱、白薇、积雪草、蜀羊泉（上草部，下品五十一种）

巴豆、蜀椒、皂荚、楝实、郁李仁、莽草、雷丸、梓白皮、桐叶、药实根、黄环、溲疏、鼠李、彼子（上木部，下品十四种）

桃核仁、杏核仁、假苏、苦瓠、大豆黄卷（附：生大豆，赤小豆）、腐婢（上谷部，下品六种）

石胆、雄黄、雌黄、水银、肤青、凝水石、铁落（附：铁精，铁）、铅丹、粉锡（附：锡镜鼻）、代赭、卤盐（附：戎盐，大盐）、青琅玕（gān）[3]、礜（yù）[4]石、石灰、白垩、冬灰（上石部，下品十六种）

六畜毛蹄甲、犀角、豚卵、麋脂、鼺（léi）[5]鼠、燕屎、龟甲、蛤蟆、鮀（tuó）[6]鱼甲、鳖甲、柞[7]（zuò）蝉、露蜂房、马刀、蟹、蛇蜕、蝟皮、蠮（yē）[8]螉、蜣螂、蛞蝓、蚯蚓、蛴（qí）[9]螬、石蚕、雀瓮、樗鸡、斑蝥（máo）[10]、蝼蛄、蜈

蚣、马陆、地胆、萤火、衣鱼、鼠妇、水蛭、木宝、蜚宝、蜚廉、蟅虫、贝子（上虫部，下品三十八种）

[1] Z178 雚：① guàn，芄兰。② guàn，古同"鹳"，即白鹳。③ huán，古同"萑"。

[2] Z272 荩（jìn）：〔荩草〕草本植物。通称"荩草"，亦称"黄草"。

[3] Z159 玕（gān）：〔琅玕〕像珠子的美石。

[4] Z748 礜（yù）：〔礜石〕矿物，是制砷和亚砷酸的原料，煅成末，毒鼠。

[5] Z325 鸓（léi）：〔鸓鼠〕小飞鼠，形似鼯鼠，能在树间滑翔，常夜间活动。

[6] Z605 鮀（tuó）：古代一种生活在淡水中的吹沙小鱼。

[7] Z854 柞：① zuò，"栎"的通称。② zhà，〔柞水〕陕西地名。

[8] Z713 蠮（yē）：〔蠮螉（wēng）〕一种腰细长的蜂，俗称"细腰蜂"。

[9] Z462 蛴（qí）：〔蛴螬〕金龟子的幼虫。

[10] Z385 蝥（máo）：〔斑蝥〕昆虫，腿细长，鞘翅上有黄黑色斑纹，可入药。

下品　草部

Y241　附子
^{fù zǐ}

味辛，温。主风寒欬逆邪气，温中，金创，破癥坚积聚，血瘕，寒湿，踒（wō）(《御览》作痿）躄拘挛，膝痛不能行步（《御览》引云：为百药之长。《大观本》作黑字）。生山谷。

《吴普》曰：附子，一名茛。神农：辛。岐伯、雷公：甘，有毒。李氏：苦，有毒，大温。或生广汉[1]。八月采。皮黑，肥白（《御览》)。

《名医》曰：生犍为（qiánwéi）及广汉东。冬月采为附子，春采为乌头（《御览》)。

案：《范子计然》云：附子，出蜀武都中。白色者善。

[1] D062 广汉：广汉郡，古称汉州。

Y242 乌头 wū tóu

味辛，温。主中风、恶风洗洗出汗，除寒湿痹，欬逆上气，破积聚、寒热。其汁煎之，名射罔，杀禽兽。一名奚毒，一名即子，一名乌喙（huì）。生山谷。

《吴普》曰：乌头，一名茛，一名千狄，一名毒公，一名卑负（《御览》作果负），一名耿子。神农、雷公、桐君、黄帝：甘，有毒。正月始生，叶厚，茎方，中空，叶四四相当，与蒿相似。又云：乌喙。神农、雷公、桐君、黄帝：有毒。李氏：小寒。十月采，形如乌头，有两歧相合，如乌之喙，名曰乌喙也。所畏、恶、使，尽与乌头同。一名萴（cè）子[1]，一名茛。神农、岐伯：有大毒。李氏：大寒。八月采，阴干。是附子角之大者，畏、恶与附子同（《御览》，大观本节文）。

《名医》曰：生郎陵[2]。正月、二月采，阴干。长三寸以上，为天雄。

按：《说文》云：萴，乌喙也。《尔雅》云：茛，堇（jǐn）草。郭璞云：即乌头也，江东呼为堇。《范子计然》云：乌头，出三辅中，白者善。《国语》[3]云：骊姬[4]置堇于肉。韦昭[5]云：堇，乌头也。《淮南子·主术训》云：莫凶于鸡毒。高诱云：鸡毒，乌头也。

按：鸡毒，即奚毒。即子，即萴子、侧子也。《名医》别出侧子条，非。

[1] Z041 萴（cè）子：附子侧边生的块根，可入药。

[2] D118 郎陵：郎陵城，今河南省确山县。

[3] S034《国语》：作者不详，最早的一部国别体史书。

[4] R036 骊姬：春秋时期晋献公妃子。

[5] R078 韦昭：字弘嗣，三国时期著名史学家。

Y243　天雄
<small>tiān xióng</small>

味辛，温，主大风，寒湿痹，历节痛，拘挛缓急，破积聚，邪气，金创，强筋骨，轻身健行。一名白幕（《御览》引云：长阴气，强志，令人武勇，力作不倦。《大观本》作黑字）。生山谷。

《名医》曰：生少室。二月采根，阴干。

案：《广雅》云：藋（zhuó）[1]，奚毒，附子也。一岁，为荝子。二岁，为乌喙。三岁，为附子。四岁，为乌头。五岁，为天雄。《淮南子·缪称训》云：天雄，乌喙，药之凶毒也。良医以活人。

[1] Z841藋（zhuó）：同"蒫"。附子的别名。

Y244　半夏
<small>bàn xià</small>

味辛，平。主伤寒寒热，心下坚，下气，喉咽肿痛，头眩胸张，欬逆肠鸣，止汗。一名地文，一名水玉（以上八字，原本黑字）。生川谷。

《吴普》曰：半夏，一名和姑，生微邱[1]，或生野中。叶三三相偶，二月始生，白华员上（《御览》）。

《名医》曰：一名示姑。生槐里[2]。五月、八月采根，暴干。

案：《月令》云：二月半夏生。《范子计然》云：半夏，出三辅。色白者善。《列仙传》云：赤松子[3]服水玉以教神农。疑即半夏别名。

[1] 微邱：指高低起伏不大的丘陵。

[2] D085 槐里：古县名，今河南省南阳市。

[3] R008 赤松子：《列仙传》中的神仙名。

Y245 虎掌 _{hǔ zhǎng} 天南星

味苦，温。主心痛寒热，结气、积聚、伏梁，伤筋、痿、拘缓，利水道。生山谷。

《吴普》曰：虎掌。神农、雷公：苦，无毒。岐伯、桐君：辛，有毒。立秋九月采之（《御览》引云：或生太山，或宛朐）。

《名医》曰：生汉中及冤句。二月、八月采，阴干。

案：《广雅》云：虎掌，瓜属也。

Y246 鸢尾 _{yuān wěi}

味苦，平。主蛊毒邪气，鬼注，诸毒，破癥瘕积聚，去水，下三虫。生山谷。

《吴普》曰：鸢尾，治蛊毒（《御览》）。

《名医》曰：一名乌园。生九嶷（yí）山[1]。五月采。

案：《广雅》云：鸢尾，乌萐（shà）[2]，射（yè）干也（疑当作鸢尾，乌园也。乌翣（shà）[3]，射干也。是二物）。《唐本》注云：与射干全别。

[1] D131 九嶷山（jiǔyíshān）：又名苍梧山，位于今湖南省永州市。见"苍梧山"。

[2] Z529 萐（shà）：〔萐莆〕，古书上说的一种植物，叶大可做扇。

[3] Z528 翣（shà）：①古代帝王仪仗中的大掌扇。②或扇形装饰。

Y247 大黄 dà huáng

味苦，寒。主下瘀血、血闭、寒热，破癥瘕积聚，留饮宿食，荡涤肠胃，推陈致新，通利水谷（《御览》，此下有道字），调中化食，安和五藏，生山谷。

《吴普》曰：大黄，一名黄良，一名火参，一名肤如。神农、雷公：苦，有毒。扁鹊：苦，无毒。李氏：小寒，为中将军。或生蜀郡北部，或陇西。二月华生，生黄赤叶，四四相当，黄茎高三尺许。三月华黄。五月实黑。三月采根，根有黄汁，切，阴干（《御览》）。

《名医》曰：一名黄良，生河西及陇西。二月、八月采根，火干。

案:《广雅》云：黄良，大黄也。

Y248 葶苈 tíng lì 亭历

（旧作葶苈，《御览》作亭历）味辛，寒。主癥瘕、积聚、结气，饮食寒热，破坚。一名大室，一名大适。生平泽及田野。

《名医》曰：一名下历，一名蕈（diǎn）[1]蒿。生藁城[2]。立夏后，采实阴干。得酒良。

案:《说文》云：蕈，亭历也。《广雅》云：狗荠、大室，亭历也。《尔雅》云：

葶，亭历。郭璞云：实、叶皆似芥。《淮南子·缪称训》云：亭历愈张。《西京杂记》云：亭历，死于盛夏。

[1] Z112 葶（diǎn）：即"葶苈"，一种草本植物，种子（葶苈子）可入药。

[2] D054 藁城：今河北省晋州市。

Y249 草蒿 cǎo hāo

味苦，寒。主疥搔、痂痒、恶创，杀虱，留热在骨节间，明目。一名青蒿，一名方溃。生川泽。

《名医》曰：生华阴。

案：《说文》云：蒿，菣（qìn）也。菣，香蒿也，或作䓪（qìn）[1]。《尔雅》云：蒿菣。郭璞云：今人呼青蒿香中炙啖者为菣。《史记·司马相如传》：菴䕡。注《汉书音义》曰：菴䕡，蒿也。陶弘景云：即今青蒿。

[1] Z487 䓪（qìn）：同"菣"。青蒿，茎叶可入药，亦称"香蒿"。

Y250 旋覆花 旋复华 xuán fù huā

味咸，温。主结气、胁下满、惊悸，除水，去五藏间寒热，补中下气。一名金沸草，一名盛椹（zhēn）。生平泽、川谷。

《名医》曰：一名戴椹。生平泽。五月采华，日干，二十日成。

案：《说文》云：覆（fù）[1]，盗庚也。《尔雅》云：覆，盗庚。郭璞云：旋复似菊。

[1] Z148 覆（fù）：一种中药草，即"旋覆花"，亦称"金钱花"。

Y251 藜芦^{lí lú}

（《御览》作梨芦）味辛，寒。主蛊毒，欬逆，洩利，肠澼，头疡，疥搔，恶创，杀诸蛊毒，去死肌。一名葱苒。生山谷。

《吴普》曰：藜芦，一名葱葵，一名丰芦，一名蕙葵（《御览》引云：一名山葱，一名公苒）。神农、雷公：辛，有毒（《御览》引云：辛。黄帝：有毒）。岐伯：咸，有毒。李氏：大寒，大毒。扁鹊：苦，有毒，大寒。叶、根小相连（《御览》引云：二月采根）。

《名医》曰：一名葱菼，一名山葱。生太山。三月采根，阴干。

案：《广雅》云：藜芦，葱藕（nán）[1]也。《范子计然》云：藜芦，出河东，黄白者善。《尔雅》云：苳（gè）[2]，山葱，疑非此。

[1] Z413 藕（nán）：《广韵》："葱别名。"

[2] Z166 苳（gè）：〔苳葱〕古书上说的一种草，或药用，亦称"野葱"。

Y252 钩吻^{gōu wěn}

（《御览》作肳（wěn）[1]）味辛，温。主金创，乳痓，中恶风，欬逆

上气，水肿，杀鬼注（旧作疰，《御览》作注，是）蛊毒。一名野葛。生山谷。

《吴普》曰：秦钩肳，一名毒根，一名野葛。神农：辛。雷公：有毒，杀人。生南越[2]山，或益州，叶如葛，赤茎大如箭、方，根黄。或生会稽东冶，正月采（《御览》）。

《名医》曰：生傅高山[3]及会稽东野[4]。

案：《广雅》云：莨，钩吻也。《淮南子·说林训》云：蝮（fù）[5]蛇螫人，敷以和堇（jǐn），则愈。高诱云：和堇，野葛，毒药。《博物志》云：钩吻毒，桂心、葱叶，沸，解之。陶弘景云：或云钩吻是毛莨。沈括《补笔谈》云：闽中人，呼为吻莽，亦谓之野葛。岭南人，谓之胡蔓。俗谓之断肠草。此草，人间至毒之物，不入药用。恐《本草》所出别是一物，非此钩吻也。

[1] Z623 肳（wěn）：古同"吻"。

[2] D152 南越：南越国，长江以南沿海一带的各个部落的统称。

[3] D050 傅高山：疑在江西省赣州潭东。或为他名所误。

[4] D040 东野：今浙江省绍兴市余姚地区。

[5] Z147 蝮（fù）：〔蝮蛇〕，体色灰褐，有斑纹，头部略呈三角形，有毒牙。

Y253 射干
_{yè gān}

味苦，平。主欬逆上气，喉痹咽痛不得消息，散急气，腹中邪逆，食饮大热。一名乌扇，一名乌蒲。生川谷。

《吴普》曰：射干，一名黄远也（《御览》）。

《名医》曰：一名乌翣（shà），一名乌吹，一名草姜。生南阳田野。三月三日采根，阴干。

案：《广雅》云：鸢尾，乌蓲（shà），射干也。《荀子·劝学篇》云：西方有木焉，名曰射干，茎长四寸。《范子计然》云：射干根如□□□安定。

Y254 蛇含 _{shé hé} 蛇合

（原注云，合是含字）味苦，微寒。主惊痫寒热邪气，除热，金创，疽痔鼠瘘，恶创，头疡。一名蛇衔。生山谷。

《名医》曰：生益州。八月采，阴干。

按：《本草图经》云：或云是雀瓢，即是萝摩之别名。据陆玑云：芄（wán）兰[1]，一名萝摩，幽州谓之雀瓢，则即《尔雅》萑（guàn），芄兰也。《唐本草》别出萝摩条，非。又，见女青。

[1] Z610 芄（wán）兰：草本植物，断之有白汁，茎、叶和子可入药。

Y255 常山 _{chángshān} 恒山

（旧作常山，《御览》作恒山，是）味苦，寒。主伤寒寒热，热发温疟，鬼毒，胸中痰结吐逆。一名互草。生川谷。

《吴普》曰：恒山，一名漆叶。神农、岐伯：苦。李氏：大寒。桐君：辛，有毒。二月、八月采。

《名医》曰：生益州及汉中。八月采根，阴干。

案：《后汉书·华佗传》云：佗授以漆叶青黏（nián）散：漆叶屑一斗，青黏十四两，以是为率，言久服去三虫，利五藏，轻体，使人头不白。

Y256 蜀漆

味辛，平。主疟及欬逆寒热，腹中癥坚、痞结、积聚，邪气、蛊毒、鬼注（旧作疰，《御览》作蛀）。生川谷。

《吴普》曰：蜀漆叶，一名恒山。神农、岐伯、雷公：辛，有毒。黄帝：辛。一经：酸。如漆叶蓝青相似，五月采（《御览》）。

《名医》曰：生江陵山[1]及蜀汉中，常山苗也。五月采叶，阴干。

案：《广雅》云：恒山，蜀漆也。《范子计然》云：蜀漆，出蜀郡。

[1] D097 江陵山：即江陵郡，今湖北省江陵县。

Y257 甘遂

味苦，寒。主大腹疝瘕，腹满，面目浮肿，留饮宿食，破癥坚积聚，利水谷道。一名主田。生川谷。

《吴普》曰：甘遂，一名主田，一名白泽，一名重泽，一名鬼丑，一名陵藁，一名甘藁，一名甘泽。神农、桐君：苦，有毒。岐伯、雷公：有毒。须二月、八月采（《御览》）。

《神农本草经》精注易读本

《名医》曰：一名甘藁，一名陵藁，一名陵泽，一名重泽。生中山。二月采根，阴干。

案：《广雅》云：陵泽，甘遂也。《范子计然》云：甘遂，出三辅。

Y258 白蔹 白敛

味苦，平。主痈肿疽创，散结气，止痛除热，目中赤。小儿惊痫，温疟。女子阴中肿痛。一名兔核，一名白草。生山谷。

《名医》曰：一名白根，一名昆仑。生衡山，二月、八月采根，暴干。

案：《说文》云：茋（liǎn），白茋也，或作蔹。《毛诗》云：蔹蔓于野。陆玑疏云：蔹似栝楼，叶盛而细，其子正黑，如燕薁（yù），不可食也。幽人谓之乌服，其茎、叶鬻（zhǔ）[1]以哺牛，除热。《尔雅》云：萰（liàn）[2]，菟荄（gāi）[3]。郭璞云：未详。据《玉篇》云：萰，白蔹也。《经》云：一名菟核。核与荄，声相近，即此矣。

[1] Z834 鬻（zhǔ）：同"煮"。

[2] Z345 萰（liàn）：白蔹，根呈卵形块状，数个相聚。

[3] Z156 荄（gāi）：草根。

Y259 青葙子

味苦，微寒。主邪气，皮肤中热，风搔身痒，杀三虫。子：名草决明，疗唇口青。一名草蒿，一名萋（qī）[1]蒿。生平谷[2]道旁。

《名医》曰：生道旁。三月三日采茎、叶，阴干。五月六日采子。

案:《魏略》[3]云：初平中有青牛先生[4]，常服青葙子。葙，当作箱字。

[1] Z468 萋（qī）:〔萋萋〕，形容草生长茂盛的样子。

[2] D158 平谷：夏商时期平谷属古燕国。周灭商后平谷属燕地。西汉时，汉高祖十二年始建平谷县，属渔阳郡。

[3] S108《魏略》：作者为魏·鱼豢，记载魏国的史书。

[4] R059 青牛先生：字正方，东汉末学者。

Y260 雚菌^[1]
guàn jūn

味咸，平。主心痛，温中，去长虫、白瘑（xiǎn）、蛲虫、蛇螫毒，癥瘕、诸虫。一名雚芦，生池泽。

《名医》曰：生东海及渤海[2]、章武[3]。八月采，阴干。

案:《尔雅·释草》云：渍（zhí）[4]雚，茵芝。《文选》[5]注引作菌。《声类》[6]云：渍雚，茵芝也，疑即此雚菌，或一名渍，一名芝，未敢定之。

[1] Y260 雚菌（guànjūn）：池泽中在芦苇根部出现的羊肚菌。

[2] D013 渤海：渤海郡，辖今河北省南皮县以东、黄骅市以南地区，东至海。

[3] D268 章武：章武郡，今河北省大城等地。

[4] Z800 渍（zhí）:①一种植物，即"菌芝"。②水名。③古州名。

[5] S110《文选》：作者为南北朝（梁）·萧统，中国现存最早的一部诗文总集。

[6] S085《声类》：作者为三国（魏）·李登，读音著作。

Y261 白芨

bái jī

Y261 白芨 白及

（《御览》作及）味苦，平。主痈肿、恶创、败疽，伤阴，死肌，胃中邪气，贼风鬼击，痱缓不收。一名甘根，一名连及草。生川谷。

《吴普》曰：神农：苦。黄帝：辛。李氏：大寒。雷公：辛，无毒。茎叶似生姜、藜芦。十月华，直上，紫赤，根白连。二月、八月、九月采。

《名医》曰：生北山[1]及宛朐及越山[2]。

案：隋《羊公服黄精法》[3]云：黄精，一名白及，亦为黄精别名。今《名医》别出黄精条。

[1] D010 北山：疑为北定山，在今河北省灵寿县。

[2] D262 越山：即越王山，在今江西省奉新县。

[3] S123《羊公服黄精法》：作者不详，道教书籍。

dà jǐ

Y262 大戟

味苦，寒。主蛊毒、十二水，肿、满、急痛，积聚，中风，皮肤疼痛，吐逆。一名邛（qióng）钜。（案：此无生川泽三字者，古或与泽漆为一条。）

《名医》曰：生常山。十二月采根，阴干。

案：《尔雅》云：荞，邛钜。郭璞云：今药草之大戟也。《淮南子·缪称训》云：大戟去水。

Y263 泽漆
zé qī

味苦，微寒。主皮肤热，大腹水气，四肢面目浮肿，丈夫阴气不足。生川泽。

《名医》曰：一名漆茎，大戟苗也。生太山。三月三日、七月七日采茎叶，阴干。

案：《广雅》云：柰茎，泽漆也。

Y264 茵芋
yīn yù

味苦，温。主五藏邪气，心腹寒热，羸瘦如疟状，发作有时，诸关节风湿痹痛。生川谷。

《吴普》曰：茵芋，一名卑共。微温，有毒。状如莽草而细软（《御览》）。

《名医》曰：一名莞（guān）草，一名卑共，生太山。三月三日采叶，阴干。

Y265 贯众
guànzhòng

味苦，微寒。主腹中邪热气，诸毒，杀三虫。一名贯节，一名贯渠，一名百头（《御览》作白），一名虎卷，一名扁符。生山谷。

《吴普》曰：贯众，一名贯来，一名贯中，一名渠母，一名贯钟，一名伯芹，一名药藻，一名扁符，一名黄钟。神农、岐伯：苦，有毒。桐君、扁鹊：苦。一经：甘，有毒。黄帝：咸，酸。一经：苦，无毒。叶黄两两相对。茎黑毛聚生。冬夏不老。四月华，八月实，黑聚相连，卷旁行生。三月、八月采根，五月采叶（《御览》）。

《名医》曰：一名伯萍，一名药藻。此谓草鸱（chī）[1]头。生元山[2]及冤句、少室山。二月、八月采根，阴干。

案：《说文》云：苧（zhōng），草也。《广雅》云：贯节，贯众也。《尔雅》云：泺（luò）[3]，贯众。郭璞云：叶，圆锐。茎，毛黑。布地，冬夏不死。一名贯渠。又上云：扁符，止。郭璞云：未详。据《经》云：一名篇符，即此也。《尔雅》当云：篇符，止。泺，贯众。

[1] Z067 鸱（chī）：古书上指鹞鹰。

[2] D259 元山：疑为玄山，古代传说产嘉禾的山。

[3] Z376 泺（luò）：〔泺水〕水名，在今山东省。

Y266 莞花 莞华
ráo huā

味苦，平，寒。主伤寒温疟，下十二水，破积聚、大坚、癥瘕，荡涤肠胃中留癖饮食、寒热、邪气，利水道。生川谷。

《名医》曰：生咸阳及河南中牟[1]。六月采华，阴干。

[1] D274 中牟：赵国都城，在今河南省中牟县东。

Y267 牙子 _{yá zǐ} 狼牙

味苦，寒。主邪气、热气，疥搔、恶疡、创痔，去白虫。一名狼牙，生川谷。

《吴普》曰：狼牙，一名支兰，一名狼齿，一名犬牙，一名抱子。神农、黄帝：苦，有毒。桐君：或咸。岐伯、雷公、扁鹊：苦，无毒。生冤句。叶青，根黄赤，六月、七月华，八月实黑。正月、八月采根（《御览》）。

《名医》曰：一名狼齿，一名狼子，一名犬牙。生淮南[1]及冤句。八月采根，暴干。

案:《范子计然》云：狼牙，出三辅。色白者善。

[1] D086 淮南：淮南郡，秦朝至隋的一个郡级行政区划，大致在今安徽省寿县。

Y268 羊踯躅 _{yáng zhí zhú}

味辛，温。主贼风在皮肤中淫淫痛，温疟，恶毒，诸痹。生川谷。

《吴普》曰：羊踯躅华。神农、雷公：辛，有毒。生淮南。治贼风、恶毒，诸邪气（《御览》）。

《名医》曰：一名玉支，生太行山[1]及淮南山。三月采华，阴干。

案:《广雅》云：羊踯躅，英（jué）光也。《古今注》云：羊踯躅华，黄羊食之则死。羊见之则踯躅分散，故名羊踯躅。陶弘景云：花苗似鹿葱。

[1] D206 太行山：中国东部地区的重要山脉。

Y269 芫花 yuán huā 芫华

味辛，温。主欬逆上气，喉鸣、喘，咽肿短气，蛊毒、鬼疟，疝瘕、痈肿，杀虫鱼。一名去水。生川谷。（旧在木部，非。）

《吴普》曰：芫华，一名去水，一名败华，一名儿草根，一名黄大戟。神农、黄帝：有毒。扁鹊、岐伯：苦。李氏：大寒。二月生，叶青，加厚则黑。华有紫、赤、白者。三月实落尽，叶乃生。三月、五月采华。芫华根，一名赤芫根。神农、雷公：苦，有毒。生邯郸，九月、八月采，阴干。久服令人洩。可用毒鱼（《御览》，亦见《图经》[1]节文）。

《名医》曰：一名毒鱼，一名杜芫。其根名蜀桑，可用毒鱼。生淮源[2]。三月三日采药，阴干。

案：《说文》云：芫，鱼毒也。《尔雅》云：杬[3]（yuán），鱼毒。郭璞云：杬，大木。子，似栗，生南方，皮厚，汁赤，中藏卵果。《范子计然》云：芫华，出三辅。《史记·仓公传》：临菑女子病蛲瘕，饮以芫华一撮，出蛲可数升，病已。颜师古注《急就篇》云：郭景纯说，误耳。其生南方，用藏卵果，自别一杬木，乃左思[4]所云：緜（mián）[5]杬，杶（chūn）[6]栌（lú）[7]者耳，非毒鱼之杬。

[1] S106《图经》：本草著作，见于《新修本草》。

[2] D088 淮源：疑为河南省、湖北省边界地区。

[3] Z762 杬：① yuán，古书上说的乔木。② yuán，古同"芫"。③ wán，按摩。

[4] R107 左思：字太冲。西晋文学家。

[5] Z403 緜（mián）：同"绵"。

[6] Z087 杶（chūn）：古同"椿"，香椿。

[7] Z369 栌（lú）：落叶灌木，花黄绿色，秋天变红，通称"黄栌"。

Y270 商陆

^{shāng lù}

味辛，平。主水张、疝瘕痹，熨除痈肿，杀鬼精物。一名葛（yì）[1]根，一名夜呼。生川谷。

《名医》曰：如人行者，有神。生咸阳。

案：《说文》：葛草，枝枝相值，叶叶相当。《广雅》云：常蓼，马尾，蔏（shāng）[2]陆也。《尔雅》云：蓫薚（tāng）[3]，马尾。郭璞云：今关西[4]亦呼为薚，江东为当陆也。《周易·夬（guài）[5]》云：苋陆夬夬。郑玄云：苋陆，商陆也。盖薚，即葛俗字。商，即葛假音。

[1] Z717 葛（yì）：人名。

[2] Z535 蔏（shāng）：〔蔏蒌〕一种水生蒿草，即"白蒿"。

[3] 蓫 Z582 薚（tāng）：即"商陆"，多年生草本植物，根入药。

[4] D060 关西：指函谷关以西的地方。

[5] Z177 夬（guài）：分决。

Y271 羊蹄

^{yáng tí}

味苦，寒。主头秃、疥搔，除热，女子阴蚀（《御览》此四字作无字）。一名东方宿，一名连虫陆，一名鬼目。生川泽。

《名医》曰：名蓄。生陈留[1]。

案：《说文》云：蓳（lí），草也，声读若厘。藋，蓳草也。芨，蓳草也。《广雅》云：蓳，羊蹄也。《毛诗》云：言采其蓫。《笺》云：蓫，牛蘈也。陆德明云：本又作蓄。陆玑云：今人谓之羊蹄。陶弘景云：今人呼秃菜，即是蓄音之讹（é）。《诗》云：言采其蓄。

按：陆英，疑即此草之华，此草一名连虫陆，又，陆英即蒴藋（shuòzhuó），一名堇也。亦苦寒。

[1] D020 陈留：陈留郡，今河南省民权、宁陵一带。

Y272 萹蓄
bān xù

味辛，平。主浸淫、疥搔疽痔，杀三虫（《御览》引云：一名萹竹。《大观本》无文）。生山谷。

《吴普》曰：萹蓄，一名蓄辩，一名萹蔓（《御览》）。

《名医》曰：生东莱[1]。五月采，阴干。

案：《说文》云：萹，萹茿（zhú）[2]也。茿，萹茿也，薄（dú）[3]水萹。薄，声读若督。《尔雅》云：竹，萹蓄。郭璞云：似小藜，赤茎节。好生道旁。可食，又杀虫。《毛诗》云：绿竹猗猗（yīyī）。《传》云：竹，萹竹也。《韩诗》薄云：薄，萹茿也。《石经》[4]同。

[1] D037 东莱：今山东省胶莱河一带。

[2] 萹 Z826 茿（zhú）：一种中药草，亦称"萹蓄""扁竹"。

[3] Z118 薄（dú）：同"竹"。

[4] S087《石经》：熹平四年，蔡邕与堂溪典、杨赐、马日磾、张驯、韩说、单飏等人，奏请正定《六经》的文字，灵帝予以批准，此即中国第一部石经《熹平石经》（又称《汉石经》《一体石经》）。

Y273 狼毒 (láng dú)

　　味辛，平。主欬逆上气，破积聚、饮食、寒热，水气、恶创，鼠瘘、疽蚀，鬼精、蛊毒，杀飞鸟、走兽。一名续毒。生山谷。

　　《名医》曰：生秦亭[1]及奉高。二月、八月采根，阴干。

　　案:《广雅》云：狼毒也（疑上脱续毒二字）。《中山经》云：大騩（guī）之山[2]有草焉，其状如蓍而毛，青华而白实，其名曰狼（láng）[3]，服之不夭，可以为腹病。

[1] D174 秦亭：今甘肃省天水市清水县。

[2] D026 大騩（guī）之山：《山海经》中的山名，在今河南省新密市。

　　Z184 騩：同"騩"。毛浅黑色的马。

[3] Z315 狼（láng）：狼毒。《山海经》云："大騩之山有草焉……其名曰狼。"

Y274 鬼臼 (guǐ jiù)

　　味辛，温。主杀蛊毒鬼注、精物，辟恶气不祥，逐邪，解百毒。一名爵犀，一名马目毒公，一名九臼。生山谷。

　　《吴普》曰：一名九臼，一名天臼，一名雀犀，一名马目公，一名解毒。生九真山谷及冤句，二月、八月采根（《御览》）。

　　《名医》曰：一名天臼，一名解毒，生九真及冤句，二月、八月采根。

Y275 白头翁

味苦，温。主温疟、狂易、寒热、癥瘕、积聚、瘿气，逐血、止痛，疗金创。一名野丈人，一名胡王使者。生山谷。

《吴普》曰：白头翁，一名野丈人，一名奈河草。神农、扁鹊：苦，无毒。生嵩山川谷。破气狂寒热，止痛（《御览》）。

《名医》曰：一名奈河草，生高山及田野。四月采。

案：陶弘景云：近根处有白茸，状似人白头，故以为名。

Y276 羊桃
yáng táo

味苦，寒。主㶿（biāo）[1] 热，身暴赤色，风水积聚，恶疡。除小儿热。一名鬼桃，一名羊肠。生川谷。

《名医》曰：一名苌楚，一名御弋，一名铫[2]（tiáo）弋。生山林及田野，二月采，阴干。

案：《说文》云：苌，苌楚，铫弋，一名羊桃。《广雅》云：鬼桃、铫弋，羊桃也。《中山经》云：丰山[3]多羊桃，状如桃而方，茎可以为皮张。《尔雅》云：长楚，姚芅。郭璞云：今羊桃也，或曰鬼桃。叶似桃。华白。子如小麦，亦似桃。《毛诗》云：隰（xí）有苌楚。《传》云：苌楚，铫弋也。陆玑云：今羊桃是也，叶长而狭，华紫赤色，其枝、茎弱，过一尺，引蔓于草上。今人以为汲灌，重而善没，不如杨柳也。近下根，刀切其皮，著热灰中，脱之，可韬笔管。

[1] Z027㶿（biāo）：飞迸的火焰。

[2] Z591 铫：① tiáo，古代兵器，像矛。② diào，煮水器。③ yáo，大锄。

[3] D049 丰山：在今河南省南阳市东北三十里。

Y277 女青^{nǔ qīng} [1]

味辛，平。主蛊毒，逐邪恶气，杀鬼温疟，辟（bì）不祥。一名雀瓢（《御览》作翾（xuān）[2]）。

《吴普》曰：女青，一名霍由祇（zhī）。神农、黄帝：辛（《御览》）。

《名医》曰：蛇衔根也。生朱崖，八月采，阴干。

案：《广雅》云：女青，乌葛也。《尔雅》云：藋（guàn），芄兰。郭璞云：藋芄蔓生。断之，有白汁，可啖。《毛诗》云：芄兰之支。《传》云：芄兰草也。陆玑云：一名萝摩。幽州人谓之雀瓢。《别录》云：雀瓢白汁，注虫蛇毒，即女青苗汁也。《唐本草》别出萝摩条。

[1] Y277 女青（nǔqīng）：即芄（wán）兰，多年生草质藤本植物，籽实、茎可供药用。

[2] Z687 翾（xuān）：轻柔地（飞）。

Y278 连翘^{lián qiào}

味苦，平。主寒热、鼠瘘，瘰疬、痈肿，恶创，瘿瘤，结热蛊毒。一名异翘，一名兰华，一名折根，一名轵（zhǐ）[1]，一名三廉。生山谷。

《名医》曰：一名折根，生太山，八月采，阴干。

案:《尔雅》云：连，异翘。郭璞云：一名连苕，又名连草。

[1] Z812 轵（zhǐ）：古代指车毂外端的小孔。

Y279 石下长卿
shí xià chángqīng

味咸，平，有毒。治鬼注精物，邪恶气，杀百精蛊毒，老魅注易，亡走，啼哭，悲伤恍惚。一名徐长卿。生池泽、山谷。

有毒。生陇西山谷。

Y280 闾茹[1] 蔺茹
lú rú

（《御览》作闾，是）味辛，寒。主蚀恶肉、败创、死肌，杀疥虫，排脓恶血，除大风，善忘不乐。生川谷。

《吴普》曰：闾茹，一名离楼，一名屈居。神农：辛。岐伯：酸、咸，有毒。李氏：大寒。二月采。叶圆黄，高四五尺。叶四四相当。四月华黄，五月实黑，根黄，有汁，亦同黄。三月、五月采根。黑头者良（《御览》）。

《名医》曰：一名屈据，一名离娄，生代郡。五月采，阴干。

案:《广雅》云：屈居，芦茹也。《范子计然》云：闾茹，出武都。黄色者善。

[1] Y280 闾茹（lúrú）：闾茹为大戟科狼毒大戟之根，其皮黄。还有一种草闾茹，其皮白，亦称为白闾茹，为大戟科月腺大戟之根。

Y281 乌韭 _{wū jiǔ} 垣衣

味甘，寒。主皮肤往来寒热，利小肠膀胱气。生山谷石上。

案：《广雅》云：昔邪，乌韭也。在屋曰昔邪，在墙曰垣（yuán）衣。《西山经》云：萆（bì）荔，状如乌韭。《唐本》注云：即石衣也，亦名石苔，又名石发。

按：《广雅》又云：石发，石衣也，未知是一否。

Y282 鹿藿 _{lù huò}

味苦，平。主蛊毒，女子腰腹痛，不乐，肠痈、瘰疬（《御览》作历）、疡气。生山谷。

《名医》曰：生汶山。

案：《说文》云：藨（biāo）[1]，鹿藿也，读若剽。《广雅》云：藨，鹿藿也。《尔雅》云：蔨（juàn）[2]，鹿藿（huò）[3]。其实，莥（niǔ）[4]。郭璞云：今鹿豆也。叶似大豆，根黄而香，蔓延生。

[1] Z026 藨（biāo）：此指"鹿藿"，草本植物，叶似大豆，亦称"鹿豆"。
[2] Z290 蔨（juàn）：即"鹿藿"。
[3] 鹿 Z228 藿（huò）：即"鹿藿"。
[4] Z428 莥（niǔ）：鹿豆，鹿藿的种子。

Y283 蚤休 ^{zǎo xiū}

味苦，微寒。主惊痫、摇头弄舌，热气在腹中，癫疾痈创，阴蚀，下三虫，去蛇毒。一名蚩（chī）[1]休。生川谷。

《名医》曰：生山阳及冤句。

案：郑樵云：蚤休，曰螫休，曰重楼金线，曰重台，曰草甘遂，今人谓之紫河车。服食家所用，而茎叶亦可爱。多植庭院间。

[1] Z070 蚩（chī）：①无知。②同"嗤"，讥笑。③同"媸"，丑陋。

Y284 石长生 ^{shí chángshēng}

味咸，微寒。主寒热、恶创、火热，辟鬼气不祥（《御览》作辟恶气、不祥、鬼毒）。一名丹草（《御览》引云：丹沙草）。生山谷。

《吴普》曰：石长生。神农：苦。雷公：辛。一经：甘。生咸阳（《御览》）。
《名医》曰：生咸阳。

Y285 荩草[1] ^{jìn cǎo}

味苦，平，主久咳、上气喘逆，久寒，惊悸，痂疥白秃，疡气，杀皮肤小虫。生山谷。

《吴普》曰：王刍，一名黄草。神农、雷公曰：生太山山谷。治身热邪气，小儿身热气（《御览》）。

《名医》曰：可以染黄，作金色，生青衣。九月、十月采。

案:《说文》云：荩草也。菉（lù）[2]，王刍也。《尔雅》云：菉，王刍。郭璞云：菉，蓐（rù）[3]也，今呼鸱（chī）脚莎（suō）。《毛诗》云：绿竹猗猗（yīyī）。《传》云：菉，王刍也。《唐本》注云：荩草，俗名菉蓐草。《尔雅》所谓王刍。

[1] Y285 荩草（jìncǎo）：禾本科植物荩草的全草。

[2] Z371 菉（lù）：〔菉竹〕荩草别名。

[3] Z518 蓐（rù）：陈草复生，引申为草垫子、草席。

Y286 牛扁 [1]

（niú biǎn）

味甘，微寒。主身皮创热气，可作浴汤。杀牛虱小虫，又疗牛病。生川谷。

《名医》曰：生桂阳[2]。

案：陶弘景云：太常贮，名扁特，或名扁毒。

[1] Y286 牛扁（niúbiǎn）：毛茛科植物牛扁的根。

[2] D064 桂阳：桂阳郡，今湖南省郴州市。

Y287 夏枯草

（xià kū cǎo）

味苦，辛，寒。主寒热、瘰疬、鼠瘘、头创，破癥，散瘿结气、脚肿湿痹。轻身。一名夕句，一名乃东。生川谷。

《名医》曰：一名燕面。生蜀郡。四月采。

Y288 败酱 bài jiàng

味苦，平。主暴热火创、赤气，疥搔疽痔，马鞍热气。一名鹿肠。生川谷。

《名医》曰：一名鹿首，一名马草，一名泽败。生江夏[1]。八月采根，暴干。案:《范子计然》云：败酱，出三辅。陶弘景云：气如败酱，故以为名。

[1] D098 江夏：江夏郡，今湖北省鄂州市。

Y289 白薇 bái wēi

味苦，平。主暴中风，身热肢满，忽忽不知人，狂惑，邪气，寒热酸疼[1]（téng），温疟洗洗发作有时。生川谷。

《名医》曰：一名白幕，一名微草，一名春草，一名骨美。生平原。三月三日采根，阴干。

[1] Z583 疼：① téng，古同"疼"。② chóng，病。

Y290 积雪草

^{jī xuě cǎo}

味苦，寒。主大热，恶创，痈疽，浸淫，赤𤸃，皮肤赤，身热。生川谷。

《名医》曰：生荆州。

案：陶弘景云：荆楚人以叶如钱，谓为地钱草。徐仪[1]《药图》[2]名连钱草。《本草图经》云：咸、洛二京亦有，或名胡薄荷。

[1] R085 徐仪：生卒平不详，撰有《药图》。

[2] S126《药图》：《新修本草》原指三部分文献而言，即《本草》《药图》《图经》。

Y291 蜀羊泉

^{shǔ yángquán}

味苦，微寒。主头秃，恶创热气，疥搔、痂癣虫，疗龋齿。生川谷。

《名医》曰：一名羊泉，一名饴。生蜀郡。

案：《广雅》云：柒姑，艾但鹿何，泽翱（gé）[1]也。《唐本》注云：此草一名漆姑。

[1] Z165 翱（gé）：《广雅》：翱䩵，翼也。《玉篇》：羽也。

上草部。下品五十一种。

《神农本草经》精注易读本

下品　木部

Y292 巴豆 bā dòu

味辛，温。主伤寒，温疟寒热，破癥瘕结聚、坚积留饮、痰癖。大腹水张，荡练五藏六府，开通闭塞，利水谷道，去恶肉，除鬼毒、蛊疰、邪物（《御览》作鬼毒邪注），杀虫鱼。一名巴叔（古作椒，《御览》作菽（shū）[1]）。生川谷。

《吴普》曰：巴豆，一名巴菽。神农、岐伯、桐君：辛，有毒。黄帝：甘，有毒。李氏：主温热寒。叶如大豆。八月采（《御览》）。

《名医》曰：生巴郡，八月采，阴干，用之，去心皮。

案：《广雅》云：巴尗（shú）[2]，巴豆也。《列仙传》云：玄俗[3]饵巴豆。《淮南子·说林训》云：鱼食巴菽而死，人食之而肥。

[1] Z563 菽（shū）：豆的总称。

[2] Z558 尗（shú）：同"菽"。豆的总称。

[3] R086 玄俗：中国民间传说中的神仙。

Y293 蜀椒 蜀茶，花椒

shǔ jiāo

味辛，温。主邪气、欬逆，温中，逐骨节，皮肤死肌，寒湿痹痛，下气。久服之，头不白、轻身、增年。生川谷。

《名医》曰：一名巴椒，一名蓎藙（tángyì）。生武都及巴郡。八月采实，阴干。

案:《范子计然》云：蜀椒，出武都。赤色者善。陆玑云：蜀人作荼，又见秦椒，即《尔雅》荥（qiú）。陶弘景云：俗呼为樛。

Y294 皂荚

zào jiá

味辛、咸，温。主风痹、死肌、邪气，风头、泪出，利九窍，杀精物。生川谷。

《名医》曰：生壅州及鲁邹县[1]。如猪牙者良。九月、十月采，阴干。

案:《说文》云：荚，草实。《范子计然》云：皂荚，出三辅。上价一枚一钱。《广志》曰：鸡栖（qī）子，皁荚也（《御览》）。皁（zào）[2]，即草省文。

[1] D282 邹县：邹城，今山东省西南部。

[2] Z774 皁（zào）：同“皂”。

Y295 楝实 川楝子

liàn shí

味苦，寒。主温疾伤寒，大热烦狂，杀三虫、疥疡，利小便水道。

生山谷。

《名医》曰：生荆山。

案：《说文》云：楝，木也。《中山经》云：其实如楝。郭璞云：楝，木名。子如指头，白而黏，可以浣衣也。《淮南子·时则训》云：七月，其树楝。高诱云：楝实，凤凰所食，今雒（luò）城旁有楝树。实，秋熟。

Y296 郁李仁
yù lǐ rén

味酸，平。主大腹水肿，面目四肢浮肿，利小便水道。根：主齿龂[1]（yín）肿，龋齿，坚齿。一名爵李。生高山、川谷及邱陵上。

《吴普》曰：郁李，一名雀李，一名车下李，一名棣（dì）[2]（《御览》）。

《名医》曰：一名车下李，一名棣。生高山及邱陵上。五月、六月采根。

案：《说文》云：棣，白棣也。《广雅》云：山李，雀其，爵（jué）[3]也。《尔雅》云：常棣，棣。郭璞云：今关西有棣树，子如樱桃可食。《毛诗》云：六月食郁。《传》云：郁，棣属。刘桢《毛诗·义问》云：常棣之树，高五六尺，其实大如李，正赤，食之甜。又《诗》云：常棣之华。《传》云：常棣，棣也。陆玑云：奥李，一名雀李，一曰车下李，所在山中皆有。其华，或白或赤，六月中成，实大子如李子，可食。沈括《补笔谈》云：晋宫阁铭曰：华林园中有车下李三百一十四株，奠（yù）李一株。

[1] Z734 龂：①yín，同"龈"。②kěn，古同"龈"。③yǎn，同"龂"。笑貌。

[2] Z106 棣（dì）：〔棣棠〕落叶灌木，花黄色，果实黑色，供观赏。

[3] Z295 爵（jué）：古同"爵"。

Y297 莽草

mǎng cǎo

味辛，温。主风头痛肿、乳痛、疝瘕，除结气、疥搔（《御览》有痈疮二字），杀虫鱼。生山谷。

《吴普》曰：莽草，一名春草。神农：辛。雷公、桐君：苦，有毒。生上谷山谷中或冤句。五月采。治风（《御览》）。

《名医》曰：一名葞（mǐ）[1]，一名春草。生上谷及冤句。五月采叶，阴干。

案：《中山经》云：朝歌之山[2]有草焉，名曰莽草，可以毒鱼。又葂（jiān）山[3]有木焉，其状如棠而赤，叶可以毒鱼。《尔雅》云：葞，春草。郭璞云：一名芒草。《本草》云：《周礼》云：翦（jiǎn）氏掌除蠹物，以莽草薰之。《范子计然》云：莽草，出三辅者善。陶弘景云：字亦作茵。

[1] Z402 葞（mǐ）：莽草。

[2] D017 朝歌之山：《山海经》中的山名，今地不详。

[3] D094 葂（jiān）山：《山海经》中的山名，位于今山东省临沂市。

    Z258 葂：兰草。

Y298 雷丸

léi wán

（《御览》作雷公丸）味苦，寒。主杀三虫，逐毒气、胃中热。利丈夫，不利女子。作摩膏，除小儿百病（《御览》引云：一名雷矢。《大观本》作黑字）。生山谷。

《吴普》曰：雷丸。神农：苦。黄帝、岐伯、桐君：甘，有毒。扁鹊：甘，无毒。李氏：大寒（《御览》引云：一名雷实。或生汉中。八月采）。

《名医》曰：一名雷矢，一名雷实。生石城及汉中土中。八月采根，暴干。

案:《范子计然》云：雷矢，出汉中。色白者善。

Y299 梓白皮

味苦，寒。主热，去三虫。叶：捣，傅猪创，饲猪，肥大三倍。生山谷。

《名医》曰：生河内。

案:《说文》云：梓，楸（qiū）[1]也，或作榟（zǐ）[2]，椅梓也。楸，梓也。槚（jiǎ），楸也。《尔雅》云：槐小叶曰榎（jiǎ）[3]。郭璞云：槐当为楸。楸细叶者为榎。又大而皵（què）[4]，楸。郭璞云：老乃皮粗，皵者为楸。又椅梓。郭璞云：即楸。《毛诗》云：椅，桐梓漆。《传》云：椅，梓属。陆玑云：梓者，楸之疏理白色而生子者，曰梓，梓实。桐皮，曰椅。

[1] Z499 楸（qiū）：落叶乔木，干高叶大，亦可做器具。

[2] Z844 榟（zǐ）：古同"梓"。

[3] Z246 榎（jiǎ）：古同"槚"。①茶树的古称。②楸树的别称。

[4] Z507 皵（què）：①皮肤皲裂。②树皮粗糙坼裂。

Y300 桐叶
<small>tóng yè</small>

　　味苦，寒。主恶蚀创著阴。皮：主五痔，杀三虫。华：主傅猪创，饲猪，肥大三倍。生山谷。

　　《名医》曰：生桐柏山。

　　案：《说文》云：桐，荣也。梧，梧桐木，一名榇（chèn）[1]。《尔雅》云：榇梧。郭璞云：今梧桐。又荣桐木。郭璞云：即梧桐。《毛诗》云：梧桐生矣。《传》云：梧桐，柔木也。

　　[1] Z060 榇（chèn）：棺材。古代多以梧桐木做棺，故为梧桐的别称。

Y301 药实根
<small>yào shí gēn</small>

　　味辛，温。主邪气，诸痹疼酸，续绝伤，补骨髓。一名连木。生山谷。

　　《名医》曰：生蜀郡。采无时。

　　案：《广雅》云：贝父，药实也。

Y302 黄环 [1] <small>紫藤</small>
<small>huánghuán</small>

　　味苦，平。主蛊毒、鬼注、鬼魅、邪气在藏中，除欬逆寒热。一名凌泉，一名大就。生山谷。

《吴普》曰：蜀，黄环，一名生刍，一名根韭。神农、黄帝、岐伯、桐君、扁鹊：辛。一经：味苦，有毒。二月生。初出正赤，高二尺。叶黄，员端，大茎，叶有汗，黄白。五月实员，三月采根。根黄，从理如车辐，解治蛊毒（《御览》）。

《名医》曰：生蜀郡。三月采根，阴干。

案：《蜀都赋》有黄环。刘逵云：黄环，出蜀郡。沈括《补笔谈》云：黄镮（huán），即今朱藤也。天下皆有，叶如槐，其华穗悬紫色如葛，华可作菜食，火不熟，亦有小毒。京师人家园圃中，作大架种之，谓之紫藤华者，是也。

[1] Y302 黄环（huánghuán）：豆科植物紫藤的茎或茎皮。

Y303 溲疏 sōu shū [1]

味辛，寒。主身皮肤中热，除邪气，止遗溺，可作浴汤。生山谷及田野、故邱墟地。

《名医》曰：一名巨骨。生熊耳山。四月采。

案：李当之云：溲疏，一名杨栌，一名牡荆，一名空疏。皮白，中空，时时有节。子似枸杞。子：冬日熟，色赤，味甘、苦。

[1] Y303 溲疏（sōushū）：虎耳草科植物溲疏的果实。

Y304 鼠李 shǔ lǐ

主寒热，瘰疬创。生田野。

《吴普》曰：鼠李，一名牛李（《御览》）。

《名医》曰：一名牛李，一名鼠梓，一名啤。采无时。

案：《说文》云：梗（yú）[1]，鼠梓木。《尔雅》云：梗，鼠梓。郭璞云：楸属也，今江东有虎梓。《毛诗》云：北山有梗。《传》云：梗，鼠梓。据《名医》名鼠梓，未知是此否？《唐本》注云：一名赵李，一名皁（zào）李，一名乌槎（chá）[2]。

[1] Z743 梗（yú）：古书上说的一种楸树。

[2] Z042 槎（chá）：①木筏。②同"茬"。

Y305 彼子^{bǐ zi} [1]

味甘，温。主腹中邪气，去三虫、蛇螫、蛊毒、鬼注、伏尸。生山谷（旧在《唐本》退中）。

《名医》曰：生永昌。

案：陶弘景云：方家，从来无用此者。古今诸医及药家，子不复识。又，一名罴（pí）[2]子，不知其形何类也。掌禹锡云：树，似杉。子，如槟榔。《本经》虫部云：彼子。苏注云：彼字合从木。《尔雅》云：彼，一名棑（bèi）[3]。

[1] Y305 彼子（bǐzi）：红豆杉科植物榧的干燥成熟种子。

[2] Z442 罴（pí）：熊的一种，即棕熊，又叫马熊，能爬树，会游泳。

[3] Z011 棑（bèi）：古书上说的一种树。

上木部。下品十四种。

下品　谷部

Y306　桃核仁 桃仁
tāo hé rén

味苦，平。主瘀血、血闭、癥瘕，邪气，杀小虫。桃华：杀疰恶鬼，令人好颜色。桃枭（xiāo）[1]：微温。主杀百鬼精物（《初学记》引云：枭桃在树不落，杀百鬼）。桃毛：主下血瘕，寒热积聚，无子。桃蠹：杀鬼邪恶不祥。生川谷。

《名医》曰：桃核，七月采，取仁，阴干。花，三月三日采，阴干。桃枭，一名桃奴，一名枭景。是实著树不落。实中者，正月采之。桃蠹，食桃树虫也。生太山。

案：《说文》云：桃，果也。《玉篇》云：桃，毛果也。《尔雅》云：桃李丑核。郭璞云：子中有核仁。孙炎云：桃李之实，类皆有核。

[1] Z659 枭（xiāo）：①一种与鸱鸺相似的鸟。②古代刑罚。

Y307 杏核仁 _{xìng hé rén} 杏仁

味甘，温。主欬逆上气，雷鸣，喉痹下气，产乳，金创、寒心、贲豚。生川谷。

《名医》曰：生晋山。

案:《说文》云：杏，果也。《管子·地员篇》云：五沃之土，其木宜杏。高诱注《淮南子》云：杏，有窍在中。

Y308 假苏 _{jiǎ sū} 荆芥

味辛，温。主寒热鼠瘘，瘰疬生创，破结聚气，下瘀血，除湿痹。一名鼠蓂。生川泽（旧在菜部，今移）。

《吴普》曰：假苏，一名鼠实，一名姜芥也（《御览》），名荆芥，叶似落藜而细，蜀中生噉（dàn）[1]之（《蜀本》注）。

《名医》曰：一名姜芥。生汉中。

案：陶弘景云：即荆芥也，姜、荆，声讹（é）耳。先居草部中。今人食之，录在菜部中也。

[1] Z096 噉（dàn）：同"啖"。吃或给人吃。

Y309 苦瓠

_{kǔ hù}

味苦，寒。主大水，面目四肢浮肿，下水，令人吐。生平泽。

《名医》曰：生晋地。

案：《说文》云：瓠匏（páo）[1]，匏瓠也。《广雅》云：匏，瓠也。《尔雅》云：瓠棲（xī）[2]瓣。《毛诗》云：瓠有苦叶。《传》云：匏，谓之瓠。又八月断壶。《传》云：壶，瓠也。《古今注》云：瓠，壶芦也。壶芦，瓠之无柄者。瓠，有柄者。又云：瓢，瓠也。其揔（hū）[3]曰匏。瓠则别名。

[1] Z435 匏（páo）：〔匏瓜〕，草本植物或植物的果实，均俗称"瓢葫芦"。

[2] Z646 棲（xī）：同"栖"。

[3] Z848 揔（hū）：同"搅"。①击。②拂去尘土。

Y310 大豆黄卷 附：生大豆，赤小豆

_{dà dòu huáng juǎn}

味甘，平。主湿痹，筋挛，膝痛。生大豆：涂痈肿，煮汁饮，杀鬼毒，止痛。赤小豆：主下水，排痈肿脓血。生平泽。

《吴普》曰：大豆黄卷。神农、黄帝、雷公：无毒。采无时。去面皯。得前胡、乌啄、杏子、牡蛎、天雄、鼠屎，共蜜和，佳。不欲海藻、龙胆。此法，大豆初出黄土芽是也。生大豆。神农、岐伯：生、熟，寒。九月采。杀乌豆毒，并不用元参。赤小豆。神农、黄帝：咸。雷公：甘。九月采（《御览》）。

《名医》曰：生大山。九月采。

案：《说文》云：尗（shú），豆也，象尗豆生形。荅（dá）[1]，小尗（shú）也。

藿，未之少也。《广雅》云：大豆，未也。小豆，荅也。豆角，谓之荚。其叶，谓之藿。《尔雅》云：戎叔，谓之荏叔。孙炎云：大豆也。

[1] Z095 荅（dá）：小豆。

Y311 腐婢^{fǔ bì}[1]

味辛，平。主痎疟，寒热、邪气，泄利，阴不起，病酒头痛。生汉中。

《吴普》曰：小豆华，一名腐婢（旧作付月，误）。神农：甘，毒。七月采，阴干四十日。治头痛，止渴（《御览》）。

《名医》曰：生汉中，即小豆华也。七月采，阴干。

[1] Y311 腐婢（fǔbì）：马鞭草科植物腐婢树（豆腐柴）的茎、叶。

上谷部。下品六种。

下品　石部

Y312 石胆 ^{shí dǎn} 胆矾

味酸，寒。主明目，目痛，金创，诸痫痓，女子阴蚀痛，石淋寒热，崩中下血，诸邪毒气，令人有子。鍊饵服之，不老。久服增寿、神仙。能化铁为铜，成金银（《御览》引作合成）。一名毕石，生山谷。

《吴普》曰：石胆。神农：酸，小寒。李氏：大寒。桐君：辛，有毒。扁鹊：苦，无毒。（《御览》引云：一名黑石，一名铜勒。生羌道或句（gōu）青山[1]，二月庚子、辛丑采。）

《名医》曰：一名黑石，一名碁（qí）石[2]，一名铜勒。生羌道、羌里[3]、句青山。二月庚子、辛丑日采。

案：《范子计然》云：石胆，出陇西、羌道。陶弘景云：《仙经》一名立制石。《周礼·疡医》：凡疗疡，以五毒攻之。郑云：今医方有五毒之药，作之合黄垫（wǔ）[4]，置石胆、丹砂、雄黄、礜石、慈石其中，烧之三日三夜，其烟上著，以鸡羽扫取之，以注创，恶肉破骨则尽出。《图经》曰：故翰林学士杨亿尝笔记直史馆杨嵎（yú）[5]，有疡生于颊，人语之，依郑法合烧，药成。注之疮中，遂愈。信古方攻病之速也。

[1] D058 句（gōu）青山：即"勾青山"，今地不详。

[2] Z464 碁（qí）石：石质棋子。碁，同"棋"。

[3] D170 羌里：秦汉时指羌族人居住的地区。

[4] Z630 鳌（wǔ）：瓦器，供煎药用。

[5] Z744 嵎（yú）：①山弯曲的地方。②同"隅"，角落或靠边的地方。

Y313 雄黄 xiónghuáng

味苦，平，寒。主寒热，鼠瘘恶创，疽痔死肌，杀精物、恶鬼、邪气、百虫毒，胜五兵。鍊食之，轻身、神仙。一名黄金石。生山谷。

《吴普》曰：雄黄。神农：苦。山阴有丹雄黄，生山之阳，故曰雄，是丹之雄，所以名雄黄也。

《名医》曰：生武都敦煌山之阳。采无时。

案：《西山经》云：高山其下多雄黄。郭璞云：晋太兴三年，高平郡[1]界有山崩，其中出数千斤雄黄。《抱朴子·仙药篇》云：雄黄，当得武都山所出者，纯而无杂，其赤如鸡冠，光明晔（yè）晔，可用耳。其但纯黄似雄黄，色无赤光者，不任以作仙药，可以合理病药耳。

[1] D055 高平郡：今山西省高平市。

Y314 雌黄 cí huáng

味辛，平。主恶创、头秃痂疥，杀毒虫虱，身痒，邪气、诸毒。炼

之，久服轻身、增年、不老。生山谷。

《名医》曰：生武都，与雄黄同山生。其阴山有金，金精熏，则生雌黄。采无时。

Y315 水银

^{shuǐ yín}

味辛，寒。主疥瘘痂疡、白秃，杀皮肤中虱，堕胎，除热。杀金、银、铜、锡毒，熔化还复为丹。久服神仙、不死。生平土。

《名医》曰：一名汞。生符陵，出于丹砂。

案：《说文》云：澒（gǒng），丹砂所作为水银也。《广雅》云：水银谓之汞。《淮南子·墜（dì）形训》云：白礜九百岁生白澒，白澒九百岁生白金。高诱云：白澒，水银也。

Y316 肤青

^{fū qīng}

味辛，平。主蛊毒及蛇、菜、肉诸毒，恶创。生川谷。

《名医》曰：一名推青，一名推石。生益州。

案：陶弘景云：俗方及《仙经》并无用此者，亦相与不复识。

Y317 凝水石
níng shuǐ shí

　　味辛，寒。主身热，腹中积聚、邪气，皮中如火烧烦满，水饮之。久服不饥。一名白水石。生山谷。

　　《吴普》曰：神农：辛。岐伯、医和、扁鹊：甘，无毒。李氏：大寒。或生邯郸。采无时。如云母色。（《御览》引云：一名寒水石。）

　　《名医》曰：一名寒水石，一名凌水石，盐之精也。生常山，又中水县[1]及邯郸。《范子计然》云：水石，出河东。色泽者善。

　　[1] D277 中水县：今河北省献县西北三十里。

Y318 铁落 附：铁精，铁
tiě luò

　　味辛，平。主风热恶创，疡疽创痂，疥气在皮肤中。铁精：平，主明目，化铜。铁：主坚肌耐痛。生平泽（旧为三条，今并）。

　　《名医》曰：铁落，一名铁液。可以染皂（zào）。生牧羊及祊（bēng）城[1]或析城[2]。采无时。

　　案:《说文》云：铁，黑金也，或省作铁，古文作銕（tiě）[3]。

　　[1] D012 祊（bēng）城：春秋郑邑，今山东省费县。
　　[2] D224 析城：今山西省晋城市阳城县。
　　[3] Z592 銕（tiě）：同"铁"。

Y319 铅丹
^{qiān dān}

味辛，微寒。主上逆胃反，惊痫癫疾，除热下气。鍊化还成九光。久服通神明（《御览》引作吐下，云久服成仙）。生平泽。

《名医》曰：一名铅华。生蜀郡。

案:《说文》云：铅，青金也。陶弘景云：即今熬铅所作黄丹也。

Y320 粉锡^{fěn xī}[1] 附：锡镜鼻

味辛，寒。主伏尸毒螫，杀三虫。一名解锡。锡镜鼻：主女子血闭，癥瘕伏肠，绝孕。生山谷（旧作二种，今并）。

《名医》曰：生桂阳。

案:《说文》云：锡银铅之间也。

[1] Y320 粉锡（fěnxī）：粉锡即铅粉，为用铅加工制成的碱式碳酸铅。

Y321 代赭^{dài zhě}

味苦，寒。主鬼注、贼风、蛊毒，杀精物恶鬼，腹中毒邪气，女子赤沃漏下。一名须丸。生山谷。

《名医》曰：一名血师，生齐国[1]，赤红青色如鸡冠，有泽。染爪甲，不渝者良。采无时。

案:《说文》云:赭，赤土也。《北山经》云:少阳之山[2]，其中多美赭。《管子·地数篇》云:山上有赭者，其下有铁。《范子计然》云:石赭，出齐郡[3]，赤色者善。蜀赭，出蜀郡。据《元和郡县志》[4]云:少阳山在交城县，其地近代也。

[1] D162 齐国:周代诸侯国，疆域为今山东省。

[2] D196 少阳之山:《山海经·中山经》中的山名，位于今山西省吕梁市。

[3] D163 齐郡:旧名齐国，秦始皇灭齐国后于其故地分置齐郡、琅琊郡。齐郡辖今山东省淄博市临淄区。

[4] S137《元和郡县志》:作者为唐·李吉甫，现存最早的古代总地志。

Y322 卤盐 lǔ yán 附: 戎盐，大盐

味苦，寒，主大热，消渴狂烦，除邪及下蛊毒，柔肌肤（《御览》引云:一名寒石，明目益气）。生池泽（旧作三种，今并）。戎盐:主明目、目痛，益气、坚肌骨，去毒蛊。大盐:令人吐（《御览》引云:主肠胃结热。《大观本》作黑字）。

《名医》曰:戎盐，一名胡盐。生胡盐山[1]及西羌、北地、酒泉[2]福禄[3]城东南角。北海，青。南海，赤。十月采。大盐，生邯郸，又河东。卤盐，生河东盐池。

案:《说文》云:盐，咸也。古者宿沙初作煮海盐。卤，西方咸地也。从西省，象盐形，安定[4]有卤县。东方，谓之斥。西方，谓之卤盐。河东盐池，袤五十一里，广七里，周百十六里。《北山经》云:景山南望盐贩之泽。郭璞云:即解县[5]盐池也。今在河东猗（yī）氏县。

按:在山西安邑[6]运城[7]。

[1] D081 胡盐山：西北部的盐山。胡，西部外夷也。

[2] D112 酒泉：酒泉郡，西汉政府在河西走廊设置的四部之一，著名的莫高窟所在地。

[3] D052 福禄：古代的州名，辖今山西北部至新疆东部。

[4] D001 安定：安定郡，辖今甘肃省泾川县。

[5] D231 解县：今山西省运城市盐湖区解州镇。

[6] D003 安邑：安邑郡，古代都邑名，今山西省夏县。

[7] D264 运城：今山西省运城市。

Y323 青琅玕 [1]
qīng láng gān

味辛，平。主身痒、火创，痈伤、疥搔、死肌。一名石珠。生平泽。

《名医》曰：一名青珠，生蜀郡。采无时。

案：《说文》云：琅玕，似珠者，古文作玕（gān）[2]。《禹贡》云：雍州贡璆（qiú）琳[3]、琅玕。郑云：琅玕，珠也。

[1] Y323 青琅玕（qīnglǎnggān）：鹿角珊瑚科动物鹿角珊瑚群体的骨骼及其共肉（软体部分）。

[2] Z160 玕（gān）：同"玕"。

[3] 璆（qiú）琳：泛指美玉。

　Z497 璆：①古同"球"，美玉，亦指玉磬。②玉石相碰声。

Y324 礜石
yù shí

味辛，大热。主寒热，鼠瘘，蚀创，死肌，风痹，腹中坚。一名青

分石，一名立制石，一名固羊石（《御览》引云：除热，杀百兽。《大观本》作黑字）。出山谷。

《吴普》曰：白礜石，一名鼠乡。神农、岐伯：辛，有毒。桐君：有毒。黄帝：甘，有毒。李氏云：或生魏兴（xīng）[1]，或生少室。十二月采（《御览》引云：一名太白，一名泽乳，一名食盐。又云：李氏：大寒，主温热）。

《名医》曰：一名白礜石，一名太白石，一名泽乳，一名食盐。生汉中及少室。采无时。

案：《说文》云：礜，毒石也，出汉中。《西山经》云：皋涂之山[2]，有白石焉，其名曰礜，可以毒鼠。《范子计然》云：礜石，出汉中。色白者善。《淮南子·墬（dì）形训》云：白天九百岁生白礜。高诱云：白礜，礜石也。又《说林训》云：人，食礜石而死。蚕，食之而肥。高诱云：礜石，出阴山。一曰能杀鼠。

按：《西山经》云：毒鼠，即治鼠瘘也。

[1] D215 魏兴（xīng）：魏兴郡，今陕西省安康市。
[2] D057 皋涂之山：《山海经·中山经》中的山名，位于今青海省称多县北。

Y325 石灰 shí huī 锻石

味辛，温。主疽疡、疥搔、热气，恶创，癫疾，死肌，堕眉，杀痔虫，去黑子息肉。一名恶灰。生山谷。

《名医》曰：一名希灰。生中山。

按：恶灰，疑当为垩灰。希、石，声之缓急。

Y326　白垩 [1]

味苦，温。主女子寒热、癥瘕、月闭、积聚。生山谷。

《吴普》曰：白垩，一名白蟮（《一切经音义》）。

《名医》曰：一名白善。生邯郸。采无时。

案:《说文》云：垩，白涂也。《中山经》云：葱聋之山 [2]，是多白垩。

[1] Y326 白垩（bái'è）：沉积岩类岩石白垩的块状物或粉末。

[2] D025 葱聋之山:《山海经》中的山名，位于今甘肃省陇南市文县。

Y327　冬灰

味辛，微温。主黑子，去肬、腿（xī）[1] 肉、疽蚀、疥搔。一名藜灰。生川泽。

《名医》曰：生方谷 [2]。

[1] Z642 腿（xī）：同"瘜"。〔腿肉〕，古同"息肉"，像肉质的突起物。

[2] D045 方谷：疑为上方谷。

上石部。下品十六种。

下品　虫部

Y328　六畜毛蹄甲
（liù chù máo tí jiǎ）

味咸，平。主鬼注、蛊毒，寒热、惊痫，癫痓，狂走。骆驼毛尤良。

案：陶弘景云：六畜，谓马、牛、羊、猪、狗、鸡也。蹄，即蹢（dí）[1]省文。

[1] Z104 蹢（dí）：蹄子。

Y329　犀角
（xī jiǎo）

味苦，寒。主百毒蛊疰，邪鬼、障气。杀钩吻、鸩羽、蛇毒。除邪，不迷或魇寐。久服轻身。生山谷。

《名医》曰：生永昌及益州。

案：《说文》云：犀，南徼（jiǎo）[1]外牛，一角在鼻，一角在顶，似豕。《尔雅》云：犀，似豕。郭璞云：形似水牛，猪头大腹。庳（bēi）[2]脚，脚有三蹄，黑色。三角，一在顶上，一在鼻上，一在额上。鼻上者，即食角也。小而不椭，好食棘。亦有一角者。《山海经》云：琴皷（gǔ）之山[3]，多白犀。郭璞云：此与辟寒、蠲（juān）[4]忿、辟尘、辟暑诸犀，皆异种也。《范子计然》云：犀角，出南郡。上价八千，中三千，下一千。

[1] D149 南徼：南方边陲，或指南部边境的少数民族或附属国。

[2] Z012 庳（bēi）：矮、短之意。

[3] D172 琴皷（gǔ）之山：《山海经·中山经》提到的山名，指常城山，今称常州山，位于今江苏省常州市。

　　 Z175 皷：古同"鼓"。

[4] Z293 蠲（juān）：①除去，免除。②古同"涓"，清洁。③多足虫。

Y330 豚卵 {tún luǎn}

味苦，温。主惊痫、瘨疾、鬼注、蛊毒，除寒热、贲豚、五癃，邪气、挛缩。一名豚颠。悬蹄：主五痔、伏热在肠、肠痈、内蚀。

案：《说文》云：豚（tún）[1]，小豕也。从彖（zhì）[2]省，象形，从又，持肉以给祭祀。篆文作豚。《方言》云：猪，其子或谓之豚，或谓之豯（xī）[3]。吴扬[4]之间，谓之猪子。

[1] Z602 豚（tún）：同"豚"。

[2] Z809 彖（zhì）：同"豘"。

[3] Z645 豯（xī）：小猪。

Y331 麋脂 mí zhī

味辛，温。主痈肿、恶创、死肌，寒、风、湿痹，四肢拘缓不收，风头、肿气，通腠理。一名官脂。生山谷。

《名医》曰：生南山及淮海边。十月取。

案：《说文》云：麋，鹿属，冬至解其角。《汉书》云：刘向[1]以为：麋之为言，迷也。盖牝（pìn）兽之淫者也。

[1] R046 刘向：字子政，汉代著名学者，撰《别录》。

Y332 鼺鼠 lěi shǔ [1] 鼺鼠

主堕胎，令产易。生平谷。

《名医》曰：生山都[2]。

案：《说文》云：鼺，鼠形，飞走且乳之鸟也。籀（zhòu）文作鼺（léi）[3]。《广雅》云：鸓（liú）鸼（zhòng）[4]，飞鼺也。陶弘景云：是鼯（wú）[5]鼠，一名飞生（见）。《尔雅》云：鼯鼠，夷由也。旧作鼺，非。

[1] Y332 鼺鼠（lěishǔ）：鼯鼠科动物棕鼯鼠，全身入药。

[2] D183 山都：山都县，今河南省邓州市构林镇。

[3] Z324 鼺（léi）：同"鸓"。〔鼺鼠〕小飞鼠，形似鼯鼠，能在树间滑翔。

[4] 鸓（liú）鸼（zhòng）：〔鼯鼠〕也称飞鼠或飞虎，是对鳞尾松鼠科下的一个族的物种的统称，称为鼯鼠族。

Z359 鸓：鸟名。

Z815 鸼：鸟名。

[5] Z626 鼯（wú）：〔鼯鼠〕。

Y333 燕屎
yàn shǐ

味辛，平。主蛊毒鬼注，逐不祥邪气，破五癃，利小便。生平谷。

《名医》曰：生高山。

案：《说文》云：燕，玄鸟也。籋（niè）[1]口，布翄，枝尾，象形。作巢，避戊己。乙，玄鸟也。齐鲁谓之乙，取其名自嘑（hū）[2]。象形或作鳦（yǐ）[3]。《尔雅》云：燕，鳦。《夏小正》云：二月来降，燕乃睇。《传》云：燕，乙也，九月陟，玄鸟蛰。《传》云：玄鸟者，燕也。

[1] Z427 籋（niè）：①古通"蹑"，踏。②镊子。

[2] Z210 嘑（hū）：古同"呼"，大声叫号。

[3] Z728 鳦（yǐ）：燕子。

Y334 龟甲
guī jiǎ

味咸，平。主漏下赤白，破癥瘕，痎疟，五痔，阴蚀，湿痹，四肢

重弱，小儿顖（xìn）[1]不合。久服轻身、不饥。一名神屋。生池泽。

《名医》曰：生南海及湖水中。采无时。

案：《广雅》云：介，龟也。高诱注《淮南》云：龟壳，龟甲也。

[1] Z671 顖（xìn）：同"囟"。〔顖门〕婴儿头顶骨未合缝的地方。

há　ma

Y335　蛤蟆　蝦蟇，　蟾蜍

味辛，寒。主邪气，破癥坚，血、痈肿、阴创。服之不患热病。生池泽。

《名医》曰：一名蟾蜍，一名𪓿（cù）[1]，一名去甫，一名苦䗲（lóng）[2]。生江湖。五月五日取，阴干。东行者良。

案：《说文》云：蝦，蝦蟇也。蟇，蝦蟇也。鼃（wā）[3]，蝦蟇也。𪓿（cù）[4]，𪓿（měi）[5]𪓿，詹诸也。其鸣詹诸。其皮𪓿𪓿。其行岜岜，或作齺鼅（shī）[6]。齺鼅，詹诸也。《夏小正》传云：蜮（yù）[7]也者，长股也，或曰屈造之属也。《诗》曰：得此齺鼅，言其行鼅鼅，蜠（jú）[8]𪓿，詹诸，以脰（dòu）[9]鸣者。《广雅》云：蚙（yì）[10]苦䗲，胡鼃，蝦蟇也。《尔雅》云：鼃齺，蟾诸。郭璞云：似蝦蟇，居陆地。《淮南》谓之去蚥[11]（fù）。又𪓿（jǐng）[12]蟇。郭璞云：蛙类。《周礼》云：蝈（guō）氏。郑司农云：蝈，读为蜮。蜮，蝦蟇也。原谓蝈，今御所食蛙也。《月令》云：仲夏之月，反舌无声。蔡邕云：今谓之蝦蟇。薛君《韩诗》注云：戚施蟾蜍。高诱注《淮南子》云：蟾，蠩（zhū）[13]𪓿（shī）[14]也。又蝈，蝦蟇也。又蟾蜍，蝦蟇。又鼓造，一曰蝦蟇。《抱朴子·内篇》云：或问魏武帝[15]曾收左元放[16]而桎梏（zhìgù）[17]之，而得自然解脱，以何法乎？《抱朴子》曰：

以自解去父血。

[1] Z093 䱇（cù）：同“䶑”。《尔雅·释鱼》：鼁䱇，蟾诸。即蟾蜍。

[2] Z362 蠪（lóng）：①古书上的大蚂蚁。②〔蛙（guī）蠪〕传说中的神。

[3] Z608 鼃（wā）：古同“蛙”。

[4] Z094 鼀（cù）：蟾蜍，即“癞蛤蟆”。

[5] Z392 羙（měi）：同“美”。

[6] Z552 䶑（shī）：《说文》：䱇䶑，詹诸也。即蟾蜍。

[7] Z746 蜮（yù）：传说中一种在水里暗中害人的怪物。

[8] Z283 蝌（jú）：《玉篇》：虫名。《说文》：蝌鼀，詹诸。以脰鸣者。

[9] Z117 脰（dòu）：脖子、颈。

[10] Z724 蛡（yì）：〔蛡蛪〕，一种虫。

[11] Z146 蚥：① fù，〔王蚥〕古书上的蝉。② fǔ〔蜛（jū）蚥〕螳螂。

[12] Z276 鼱（jǐng）：古书上说的一种蛤蟆。

[13] Z837 蠩（zhū）：古同“蝫”。〔蜛蝫〕①一种水生动物；②虾蟆。

[14] Z554 螱（shī）：〔蛄螱〕米象，米中蛀虫。

[15] R003 魏武帝：曹操，字孟德，三国中曹魏政权的奠基人。

[16] R106 左元放：左慈，字元放，东汉末年著名方士。

[17] 桎梏（zhìgù）：脚镣和手铐。

Z014 桎：古代拘束罪人两脚的刑具。

Z172 梏：古代拘束罪人两手的刑具。

Y336 鮀鱼甲（tuó yú jiǎ）

味辛，微温，主心腹癥瘕、伏坚、积聚、寒热。女子崩中，下血五

色，小腹阴中相引痛，创疥、死肌。生池泽。

《名医》曰：生南海。取无时。

案：《说文》云：鱓（shàn）[1]，鱼名，皮可为鼓。鼍（tuó）[2]，水虫似蜥，易长大。陶弘景云：鮀，即鼍甲也。

[1] Z532 鱓（shàn）：同"鳝"。〔鳝鱼〕形状像蛇，身体黄色有黑斑，生活在水边泥洞里，肉可食。

[2] Z606 鼍（tuó）：背尾部均有鳞甲的爬行动物，亦称"扬子鳄""鼍龙""猪婆龙"。

Y337 biē jiǎ 鳖甲

味咸，平。主心腹癥瘕，坚积、寒热，去痞、腮肉、阴蚀、痔、恶肉。生池泽。

《名医》曰：生丹阳[1]，取无时。

案：《说文》云：鳖，甲虫也。

[1] D030 丹阳：古丹阳郡，今安徽省宣城等地区。

Y338 zuò chán 柞蝉 蚱蝉

味咸，寒。主小儿惊痫、夜啼，癫病，寒热。生杨柳上。

《名医》曰：五月采，蒸干之。

案：《说文》云：蝉以旁鸣者，蜩（tiáo）[1]蝉也。《广雅》云：蜻[2]（jì）蛣（jié）[3]，蝉也。复育，蜕也。旧作蚱（zhà）[4]蝉。《别录》云：蚱者，鸣蝉也。壳，一名楛（hù）[5]蝉。又名伏蜟（yù）[6]。

按：蚱，即柞字。《周礼·考工记》云：侈，则柞。郑玄云：柞，读为咋，咋然之咋，声大外也。《说文》云：譜（zé）[7]，大声也，音同柞，今据作柞。柞蝉，即五月鸣蜩之蜩。《夏小正》云：五月良蜩鸣。《传》：良蜩也，五采具。《尔雅》云：蜩，蜋（láng）蜩。《毛诗》云：如蜩。《传》云：蜩，蝉也。《方言》云：楚谓之蜩，宋卫之间谓之螗（táng）[8]蜩，陈郑之间谓之螗蜩，秦晋之间谓之蝉，海岱之间谓之蜻。《论衡》云：蝉，生于复育，开背而出。而《玉篇》云：蚱蝉，七月生。陶弘景：音蚱作笮[9]（zuó），云痖（yǎ）[10]蝉，是为《月令》之寒蝉。《尔雅》所云蜺（ní）[11]矣，《唐本》注非之也。

[1] Z590 蜩（tiáo）：古书上指蝉。

[2] Z240 蜻：①jì，蝉名。②qī，长脚蜘蛛。

[3] Z269 蛣（jié）：①〔蛣蜣〕蜣螂。②〔蛣蜎（qū）〕蛀虫。③〔蟏（suǒ）蛣〕蚌。

[4] Z781 蚱（zhà）：①〔蚱蜢〕昆虫。②〔蚱蝉〕蝉的一种。

[5] Z209 楛（hù）：古书上指荆一类的植物。

[6] Z747 蜟（yù）：〔蝮（fù）蜟〕①蝉的幼虫。②蝉蜕下的壳。

[7] Z778 譜（zé）：大声。

[8] Z581 螗（táng）：古书上指一种较小的蝉。

[9] Z852 笮：①zuó，用竹篾拧成的索。②zé，装箭的竹器。

[10] Z692 痖（yǎ）：同"哑"。

[11] Z416 蜺（ní）：寒蝉，一种体形较小的蝉。

Y339 露蜂房
^{lù fēng fáng}

味苦，平。主惊痫瘛疭，寒热邪气，癫疾，鬼精蛊毒，肠痔。火熬之良。一名蜂肠。生山谷。

《名医》曰：一名百穿，一名蜂勦（chāo）^[1]。生牂（zāng）柯^[2]。七月七日采，阴干。

案：《淮南子·汜论训》云：蜂房不容卵。高诱云：房巢也。

[1] Z054 勦（chāo）：同"巢"。
[2] D267 牂（zāng）柯：牂牁郡，今贵州省毕节、遵义一带。

Y340 马刀^[1]
^{mǎ dāo}

味辛，微寒（《御览》有补中二字。《大观本》黑字）。主漏下赤白，寒热，破石淋，杀禽兽、贼鼠。生池泽。

《吴普》曰：马刀，一名齐蛤。神农、岐伯、桐君：咸，有毒。扁鹊：小寒，大毒。生池泽、江海。采无时也（《御览》）。

《名医》曰：一名马蛤。生江湖及东海。采无时。

案：《范子计然》云：马刀，出河东。《艺文类聚》引《本经》云：文蛤，表有文。又曰马刀，一曰名蛤，则岂古本与文蛤为一邪？

[1] Y340 马刀（mǎdāo）：蚌科动物巨首楔蚌或短褶矛蚌及其近缘种的贝壳。

Y341 蟹 xiè

味咸，寒。主胸中邪气、热结痛，喎（wāi）[1]僻面肿。败漆，烧之致鼠。生池泽。

《名医》曰：生伊洛[2]诸水中，取无时。

案：《说文》云：蟹，有二敖八足旁行，非蛇鳝之穴无所庇。或作鱛（xiè）[3]。蛫（guǐ）[4]蟹也。《荀子·劝学篇》云：蟹，六跪而二螯，非蛇蟺之穴无所寄托。《广雅》云：蜅（fǔ）[5]蟹，蛫也。《尔雅》云：蜱蟔（huázé）[6]，小者蟧[7]（láo）。郭璞云：或曰即蟚（péng）蜞[8]也，似蟹而小。

[1] Z609 喎（wāi）：嘴歪，口角向另一侧歪斜的症状。

[2] D246 伊洛：古文中多指伊水和洛水，即今洛阳地区。

[3] Z666 鱛（xiè）：同"蟹"。又特指"鲖蟹"，古书上的一种螃蟹。

[4] Z181 蛫（guǐ）：古书上说的一种蟹。

[5] Z154 蜅（fǔ）：小蟹。

[6] 蜱蟔（huázé）：生于海边的一种小蟹，形似蜘蛛，寄居螺壳内。

[7] Z319 蟧：① láo，蜱蟔，寄居蟹。② liáo，古同"蟟"，蚱蝉。

[8] 蟚（péng）蜞：〔蟛蜞〕蟹的一种，体小，足无毛。

    Z437 蟚：古同"蟛"。

Y342 蛇蜕 shé tuì

味咸，平。主小儿百二十种惊痫，瘈疭、瘨疾、寒热、肠痔，虫毒，蛇痫。火熬之良。一名龙子衣，一名蛇符，一名龙子单衣，一名弓皮。

生川谷及田野。

《吴普》曰：蛇蜕，一名龙子单衣，一名弓皮，一名蛇附，一名蛇筋，一名龙皮，一名龙单衣（《御览》）。

《名医》曰：一名龙子皮。生荆州。五月五日、十五日取之良。

案：《说文》云：它，虫也。从虫而长，象冤，曲埀（chuí）尾形。或作蛇蜕，蛇蝉所解皮也。《广雅》云：蝮蜟，蜕也。《中山经》云：来山[1]多空夺。郭璞云：即蛇皮脱也。

[1] D116 来山：即今山东省莱山，《山海经·中山经》中的山名。

Y343 蝟皮 猬皮

味苦，平。主五痔阴蚀，下血赤白五色，血汁不止，阴肿痛引腰背。酒煮杀之。生川谷。

《名医》曰：生楚山[1]田野。取无时。

案：《说文》云：毳（huì）[2]，虫，似豪猪者，或作蝟。《广雅》云：虎王，蝟也。《尔雅》云：彙，毛刺。郭璞云：今谓状似鼠。《淮南子·说山训》云：鹊矢中蝟。

[1] D023 楚山：即商山，在今陕西省商县境。
[2] Z220 毳（huì）：古同"猬"。

Y344 蠮螉 ^[1]

味辛，平。主久聋、欬逆、毒气，出刺出汗。生川谷。

《名医》曰：一名土蜂。生熊耳及牂（zāng）柯，或人屋间。

案：《说文》云：蜾（guǒ）^[2]，蜾蠃（luǒ）^[3]，蒲卢，细要土蜂也。或作蝶（guǒ）蠃。蝶，蠃也。《广雅》云：土蜂，蠮螉也。《尔雅》：土蜂。《毛诗》云：螟蛉有子，蜾蠃负之。《传》云：蜾蠃，蒲卢也。《礼记》云：夫政也者，蒲卢也。郑云：蒲卢，果蠃，谓土蜂也。《方言》云：蜂，其小者，谓之蠮螉，或谓之蚴蜕。《说文》无蠮字，或当为医。

---

[1] Y344 蠮螉（yēwēng）：蜾蠃科昆虫蜾蠃（guǒluǒ）的全虫。

[2] Z187 蜾（guǒ）：同"蝶"。

[3] 蜾蠃（luǒ）：〔蜾蠃〕寄生蜂的一种，捕捉螟蛉等作幼虫的食物。

　　Z379 蠃：〔蜾蠃〕。

Y345 蜣螂　蜣蜋

味咸，寒。主小儿惊痫、瘈疭、腹张寒热，大人癫疾、狂易。一名蛣蜣。火熬之良。生池泽。

《名医》曰：生长沙。五月五日取，蒸，藏之。

案：《说文》云：蜣（jué）^[1]，渠蜣。一曰天杜。《广雅》云：天杜，蜣蜋（láng）也。《尔雅》云：蛣蜣，蜣蜋。郭璞云：黑甲虫，噉粪土。《玉篇》：蜣，蜣同。《说文》无蜣字。渠蜣，即蛣蜣，音之缓急。

[1] Z294 蛶（jué）：同"蜋"。〔渠蛶〕，虫名，一曰天社。

Y346 蛞蝓 [1] 活蝓

味咸，寒。主贼风㖞（wāi）僻，轶筋及脱肛，惊痫挛缩。一名陵蠡。生池泽。

《名医》曰：一名土蜗，一名附蜗。生大山及阴地沙石垣下。八月取。

案：《说文》云：蝓，蛜（yí）蝓也。蠃，一名蛜蝓。《广雅》云：蠡蠃，蜗牛，蛜蝓也。《中山经》云：青要之山，是多仆累。郭璞云：仆累，蜗牛也。《周礼》：鳖人，祭祀供蠃。郑云：蠃，蛜蝓。《尔雅》云：蚹（fù）蠃 [2]，蛜蝓。郭璞云：即蜗牛也。《名医》曰：别出蜗牛条，非。旧作蛞。《说文》所无。据《玉篇》云：蛞，蛞东，知即活东异文，然则当为活。

[1] Y346 蛞蝓（kuòyú）：蛞蝓科动物蛞蝓的全体，俗称鼻涕虫。
[2] 蚹（fù）蠃：蜗牛类的软体动物。
　　Z152 蚹：①爬。②蛇腹下代替足爬行的横鳞。

Y347 蚯蚓 邱蚓

味咸，寒。主蛇瘕，去三虫、伏尸、鬼注、蛊毒，杀长虫。仍自化作水。生平土。

《吴普》曰：蚯蚓，一名白颈螳螾（yǐn）[1]，一名附引（《御览》）。

《名医》曰：一名土龙。二月取，阴干。

案：《说文》云：螾，侧行者，或作蚓，蜸（qǐn）[2]螾也。《广雅》云：蚯蚓，蜿蟺，引无也。《尔雅》云：螼蚓，蜸蚕。郭璞云：即蝘（wǎn）[3]蟺也，江东呼寒蚓。旧作蚯，非。《吕氏春秋》《淮南子》邱蚓出，不从虫。又《说山训》云：螾，无筋骨之强。高诱注：螾，一名蜷端（quánchuǎn）[4]也。旧又有白颈二字，据《吴普》古本当无也。

[1] Z736 螾（yǐn）：古同"蚓"。

[2] Z489 蜸（qǐn）：蚯蚓。

[3] Z612 蝘（wǎn）：同"蜿"。

[4] 蜷端（quánchuǎn）：蚯蚓。

Z083 端：①《类篇》：蠸端，动虫。一曰无足虫。②或作耑。

Y348 蛴螬^[1]

味咸，微温。主恶血、血瘀（《御览》作血瘴），痹气，破折、血在胁下坚满痛，月闭，目中淫肤，青翳白膜。一名蟦[2]（fèi）蛴。生平泽。

《名医》曰：一名蟹（féi）[3]齐，一名敦（bó）[4]齐。生河内人家积粪草中。取无时。反行者良。

案：《说文》云：齌（qí）[5]，齌蠤（cáo）[6]也。蝤（qiú）[7]，蝤蛴也。蝎，蝤蛴也。《广雅》云：蛭蛒（gé）[8]，蚕（juàn）[9]属，地蚕，蠹螬，蟟（cī）[10]螬。《尔雅》云：蟦，蛴螬。郭璞云：在粪土中。又蝤蛴，蝎。郭璞云：在木中。今虽通名蝎，所在异。又蝎，蛣蛔（qū）[11]。郭璞云：木中蠹虫。蝎，桑蠹。郭璞云：即拮掘。《毛诗》云：领如蝤蛴。《传》云：蝤蛴，蝎虫也。《方言》云：蛴螬，谓之蟦。自关而东，谓之蝤蛴，或谓之蚕蠋（zhú）[12]，或谓之蝖毂（xuānhú）[13]。梁益之间，谓之蛒，或谓之蝎，或谓之蛭蛒。秦晋之间，谓之蠹，或谓之天蝼。《列子·天瑞篇》云：乌足根为蛴螬。《博物志》云：蛴螬以背行，快于足用。《说文》无蟦字，当借蜰为之。声相近，字之误也。

[1] Y348 蛴螬（qícáo）：鳃金龟科动物东北大黑鳃金龟及其近缘动物的幼虫。

[2] Z134 蟦：① fèi，蛴螬，金龟子的幼虫。② fèi，水母。③ bēn，牡蛎。

[3] Z132 蜰（féi）：同"蚍（féi）""蠜（fèi）"。即臭虫，身体扁平，体内有臭腺。

[4] Z035 敦（bó）：同"勃"。

[5] Z460 蠐（qí）：同"蛴"。

[6] Z040 蠤（cáo）：同"螬"。〔蛴蠤〕即蛴螬。

[7] Z498 蝤（qiú）：〔蝤蛴〕古书上指天牛的幼虫。

[8] Z164 蛒（gé）：①蛴螬。② luò，〔蛒蝉〕即"纺织娘"。

[9] Z291 蚕（juàn）：蚕蠋，蜘蛛别名。

[10] Z089 蝤（cī）蟧：即蛴螬。

[11] Z503 蛔（qū）：〔蛣蛔〕木中蛀虫。

[12] Z830 蠋（zhú）：蝴蝶、蛾等昆虫的幼虫。

[13] 蝖毂（xuānhú）：即蛴螬。

Y349 石蚕 _{shí cán} [1] 沙虱

味咸，寒。主五癃，破五淋，堕胎，内解结气，利水道，除热。一名沙虱。生池泽。

《吴普》曰：石蚕，亦名沙虱。神农、雷公：酸，无毒。生汉中。治五淋，破髓肉，解结气，利水道，除热（《御览》）。

《名医》曰：生江汉[2]。

案:《广雅》云：沙虱，蝙蠉（piánxuán）[3]也。《淮南万毕术》[4]云：沙虱，一名蓬活，一名地脾。《御览》虫豸（zhì）[5]部引李当之云：类虫，形如老蚕。生附石。《广志》云：沙虱，虱色赤，大不过虮（jǐ）[6]。在水中，入人皮中，杀人，与李似不同。

[1] Y349 石蚕（shícán）：石蚕科昆虫石蛾或其近缘昆虫的幼虫。

[2] D096 江汉：今湖北省江汉地区。

[3] 蝙蠉（piánxuán）：虫名，沙虱。

    Z446 蝙：《博雅》：沙虱，蝙蠉也。《玉篇》：一作蠯。

    Z684 同"蠯"。①〔蠯蜗〕小螺也。②〔蝙蠉〕沙虱。

[4] S043《淮南万毕术》：作者为西汉·刘安，古代有关物理、化学的重要文献。

[5] Z811 豸（zhì）：古书上说的没有脚的虫。

[6] Z241 虮（jǐ）：〔虮子〕虱的卵。

Y350 雀瓮[1] (què wèng) 蛅蟖

味甘，平。主小儿惊痫，寒热结气，蛊毒鬼注。一名躁舍。生树枝间。

《名医》曰：生汉中。采，蒸之。生树枝间，蛅蟖（zhānsī）[2]房也。八月取。

案:《说文》云：蚝，蛅蟖黑也。《尔雅》云：螺（mò）[3]，蛅蟖。郭璞云：螫（cì）[4]属也。今青州[5]人呼螫为蛅蟖。

按:《本经》名为雀瓮者，瓮与蛹，音相近，以其如雀子，又如繭（jiǎn）[6]虫之蛹，因呼之。

[1] Y350 雀瓮（quèwèng）：刺蛾科动物黄刺蛾的虫茧。

[2] 蛅蟖（zhānsī）：①一种毛虫，背毛蜇人。②鳞翅目昆虫的幼虫。

[3] Z406 螺（mò）：即"蛅蟖"，一种毛虫，背毛蜇人。

[4] Z088 螫（cì）：一种毛虫，刺蛾科黄刺蛾的幼虫，俗称"洋辣子"。

[5] D176 青州：古九州之一，涉及河北省、山东半岛等区域。

[6] Z252 繭（jiǎn）：①某些昆虫的幼虫变成蛹前做成的壳。②同"趼"。

Y351 樗鸡[1]

（chū jī）

味苦，平，主心腹邪气，阴痿，益精强志，生子好色，补中、轻身。生川谷。

《名医》曰：生河内樗树上。七月采，暴干。

案:《广雅》云：樗鸠，樗鸡也。《尔雅》云：翰（hàn）[2]，天鸡。李巡[3]云：一名酸鸡。郭璞云：小虫，黑身赤头，一名莎（suō）鸡，又曰樗鸡。《毛诗》云：六月莎鸡振羽。陆玑云：莎鸡，如蝗而班色，毛翅数重，其翅正赤，或谓之天鸡。六月中，飞而振羽，索索作声。幽州人谓之蒲错是也。

[1] Y351 樗鸡（chūjī）：蜡蝉科动物樗鸡的成虫。

[2] Z192 翰（hàn）：古书上说的一种虫。

　　　　　　　　　　　　　　　　《神农本草经》精注易读本

Y352 斑蝥 _{bān máo} 班苗

味辛，寒。主寒热、鬼注蛊毒、鼠瘘恶创、疽蚀死肌，破石癃。一
名龙尾。生川谷。

《吴普》曰：斑猫，一名斑蚝（máo）[1]，一名龙蚝，一名斑苗，一名胜发，一
名盘蛩（qióng）[2]，一名晏（yàn）青。神农：辛。岐伯：咸。桐君：有毒。扁鹊：
甘，有大毒。生河内川谷，或生水石。

《名医》曰：生河东。八月取，阴干。

案：《说文》云：蟹（bān）[3]，蟹蝥，毒虫也。《广雅》云：蟹蝥，晏青也。
《名医》别出芫青条，非。芫、晏，音相近也。旧作猫，俗字。据吴氏云：一名斑
苗，是也。

[1] 斑蚝（máo）：即“斑蝥”，昆虫，腿细长，鞘翅上黄黑色斑纹，可入药。

[2] Z492 蛩（qióng）：①蟋蟀。②蝗虫。

[3] Z007 蟹（bān）：〔蟹蝥（máo）〕同“斑蝥”。

Y353 蝼蛄 _{lóu gū}

味咸，寒。主产难，出肉中刺（《御览》作刺在肉中），溃痈肿，下
哽噎（《御览》作咽），解毒，除恶创。一名蟪（huì）[1]蛄（《御览》作
蟉（liú）[2]蛄），一名天蝼，一名蟹（hú）[3]，夜出者良。生平泽。

《名医》曰：生东城[4]。夏至取，暴干。

案：《说文》云：蠹，蝼蛄也。蝼，蝼蛄也。蛄，蝼蛄也。《广雅》云：炙鼠、津姑、蝼蝛、螔（xiàng）[5]蛉、蛞螻，蝼蛄也。《夏小正》云：三月，轂（hú）则鸣。轂，天蝼也。《尔雅》云：轂，天蝼。郭璞云：蝼蛄也。《淮南子·时则训》云：孟夏之月，蝼蝈鸣。高诱云：蝼，蝼蛄也。《方言》云：蛄诣，谓之杜格。蝼蝭[6]（zhì），谓之蝼蛞，或谓之螔蛉。南楚谓之杜狗，或谓之蛞（kuò）[7]蝼。陆玑《诗疏》[8]云：《本草》又谓蝼蛄为石鼠，今无文。

[1] Z219 蟪（huì）：〔蟪蛄〕，小蝉，青紫色，吻长身体短，亦称"伏天儿"。

[2] Z359 蟉（liú）：虫名。《正字通》：俗"蟉"字。

[3] Z204 轂（hú）：古书上说的一种虫，即"蝼蛄"。

[4] D034 东城：今甘肃省岷县。

[5] Z655 螔（xiàng）：即"桑蚕"。

[6] Z802 蝭：① zhì，〔蝼蝭〕，蝼蛄。② dié，〔蝭蟧〕，活在地下的蜘蛛。

[7] Z312 蛞（kuò）：蝼蛄。古方言。

[8] S090《诗疏》：作者为三国·陆玑，研究《诗经》所记载的动植物的书籍。

Y354 蜈蚣 吴蚣
wú gōng

味辛，温。主鬼注、蛊毒，啖诸蛇、虫、鱼毒，杀鬼物、老精、温疟，去三虫（《御览》引云：一名至掌。《大观本》在水蛭下）。生川谷。

《名医》曰：生大吴、江南。赤头足者良。

案：《尔雅》云：蒺蛆（jíjū）[1]，吴公也。

[1] Z233 蒺蛆（jíjū）：①蜈蚣。②蟋蟀。

Y355 马陆

mǎ lù

味辛，温。主腹中大坚癥，破积聚、腿肉、恶创、白秃。一名百足。生川谷。

《吴普》曰：一名马轴（《御览》）。

《名医》曰：一名马轴。生元菟[1]。

案：《说文》云：蠲（juān），马蠲也。从虫、冂（wǎng）[2]，益声，勹（bāo）[3]象形。《明堂月令》[4]曰：腐草为蠲。《广雅》云：蛆蟝（qú）[5]，马蠾（zhú）[6]，马蚿（xián）[7]也。又马践，载（cì）蛆也。《尔雅》云：蛝（xián）[8]，马践。郭璞云：马蠲蚼（jué）[9]，俗呼马蠾。《淮南子·时则训》云：季夏之日，腐草化为蚈（qiān）[10]。高诱云：蚈，马蚿也。幽冀谓之秦渠。又《氾论训》云：蚈，足众，而走不若蛇。又《兵略训》云：若蚈之足。高诱云：蚈，马蠸（quán）[11]也。《方言》云：马蚿，北燕（yān）谓之蛆渠。其大者，谓之马蚰（yóu）[12]。《博物志》云：马蚿，一名百足，中断成两段，各行而去。

[1] D260 元菟：玄菟郡，今朝鲜。

[2] Z615 冂（wǎng）：①同"网"。②用作偏旁。

[3] Z010 勹（bāo）：古同"包"，裹。

[4] S067《明堂月令》：作者为东汉·蔡邕，论述朝廷之天地、日月及历法的著作。

[5] Z502 蟝（qú）：古同"蠷（蠼）"。〔蟝螋〕蚼蟝的别称。

[6] Z831 蠾（zhú）：同"蚰"。《博雅》：马蠾，马蚿也。

[7] Z650 蚿（xián）：〔马蚿〕，即"马陆"，一种节肢动物，有很多对腿。

[8] Z652 蛝（xián）：①古同"蚿"。②蚁卵。

[9] Z296 蚼（jué）：鼠。

[10] Z481 蚈（qiān）：①马陆。②萤火虫。

[11] Z505 蠸（quán）：即"黄守瓜"，瓜类的害虫，亦称"瓜萤"。

[12] Z739 蚰（yóu）：①〔蚰蜒〕节肢动物，像蜈蚣。②〔蚰蚰〕即"蛞蝓"。

Y356 地胆 ^{dì dǎn} [1]

　　味辛，寒。主鬼注、寒热，鼠瘘，恶创、死肌，破癥瘕，堕胎。一名蚖青。生川谷。

　　《吴普》曰：地胆，一名蚖青，一名杜龙，一名青虹（《御览》）。

　　《名医》曰：一名青𧎾。生汶山，八月取。

　　案：《广雅》云：地胆，虵（shé）[2]要，青蟊（máo）[3]，青蠵（xī）[4]也。陶弘景云：状如大马蚁，有翼。伪者，即班猫所化，状如大豆。

[1] Y356 地胆（dìdǎn）：芫青科动物地胆和长地胆的全虫。

[2] Z537 虵（shé）：同"蛇"。

[3] Z383 蟊（máo）：同"蝥"。吃苗根的害虫。

[4] Z643 蠵（xī）：〔蠵龟〕海产的大龟，四肢呈桨状，龟甲可以入药。

Y357 萤火 ^{yíng huǒ}　荧火，萤火

　　味辛，微温。主明目，小儿火创，伤热气、蛊毒、鬼注，通神精。一名夜光（《御览》引云：一名熠（yì）[1]耀，一名即炤（zhào）[2]。《大观本》作黑字）。生阶地、池泽。

《吴普》曰：荧火，一名夜照，一名熠耀，一名救火，一名景天，一名据火，一名挟火（《艺文类聚》）。

《名医》曰：一名放光，一名熠耀，一名即炤。生阶地。七月七日收，阴干。

案:《说文》云：粦（lín）[3]，兵死及牛马之血为粦，鬼火也，从炎舛。《尔雅》云：萤火，即照。郭璞云：夜飞，腹下有火。《毛诗》云：熠耀宵行。《传》云：熠耀，燐（lín）[4]也。燐，萤火也。《月令》云：季夏之月，腐草化为萤。郑玄云：萤飞虫，萤火也。据毛苌以萤为粦，是也。《说文》无萤字，当以粦为之。《尔雅》作荧，亦是。旧作萤，非。

又按:《月令》：腐草为萤，当是蠲（juān）字假音。

[1] Z720 熠（yì）：光耀，鲜明。

[2] Z788 炤（zhào）：同"照"。

[3] Z352 粦（lín）：同"磷"。

[4] Z353 燐（lín）：同"磷"。

Y358 衣鱼 [1]

（yī yú）

味咸，温，无毒。主妇人疝瘕，小便不利（《御览》作泄利），小儿中风（《御览》作头风）、项强（《御览》作彊）背起，摩之。一名白鱼。生平泽。

《吴普》曰：衣中白鱼。一名蟫[2]（yín）（《御览》）。

《名医》曰：一名蟫。生咸阳。

案:《说文》云：蟫，白鱼也。《广雅》云：白鱼，蛃（bīng）鱼[3]也。《尔雅》云：蟫，白鱼。郭璞云：衣，书中虫，一名蛃鱼。

[1] Y358 衣鱼（yīyú）：衣鱼科动物衣鱼和毛衣鱼的全体。

[2] Z735 蟫：①yín，即"衣鱼"，亦称"蠹鱼"。②xún，〔蟫蟫〕相随而行。

[3] Z034 蛃（bīng）鱼：即"衣鱼"。

Y359 鼠妇 _{shǔ fù}

味酸，温。主气癃不得小便，女人月闭、血瘕，痫痉、寒热，利水道。一名负蟠（pán）[1]，一名蚜蝛（yīwēi）[2]。生平谷。

《名医》曰：一名蜲蟍（wēishǔ）[3]。生魏郡[4]及人家地上。五月五日取。

案：《说文》云：蚜，蚜蝛，委黍。委黍，鼠妇也。蟠，鼠妇也。《尔雅》云：蟠，鼠妇。郭璞云：瓮器底虫。又蚜蝛，委黍。郭璞云：旧说，鼠妇别名。《毛诗》云：蚜（yī）蝛[5]在室。《传》云：蚜蝛，委黍也。陆玑云：在壁根下，瓮底中生，似白鱼。

[1] Z433 蟠（pán）：屈曲，环绕，盘伏。

[2] 蚜蝛（yīwēi）：即"伊威"，虫名，俗称"地鸡""地虱子"。

　　Z732 蚜：同"蚜"。〔蚜蝛（wēi）〕同"伊威"。

　　Z621 蝛：〔蚜蝛〕。

[3] 蜲蟍（wēishǔ）：虫名。

　　Z622 蜲：①〔蜲蟍〕。②〔蜲蜲蜿蜿〕盘曲蜿蜒而动的样子。

　　Z561 蟍：亦鞷或蝚（shǔ）。

[4] D213 魏郡：今河北省临漳县。

[5] Z730 蚜（yī）蝛：同"伊威"。

Y360 水蛭

_{shuǐ zhì}

味咸，平。主逐恶血、瘀血、月闭（《御览》作水闭），破血瘕积聚，无子，利水道。生池泽。

《名医》曰：一名蚑，一名至掌。生雷泽。五月、六月采，暴干。

案：《说文》云：蛭，蚑（jī）也。蝚（róu）[1]，蛭蝚，至掌也。《尔雅》云：蛭蚑。郭璞云：今江东呼水中蛭虫，入人肉者为蚑。又蛭蝚至掌。郭璞云：未详，据《名医》，即蛭也。

[1] Z515 蝚（róu）：①蝼蛄之类的害虫。②水蛭。

Y361 木蝱 [1]

_{mù méng}

味苦，平。主目赤痛，眦伤泪出，瘀血血闭，寒热痠惭（sī）[2]，无子。一名魂常。生川泽。

《名医》曰：生汉中。五月取。

案：《说文》云：蝱，齧（niè）[3] 人飞虫。《广雅》云：蠿蠿（nìnài）[4]，蝱也，此省文。《淮南子·齐俗训》云：水虿（chài），为蟌芒（máowáng）[5]。高诱云：青蛉也。又《说文·训》云：蝱，散积血。

[1] Y361 木蝱（mùméng）：蝱科昆虫复带蝱或其他同属昆虫的雄性全虫。

[2] Z566 惭（sī）：惧惭（tí），心怯也。

[3] Z425 齧（niè）：同"啮"。

[4] 蠚蠚（nìnài）：一种小虫。

　　Z417 蠚：《博雅》：蠚蠚，虻也。《类篇》：一曰虫食病。

　　Z410 蠚：同“蠚”，小虻虫。

[5] 蟊蒝（máo wáng）：青蛉，即蜻蜓。

　　Z386 蟊：〔蟊蒝〕。

　　Z614 蒝：①〔蟊蒝〕。②古书上说的一种像茅的草。

Y362 蜚虻 ^{fēi méng} [1]

　　味苦，微寒。主逐瘀血，破下血积、坚痞，癥瘕，寒热，通利血脉及九窍。生川谷。

　　《名医》曰：生江夏。五月取。腹有血者良。

　　[1] Y362 蜚虻（fēiméng）：虻科昆虫复带虻或其他同属昆虫的雌性全虫。

Y363 蜚廉 ^{fēi lián} [1] 蜚蠊

　　味咸，寒。主血瘀（《御览》引云：逐下血）、癥坚、寒热，破积聚，喉咽痹，内寒，无子。生川泽。

　　《吴普》曰：蜚蠊虫。神农、黄帝云：治妇人寒热（《御览》）。

　　《名医》曰：生晋阳 [2] 及人家屋间。立秋采。

　　案：《说文》云：蜰（féi），卢蜰也。蜚，臭虫，负蠜（fán） [3] 也。蠜，昌

（fù）[4]蝜也。《广雅》云：飞蟅，飞蠊也。《尔雅》云：蜚，蠦蜰。郭璞云：即负盘臭虫。《唐本》注云：汉中人食之下气，名曰石薑，一名卢蜰，一名负盘，旧作蠊。据邢昺（bǐng）[5]疏引此作廉。

[1] Y363 蜚廉（fēilián）：蜚蠊科大蠊属动物美洲大蠊、澳洲蜚蠊、蜚蠊属动物东方蜚蠊的全体。

[2] D103 晋阳：晋阳郡，今山西省太原市。

[3] Z128 蠜（fán）：蚱蜢。

[4] Z150 皀（fù）：古同"阜"。

[5] R083 邢昺（bǐng）：字叔明，北宋学者、教育家。

　　Z033 昺：古同"炳"。

Y364 蟅虫 zhè chóng [1] 䗪虫

味咸，寒。主心腹寒热洗洗，血积癥瘕，破坚，下血闭。生子大良。一名地鳖。生川泽。

《吴普》曰：䗪虫，一名土鳖（《御览》）。

《名医》曰：一名土鳖。生河东及沙中、人家墙壁下、土中湿处。十月，暴干。

案：《说文》云：䗪，虫属。蠜，皀蠜也。《广雅》云：负蠜，蟅也。《尔雅》云：草虫，负蠜。郭璞云：常羊也。《毛诗》云：喓（yāo）喓[2]草虫。《传》云：草虫，常羊也。陆玑云：小大长短如蝗也。奇音，青色，好在茅草中。

[1] Y364 蟅虫（zhèchóng）：鳖蠊科昆虫地鳖或姬蠊科昆虫赤边水䗪的雄性全虫。

[2] Z709 喓（yāo）喓：草虫鸣叫声。

Y365 贝子 [1]
bèi zǐ

味咸，平。主目翳、鬼注，蛊毒、腹痛、下血、五癃，利水道。烧用之，良。生池泽。

《名医》曰：一名贝齿。生东海。

案：《说文》云：贝，海介虫也。居陆，名猋（biāo）[2]。在水，名蜬（hán）[3]，象形。《尔雅》云，贝小者，鲼（jì）[4]。郭璞云：今细贝，亦有紫色，出日南。又蟣（jī）[5]，小而椭。郭璞云：即上小贝。

[1] Y365 贝子（bèizǐ）：宝贝科动物货贝或环纹货贝等的贝壳，入药以紫贝齿为主。

[2] Z029 猋（biāo）：犬跑的样子。

[3] Z191 蜬（hán）：①小螺。②水贝。

[4] Z236 鲼（jì）：小贝。

[5] Z242 蟣（jī）：狭长的小贝。

上虫部。下品三十八种。

本经佚文

上药令人身安命延，升天神仙，遨游上下，役使万灵，体生毛羽，行厨立至（《抱朴子·内篇》引《神农经》，据《太平御览》校）。

中药养性，下药除病，能令毒虫不加，猛兽不犯，恶气不行，众妖并辟（《抱朴子·内篇》引《神农经》）。

太乙子曰：凡药，上者养命，中者养性，下者养病（《艺文类聚》引《本草经》）。

太乙子曰：凡药，上者养命，中药养性，下药养病。神农乃作赭鞭、钩䎏（尺制切）。从六阴阳，与太乙外（巡字）五岳四渎，土地所生草石，骨肉心灰，皮，毛羽，万千类，皆鞭问之，得其所能治主，当其五味。一日（一字旧误作百）七十毒（《太平御览》引《本草经》）。

神农稽首再拜，问于太乙子曰：曾闻之时寿过百岁，而徂落之咎，独何气使然也？太乙子曰：天有九门，中道最良。神农乃从其尝药，以拯救人命。（《太平御览》引《神农本草》）。

按：此诸条，与今《本经》卷上文略相似，诸书所引，较《本经》文多。又云是太一子说，今无者，疑后节之，其云赭鞭、钩䎏（zhì），当是煮辨、候制之假音，鞭问之，即辨问之。无怪说也。

药物有大毒，不可入口、鼻、耳、目者，即杀人。一曰钩吻（卢氏曰：阴地黄精，不相连，根苗独生者，是也），二曰鸱（chī，状如雌鸡，生山中），三曰阴命（赤色，著木县其子，生海中），四曰内童（状如鹅，亦生海中），五曰鸩羽（如雀，墨头赤喙），六曰螹（jiǎo）[1]蜥（xī）[2]（生海中，雄曰蜥，雌曰螹也。《博物志》引《神农经》）。

药种有五物：一曰狼毒，占斯解之。二曰巴头，藿汁解之。三曰黎，卢汤解之。四曰天雄、乌头，大豆解之。五曰班茅，戎盐解之。毒菜害小儿，乳汁解，先食饮二升（《博物志》引《神农经》）。

五芝及饵丹砂、玉札、曾青、雄黄、雌黄、云母、太乙禹余粮，各可单服之，皆令人飞行长生（《抱朴子·内篇》引《神农四经》[3]）。

春夏为阳，秋冬为阴（《文选》注引《神农本草》）。

春为阳，阳温，生万物（同上）。

黄精与朮，饵之却粒。或遇凶年，可以绝粒。谓之米脯（《太平御览》引《抱朴子》《神农经》）。

五味，养精神，强魂魄。五石，养髓，肌肉肥泽。诸药，其味酸者，补肝、养心，除肾病。其味苦者，补心、养脾，除肝病。其味甘者，补肺、养脾，除心病。其味辛者，补肺、养肾，除脾病。其味咸者，补肺，除肝病。故五味，应五行。四体，应四时。夫人性生于四时，然后命于五行，以一补身，不死命神。以母养子，长生延年。以子守母，除病究年（《太平御览》引《养生要略》《神农经》）。

案：此诸条，当是玉石、草木三品前总论，而后人节去。

[1] Z262螹（jiǎo）：《篇海》：虫也。

[2] Z641蜥（xī）：《注》：一曰鸤羽，亦曰螹蜥。雄曰蜥，雌曰螹也。

[3] S083《神农四经》：作者不详。

　　　　　　　　　　　　　　　　　　　　《神农本草经》精注易读本

附:《吴氏本草》十二条

龙眼:一名益智,一名比目(《齐民要术》)。

鼠尾:一名劲,一名山陵翘。治痢也(《太平御览》)。

满阴实:生平谷或圃中。延蔓如瓜叶,实如桃。七月采。止渴延年(《太平御览》)。

千岁垣中肤皮:得姜、赤石脂,治(《太平御览》)。

小华:一名结草(《太平御览》)。

木瓜:生夷陵(《太平御览》)。

谷树皮:治喉闭。一名楮(chǔ)[1](《太平御览》)。

樱桃:味甘。主调中益气,令人好颜色,美志气。一名朱桃,一名麦英也(《艺文类聚》)。

李核:治仆僵。华,令人好颜色(《太平御览》)。

大麦:一名穬(kuàng)麦。五谷之大盛,无毒,治消渴,除热,益气。食蜜为使。麦种:一名小麦。无毒。治利而不中□(《太平御览》)。

豉:益人气(《太平御览》)。

晖日:一名鸩羽(《太平御览》)。

[1] Z080 楮(chǔ):落叶乔木,树皮是制造桑皮纸和宣纸的原料。

附：诸药制使

唐慎微曰:《神农本经》相使，正各一种，兼以《药对》参之，乃有两三。

玉、石，上部

玉泉：畏款冬花。

玉屑：恶鹿角。

丹砂：恶磁石，畏咸水。

曾青：畏菟丝子。

石胆：水英为使。畏牡桂、菌桂、芫花、辛夷、白薇。

钟乳：蛇床子为使，恶牡丹、玄石，畏紫石英、蘘草。

云母：泽泻为使。畏鮀甲及流水。

消石：火为使。恶苦参、苦菜，畏女菀。

朴消：畏麦句姜。

芒消：石苇为使，恶麦句姜。

矾石：甘草为使。畏牡蛎。

滑石：石苇为使。恶曾青。

紫石英：长石为使，畏扁青、附子，不欲鮀甲、黄连、麦句姜。

白石英：恶马目毒公。

赤石脂：恶大黄。畏芫花。

黄石脂：曾青为使。恶细辛。畏蜚蠊。

太一余粮：杜仲为使。畏铁落、菖蒲、贝母。

玉、石，中部

水银：畏磁石。

殷孽：恶防己。畏朮。

孔公孽：木兰为使。恶细辛。

阳起石：桑螵蛸为使。恶泽泻、菌桂、雷丸、蛇蜕皮。畏菟丝子。

石膏：鸡子为使。恶莽草、毒公。

凝水石：畏地榆。解巴豆毒。

磁石：柴胡为使。畏黄石脂。恶牡丹、莽草。

元石：恶松脂、柏子仁、菌桂。

理石：滑石为使。恶麻黄。

玉、石，下部

礜石：得火良。棘针为使。恶虎掌、毒公、鹜屎。细辛畏水。

青琅玕：得水银良。畏鸡骨。杀锡毒。

特生礜石：得火良。畏水。

代赭：畏天雄。

方解石：恶巴豆。

大盐：漏芦为使。

草药，上部

六芝：薯蓣为使。得发良。恶常山。畏扁青、茵陈蒿。

朮：防风、地榆为使。

天门冬：垣衣、地黄为使。畏曾青。

麦门冬：地黄、车前为使。恶款冬、苦瓟。畏苦参、青蘘。

女萎、萎蕤：畏卤咸。

干地黄：得麦门冬、清酒良。恶贝母。畏芜荑。

菖蒲：秦花、秦皮为使。恶地胆、麻黄。

泽泻：畏海蛤、文蛤。

远志：得茯苓、冬葵子、龙骨良。杀天雄、附子毒。畏珍珠、蜚蠊、藜芦、齐蛤。

薯蓣：紫芝为使，恶甘遂。

石斛：陆英为使。恶凝水石、巴豆。畏白僵蚕、雷丸。

菊花：术、枸杞根、桑根白皮，为使。

甘草：术、干漆、苦参为使。恶远志。反甘遂、大戟、芫花、海藻。

人参：茯苓为使。恶溲疏。反藜芦。

牛膝：恶萤火、龟甲、陆英。畏白前。

细辛：曾青、东根为使。恶狼毒、山茱萸、黄耆。畏滑石、消石。反藜芦。

独活：蠡石为使。

柴胡：半夏为使。恶皂荚。畏女苑、藜芦。

菴闾子：荆子、薏苡仁为使。

薪蓂子：得荆子、细辛良。恶干姜、苦参。

龙胆：贯众为使。恶防葵、地黄。

菟丝子：得酒良。薯蓣、松脂为使。恶蘿菌。

巴戟天：覆盆子为使。恶朝生、雷丸、丹参。

蒺藜子：乌头为使。

沙参：恶防己。反藜芦。

防风：恶干姜、藜芦、白蔹、芫花。杀附子毒。

络石：杜仲、牡丹为使，恶铁落。畏菖蒲、贝母。

黄连：黄芩、龙骨、理石为使。恶菊花、芫花、元参、白鲜皮。畏款冬。胜乌头。解巴豆毒。

　　　　　　　　　　　　　　　　　　　《神农本草经》精注易读本

丹参：畏咸水，反藜芦。

天名精：垣衣为使。

决明子：蓍实为使。恶大麻子。

续断：地黄为使。恶雷丸。

芎䓖：白芷为使。

黄耆：恶龟甲。

杜若：得辛夷、细辛良。恶柴胡、前胡。

蛇床子：恶牡丹、巴豆、贝母。

茜根：畏鼠姑。

飞蠊：得乌头良。恶麻黄。

薇衔：得秦皮良。

五味子：苁蓉为使。恶葳蕤。胜乌头。

草药，中部

当归：恶闾茹。畏菖蒲、海藻、牡蒙。

秦艽：菖蒲为使。

黄芩：山茱萸，龙骨为使。恶葱实。畏丹砂、牡丹、藜芦。

芍药：须丸为使。恶石斛、芒硝。畏消石、鳖甲、小蓟。反藜芦。

干姜：秦椒为使。恶黄连、黄芩、天鼠屎。杀半夏、莨菪毒。

藁本：畏闾茹。

麻黄：厚朴为使。恶辛夷、石苇。

葛根：杀野葛、巴豆、百药毒。

前胡：半夏为使。恶皂荚。畏藜芦。

贝母：厚朴、白薇为使。恶桃花。畏秦艽、矾石、莽草。反乌头。

栝蒌：枸杞为使。恶干姜。畏牛膝、干漆。反乌头。

元参：恶黄耆、干姜、大枣、山茱萸。反藜芦。

苦参：元参为使。恶贝母、漏芦、菟丝子。反藜芦。

石龙芮：大戟为使。畏蛇蜕、吴茱萸。

萆薢：薏苡为使。畏葵根、大黄、柴胡、牡蛎、前胡。

石韦：滑石、杏仁为使，得菖蒲良。

狗脊：萆薢为使。恶败酱。

瞿麦：蘘草、牡丹为使。恶螵蛸。

白芷：当归为使。恶旋覆花。

紫菀：款冬为使。恶天雄、瞿麦、雷丸、远志。畏茵陈。

白鲜皮：恶螵蛸、桔梗、茯苓、萆薢。

白薇：恶黄耆、大黄、大戟、干姜、干漆、大枣、山茱萸。

紫参：畏辛夷。

淫羊藿：薯蓣为使。

款冬花：杏仁为使。得紫菀良。恶皂荚、消石、元参。畏贝母、辛夷、麻黄、黄芩、黄连、黄耆、青葙。

牡丹：畏菟丝子。

防己：殷孽为使。恶细辛。畏萆薢。杀雄黄毒。

女苑：畏卤咸。

泽兰：防己为使。

地榆：得发良。恶麦门冬。

海藻：反甘草。

草药，下部

大黄：黄芩为使。

桔梗：节皮为使。畏白芨。反龙胆、龙眼。

甘遂：瓜蒂为使。恶远志。反甘草。

葶苈：榆皮为使。得酒良。恶僵蚕、石龙芮。

芫花：决明为使。反甘草。

泽漆：小豆为使。恶薯蓣。

大戟：反甘草。

钩吻：半夏为使。恶黄芩。

藜芦：黄连为使。反细辛、芍药、五参。恶大黄。

乌头、乌喙：莽草为使，反半夏、栝楼、贝母、白蔹、白芨。恶藜芦。

天雄：远志为使，恶腐婢。

附子：地胆为使。恶蜈蚣。畏防风、甘草、黄耆、人参、乌韭、大豆。

贯众：藋菌为使。

半夏：射干为使。恶皂荚。畏雄黄、生姜、干姜、秦皮、龟甲。反乌头。

蜀漆：栝楼为使。恶贯众。

虎掌：蜀漆为使。畏莽草。

狼牙：芜荑为使。恶枣肌、地榆。

常山：畏玉札。

白芨：紫石英为使。恶理石、李核仁、杏仁。

白蔹：代赭为使。反乌头。

藋菌：得酒良。畏鸡子。

茹：甘草为使。恶麦门冬。荩草：畏鼠妇。

夏枯草：土瓜为使。

狼毒：大豆为使。恶麦句姜。

鬼臼：畏垣衣。

木药，上部

茯苓，茯神：马蔺为使。恶白蔹。畏牡蒙、地榆、雄黄、秦艽、龟甲。

杜仲：恶蛇蜕、元参。

柏实：牡蛎、桂心、瓜子为使。畏菊花、羊蹄、诸石、面、曲。

干漆：半夏为使。畏鸡子。

蔓荆子：恶乌头、石膏。

五加皮：远志为使。畏蛇皮、元参。

蘖木：恶干漆。

辛夷：芎劳为使。恶五石脂。畏菖蒲、蒲黄、黄连、石膏、黄环。

酸枣仁：恶防己。

槐子：景天为使。

牡荆实：防己为使。恶石膏。

木药，中部

厚朴：干姜为使。恶泽泻、寒水石、消石。

山茱萸：蓼实为使。恶桔梗、防风、防己。

吴茱萸：蓼实为使。恶丹参、消石、白垩。畏紫石英。

秦皮：大戟为使。恶茱萸。

占斯：解狼毒。

栀子：解踯躅毒。

秦椒：恶栝楼、防葵。畏雌黄。

桑根白皮：续断、桂心、麻子为使。

木药，下部

黄环：鸢尾为使。恶茯苓、防己。

石南：五加皮为使。

巴豆：芫花为使。恶蘘草。畏大黄、黄连、藜芦。杀斑蝥毒。

栾花：决明为使。

蜀椒：杏仁为使，畏款冬。

溲疏：漏芦为使。

皂荚：柏实为使。恶麦门冬。畏空青、人参、苦参。

雷丸：荔实、厚朴为使。恶葛根。

兽，上部

龙骨：得人参、牛黄良。畏石膏。

龙角：畏干漆、蜀椒、理石。

牛黄：人参为使，恶龙骨、地黄、龙胆、蜚蠊。畏牛膝。

白胶：得火良。畏大黄。

阿胶：得火良。畏大黄。

兽，中部

犀角：松脂为使。恶雚菌、雷丸。

羖羊角：菟丝子为使。

鹿茸：麻勃为使。

鹿角：杜仲为使。

兽，下部

麋脂：畏大黄。

伏翼：苋实、云实为使。

天鼠屎：恶白蔹、白薇。

虫、鱼，上部

蜜蜡：恶芫花、齐蛤。

蜂子：畏黄芩、芍药、牡蛎。

牡蛎：贝母为使。得甘草、牛膝、远志、蛇床良。恶麻黄、吴茱萸、辛夷。

桑螵蛸：畏旋覆花。

海蛤：蜀漆为使。畏枸胆、甘遂、芫花。

鳖甲：恶沙参、蜚蠊。

虫、鱼，中部

猬皮：得酒良。畏桔梗、麦门冬。

蜥蜴：恶硫黄、斑蝥、芜荑。

露蜂房：恶干姜、丹参、黄芩、芍药、牡蛎。

䗪虫：畏皂荚、菖蒲。

蛴螬：蜚蠊为使，恶附子。

龟甲：恶矾石。

蟹：杀莨菪毒、漆毒。

鲛鱼甲：蜀漆为使。畏枸胆、甘遂、芫花。

乌贼鱼骨：恶白蔹、白芨。

虫、鱼，下部

蛞蝓：畏羊角、石膏。

蛇蜕：畏磁石及酒。

斑蝥：马刀为使。畏巴豆、丹参、空青。恶肤青。

地胆：恶甘草。

马刀：得水良。

果，上部

大枣：杀乌头毒。

果，下部

杏仁：得火良，恶黄耆、黄芩、葛根，解锡粉毒，畏蘘草。

菜，上部

冬葵子：黄芩为使。

葱实：解藜芦毒。

米，上部

麻蕡、麻子：畏牡蛎、白薇。恶茯苓。

米，中部

大豆及黄卷：恶五参、龙胆。得前胡、乌喙、杏仁、牡蛎良。杀乌头毒。

大麦：蜜为使。

上二百三十一种，有相制使，其余皆无。（三十四种续添）

案：当云三十五种。

立冬之日，菊、卷柏先生，时为阳起石、桑螵蛸。凡十物使，主二百草，为之长。

立春之日，木兰、射干先生，为柴胡、半夏使。主头痛，四十五节。

立夏之日，蜚蠊先生，为人参、茯苓使。主腹中。七节，保神守中。

夏至之日，豕首、茱萸先生，为牡蛎、乌喙使。主四肢，三十二节。

立秋之日，白芷、防风先生，为细辛、蜀漆使。主胸背二十四节。

（原注：上此五条，出《药对》中，义旨渊深，非俗所究。虽莫可遵用，而是主统之本，故亦载之。）

录《本草经》书后己丑

　　《神农本草》三品，共三百六十五种，以应周天之数，梁·陶弘景《名医别录》又增三百六十五种，以白书为《本经》，墨书为《别录》，传写已久，舛错甚多，今二书皆已亡佚，所据者惟《纲目》而已，《纲目》于《本经》诸品，并入锡铜镜鼻、玉浆、大盐、翘根、蜀漆、海药实根、蒲黄、青葙、赤芝、黄芝、白芝、黑芝、紫芝、披（bǐ）[1]子、瓜蒂、松脂、天鼠屎、白膠一十八种，又析出大豆、赤小豆、木耳、檀桓、土蜂、桃蠹虫六种。凡三五十三种，而《纲目》以檀桓属《拾遗》[2]；以土蜂属《别录》；以桃蠹虫属《日华》，并不云从《本经》析出，是数典而忘其祖矣。序例云《神农本草经》三百四十七种，除并入一十八种，似析出诸种所不计，然大豆、赤小豆、木耳亦从《本经》析出，何以仍标《本经》？葱、薤、杏仁显属《本经》中品，何以反标《别录》？反复推究，皆不可通，其中绿青、葈耳、鼠妇、石龙子四条经文都无一字，岂《本经》之文岁久残缺欤？抑《本经》之文混入《别录》欤？序例又载《本经》目录，有木华、王不留行、龙眼、肤青、姑活、石下长卿、燕屎，而无绿青、朮、升麻、由跋、赭魁、青葙、鹰屎白，乃与本书互相参差，可见著书之难，以濒湖之博洽，冠古今者，而前后抵牾，疑非一人之手笔，近世如缪仲淳《本草经疏》、张路玉《本经逢原》[3]，经文皆据《纲目》，而于此等，疑窦不一，为之疏通证明，甚至以《别录》等说，混作《经》言，朱紫无别，根干不分，盖医学之榛芜至于今而极矣。《本经》主治，其文简质古奥，即未必果出炎帝，要亦先秦古书，世惟知《素问》为医之祖，而于《神农本经》无有过而问者，岂不重可慨哉，今姑即《纲目》所载，采录成编，名例数条仍冠于首，异目当重当校补与海内同志共珍之。

〖顾观光〗

[1] Z022 柀（bǐ）：榧树。

[2] S008《拾遗》：即《本草拾遗》，作者为唐·陈藏器，本草著作。

[3] S011《本经逢原》：作者为清·张璐，本草著作。

附录一:《本经》病名考

B003 贲豚 (bēn)

贲豚,又称奔豚、奔豚气,病名,出自《灵枢·邪气脏腑病形》。《难经》列为五积之一,属肾之积。症见有气从少腹上冲胸脘、咽喉,发时痛苦剧烈,或有腹痛,或寒热往来,病延日久,可见咳逆、骨痿、少气等。多由肾脏阴寒之气上逆或肝经气火冲逆所致。

B004 蹩 (bì)

①跛脚。②〔蹩蹩〕,行进不止的样子。③仆倒。

B005 痹 (bì)

①病症名。泛指邪气闭阻肢体、经络、脏腑所引起的多种疾病,出自《灵枢·痹论》等篇。根据病邪偏胜和病变部位、证候特点,有风痹(行痹)、寒痹(痛痹)、湿痹(着痹)、热痹、历节、痛风、周痹、血痹、气虚痹、血虚痹、心痹、肝痹、脾痹、肺痹、肾痹、肠痹等。②风寒湿邪侵袭肢体、经络,导致肢体疼痛、麻木、屈伸不利的病症,不包括上述痹证中的内脏痹(见《证治汇补》)。③病理名。闭阻不通之意。

B006 瘥（chài）

①chài，病愈。②cuó，病。如瘥疠（疫病）。

B007 疢（chèn）

热病，亦泛指病。

B008 瘛（chì）

症名。出自《素问·脏气法时论》。筋脉拘急而缩。

B009 瘛疭（chìzòng）

病症名。也作瘈疭，指手足伸缩交替，抽动不已。出自《素问·热论》等篇。瘛，筋脉拘急而缩；疭，筋脉缓纵而伸。瘛疭常见于外感热病、痫、破伤风等病症。

B010 瘳（chōu）

病愈。《素问·痹论》："各随其过，则病瘳也。"容易混为"疗（疗）"。

B011 疮（chuāng）

①病名。出自《素问·至真要大论》。①疮疡之简称。《外科启玄》："夫疮疡者乃疮之总名也。"②指皮肉外伤而言。《外科启玄》："疮者伤也，肌肉腐坏痛痒，苦楚伤烂而成，故名疮也。"如金疮、刀疮。③指皮肤病。凡发于皮肤浅表，有形，焮痒，破后糜烂的病统称为疮。包括疥、癣、风丹等。

B012 疸（dǎn）

〔黄疸〕病症名。出自《素问·平人气象论》。身黄、目黄、小便黄是其三大主症。多由感受时邪，或饮食不节，湿热或寒湿内阻中焦，迫使胆汁不循常道所致。

B013 瘨（diān）

① diān，古同"癫"。② chēn，腹胀病。

B014 癫（diān）

①精神病的一种类型。出自《灵枢·癫狂》等篇。多由痰气郁结所致。症见精神抑郁，表情淡漠，或喃喃独语，或哭笑无常，幻想幻觉，言语错乱，不知秽洁，不思饮食，舌苔薄腻，脉弦滑等。②即痫病。

B015 痱（fèi）

病名。见《圣济总录》卷一百三十八。又名汗疹、痱疮、痱子。由于暑湿蕴蒸，汗泄不畅所致。多见于炎夏，以小儿及肥胖人易患。分布于头面、颈项、腹、背、肩、股等处。皮肤汗孔处发生密集如粟米样的红色丘疹，很快变为小水疱或小脓疱，有瘙痒及灼热感，常因搔抓而继发感染。

B016 皯（gǎn）

皮肤（尤指面色）黧黑枯槁。

B017 疾（jí）

病痛，身体不舒适的统称（疾"急"，病"缓"）。

B018 瘕（jiǎ）

病症名。见《金匮要略·疟病脉证并治》。腹腔内痞块，一般以隐见腹内，按之形症可验，坚硬不移，痛有定处者为癥；聚散无常，推之游移不定，痛无定处者为瘕。《圣济总录》等书认为与"积聚"相类，而癥瘕以发生于下焦为多。常由情志抑郁、饮食内伤导致肝脾受损，脏腑失和，日久正气不足，气滞血瘀，痞块固定不动者为癥，虽有结块，可推移者称为癥瘕（《诸病源候论》）。

B019 痂（jiā）

伤口或疮口表面凝结成的块状物，伤口或疮口痊愈后自行脱落。

B020 疥（jiè）

病名。出自《刘涓子鬼遗方》卷五。一种传染性瘙痒性皮肤病，多因风湿热邪郁于皮肤，接触传染而成。隋·巢元方已分辨出疥虫为其病原体。本病以手指缝最为多见，亦常见于肘窝、腋下、小腹、腹股沟、臀、腿等处，甚则遍及全身。皮损为针头大小的丘疹和水疱，痒甚，故体表常见抓痕和结痂，据抓后有无滋水，又有干疥、湿疥之称。如因搔破皮肤引起继发感染化脓者，则称脓窝疥。

B021 痎（jiē）

病症名。出自《素问·疟论》等篇。后世对痎疟有不同的理解：①疟疾的通称。《圣济总录·疟病门》："痎疟者，以疟发该时，或日作，或间日乃作也……寒热痁疟，动皆有时，故《内经》统谓之痎疟。"②指间日疟。东汉·许慎《说文解字》："痎，二日一发疟也。"清·王筠《说文句读》："谓隔一日（发）也。"③指老疟、久疟。《丹溪心法》："痎疟，老疟也。"《医学纲目》卷六："久疟者，痎疟也。以其隔二三日一发，缠绵不去。"《诸病源候论·痎疟候》："夫痎疟者，其病秋则寒甚，冬则寒轻，春则恶风，夏则多汗。"

B022 痉（jìng）

病名。出自《灵枢·经筋》等篇。以项背强急、口噤、四肢抽搐、角弓反张为主症。痉有虚实之分：实证多因风、寒、湿、痰、火邪壅滞经络所致；虚证多因过汗、失血、素体虚弱、气虚血少、津液不足、筋失濡养、虚风内动而致。痉有刚痉、柔痉、阳痉、阴痉、风痉、风痰痉、痰火痉、虚痉等。"痉""痓"两个字比较像，也是中医古籍中经常混用的两个字。

B023 疽（jū）

病名。出自《灵枢·痈疽》。疮面深而恶者为疽，是气血为毒邪所阻滞，发于肌肉筋骨间的疮肿。宋末以前的疽仅指无头疽，自宋《卫济宝书》始见有头疽的描述。现按疽病早期的有头与无头，分为有头疽和无头疽两类。

B024 欬（kài）

①kài，亦作咳。咳嗽。②〔欬逆〕ài，胃里的气体从嘴里出来并发出声音。

B025 疴（kē）

病：沉疴（重病）。

B026 癞（lài）

病名。出字《诸病源候论》卷三十七。癣、疥等皮肤病。

B027 羸（léi）

瘦弱。

B028 痢（lì）

病名，见《济生方》，《内经》称肠澼，《伤寒杂病论》以痢疾与泄泻通称为下利，又名滞下，为夏秋季常见的急性肠道疾患之一，多因外受湿热疫毒之气，内伤饮食生冷，积滞于肠中所致，主症以大便次数增多而量少、腹痛、里急后重、下黏液及脓血样大便为特征。本病的分类，从病因分，有暑痢、湿热痢、寒痢、热痢等；从大便性状分，有赤痢、白痢、血痢、赤白痢、脓血痢、五色痢等；从病情轻重和病程分，有疫痢、毒痢、气痢、噤口痢、休息痢、奇恒痢、久痢、虚痢等。

B029 疠 （lì）

见〔瘰疠〕。疠字不单用。

B030 疠 （lì）

①疠气：又称疫疠之气、毒气、异气、戾气或杂气，为具有强烈传染性的致病邪气。古人认为，其产生及致病流行与久旱、酷热等反常气候有关。②疫疠：某些烈性传染病。③麻风病:《素问·风论》："疠者，有荣气热胕，其气不清，故使其鼻柱坏而色败，皮肤疡溃。"注意：不可与"疬（瘰）"字混淆。

B031 历节 （lìjié）

痹证的一种。见于《金匮要略·中风历节病脉证并治》。又名历节风、白虎风、白虎历节、痛风。由风寒湿邪侵入经脉，流注关节所致。症见关节肿痛，游走不定，痛势剧烈，屈伸不利，昼轻夜重。邪郁化热，则关节红肿热痛。因历节痛势剧烈或游走不病，故文献有将本病归属痛痹、行痹者。

B032 疗 （liáo）

治疗，医治。

B033 瘤 （liú）

病名。见东汉·许慎《说文解字》。又名瘤赘。中医文献记载，瘤的名目较多。《三因极一病证方论》载有六瘤，即骨瘤、脂瘤、肉瘤、脓瘤、血瘤、石瘤。多因七情劳欲，复感外邪，脏腑失调，聚瘀生痰，随气留滞凝结而成。症见体表出现肿物，界限分明，色白而肿痛，赘生物如拳如榴；有的可破溃化脓，病程漫长。

B034 癃 （lóng）

病症名。①指小便不利。《素问·宣明五气》："膀胱不利为癃。"②指小便频数。

《素问·奇病论》："有癃者，一日数十溲。"③淋的古称。宋·戴桐《六书故》："癃淋实一声也，人病小便不通者，今谓之淋，古作癃。"④指罢（音义同疲）癃病。见《史记·平原君虞卿列传》。

B035 瘘（lòu）

病症名。破溃而出脓血，黄水浸淫淋漓久不止。

B036 蠃（luǒ）

通"裸"。

B037 蠃（luǒ）

〔螺蠃〕寄生蜂的一种，常用泥土在墙上或树枝上做窝，捕捉螟蛉等小虫存在窝里，留作将来幼虫的食物。

B038 瘰疬（luǒlì）

病名。出自《灵枢·寒热》。又名鼠瘘、老鼠疮、疬子颈等。小的为瘰，大的为疬。多因肺肾阴虚，肝气久郁，虚火内灼，炼液为痰，或受风火邪毒，结于颈项、腋、胯之间。初起结块如豆，数目不等，无痛无热，后渐增大串生，久则微觉疼痛，或结块相互粘连，推之不移。若溃破则脓汁稀博，其中或夹有豆渣样物质，此愈彼起，久不收口，可形成窦道或瘘管。相当于淋巴结结核、慢性淋巴结炎。疬不要混为"疠"。

B039 疟（nüè）

病名。以间歇性寒战、高热出汗为特征的一种疾病。古人观察到，本病多发于夏秋季节及山林多蚊地带。《素问·疟论》等篇称为疟、痎疟，《金匮要略》称为疟病，《太平圣惠方》卷七十四称为疟疾。因兼感病邪、体质强弱及表现证候不同，大致有如下分类：按临床证候分为风疟、暑疟、湿疟、痰疟、寒疟、温疟、牝疟、牡疟、瘅疟、疟母、痎疟等，按发作时间分为间日疟、三日疟、三阴疟、久疟等，按诱发因素和流行特点分为劳疟、虚疟、瘴疟、疫疟等。

B040 疱（pào）

皮肤上长的像水疱的小疙瘩（亦作"泡"）。古时面部的疱为"皰"，皮肤的疱为"皰"。

B041 澼（pì）

〔肠澼〕病名。出自《素问·通评虚实论》等篇。①痢疾的古称，指垢腻黏滑似涕脓的液体，因自肠排出，有声，故名。②指便血。《古今医鉴》："夫肠澼者，大便下血也。"

B042 癖（pì）

①古同"痞"。②病名。多由水饮停结，痰瘀凝滞，食积内阻，寒热邪气搏结而成。

B043 痞（pǐ）

①古病名。为五积之一，属脾之积。见《难经·五十六难》。多因脾虚气郁痞塞不通，留滞积结而成。症见胃脘部有肿块突起，状如覆盘，肌肉消瘦，四肢无力等，日久不愈，可发黄疸。②指胸前痞满不舒的症状。多由伤寒误用攻下，病邪不得外解，浊气结而未散所致。

B044 瘙（sāo）

像长疥疮那样发痒。

B045 疝 (shàn)

病名。出自《素问·大奇论》等篇。历代论疝涉及多种病症，名目繁多，众说不一。根据临床表现可归纳为：①泛指体腔内容物向外突出的病症。多伴有气痛症状，故有疝气、小肠气、小肠气痛等病名。②生殖器、睾丸、阴囊部位病症。③腹部剧烈疼痛，兼有二便不通的病症。

B046 痠 (suān)

《博雅》：痠，痛也。

B047 痰 (tán)

某些疾病的病理产物或致病因素。不论因病生痰，或因痰致病，均与肺、脾二脏有关，有"脾为生痰之源，肺为贮痰之器"的说法。①呼吸道分泌的病理产物。如热痰、寒痰、燥痰等。②病因病症。如风痰、痰火、痰湿、痰浊、顽痰、宿痰、痰饮、痰包、痰核、痰疟等。

B048 瘫 (tān)

病症名。见《外台秘要》卷十四。指四肢不用的疾患。多由肝肾亏虚，气血不足，复因邪气（如风、寒、湿、热、痰、瘀等病邪）侵袭经络所致。轻则手足虽能活动，但肢节缓弱，必须扶持方能运动；重者四肢痿废，不能运动。可见于脑血管意外后遗症以及神经系统其他一些疾病。治宜审察病因，采用药物、针灸及推拿等综合疗法。若侧肢体偏废不用，称为偏枯，亦称半身不遂或半肢风。

B049 疼 (téng)

古同"疼"。

B050 痛（tòng）

疾病、创伤等引起的难受的感觉，有胀痛、刺痛、冷痛、灼痛、隐痛、绞痛、重痛、酸痛、挚痛、固定痛、走窜痛等。

B051 㿗（tuí）

〔㿗疝〕病名。出自《素问·阴阳别论》等篇。①寒湿引起的阴囊肿大。或有阴囊局部重坠胀痛，或兼见少腹痛及阴茎肿者。②妇女少腹肿的病症（见《素问·脉解》篇）。③妇女阴户突出（见《儒门事亲》卷二）。④指阴疝（见《圣济总录》卷二）。

B052 痿（wěi）

病名。出自《素问·痿论》等篇。指肢体筋脉弛缓，软弱无力，严重者手不能握物，足不能任身，肘、腕、膝、踝等关节如觉脱失，渐至肌肉萎缩而不能随意运动的一种病症。因肺热伤津，湿热浸淫，或气血不足，肝肾亏虚等所致。临床表现以四肢软弱无力为主，尤以下肢痿弱，足不能行较多见。

B053 踒躄（wōbì）

扭伤，甚至仆倒。

B054 瘜（xī）

〔瘜肉〕古同"息肉"，因黏膜发育异常而形成的像肉质的突起物。

B055 痫（xián）

病名。出自《素问·大奇论》等篇，是一种发作性神志异常的疾病，又名胎病，说明《内经》早已指出病因中的遗传因素。古代痫、癫二字通用，故痫亦称癫（见《景岳全书·癫狂痴呆》)。《千金要方》称为癫痫。俗名羊痫风。文献有 10 岁以上为癫、10岁以下为痫的记载。多因惊恐或情志失调，饮食不节，劳累过度，伤及肝、脾、肾三经，使风痰随气上逆所致。症见短暂的失神、面色泛白、双目凝视，但迅即恢复常态，或见突然昏倒、口吐涎沫、两目上视、牙关紧急、四肢抽搐，或口中发出类似猪羊的叫声等，醒后除感觉疲劳外，一如常人，时有复作。

B056 痟（xiāo）

①头痛，酸痛。②痟渴，病症名，即消渴。③衰微。

B057 痃（xuán）

古病名，亦称痃气。见于梁·顾野王《玉篇》，泛指生于腹腔内弦索状的痞块。后世以痃病为脐旁两侧条索状的块状物；亦有以两胁弦急、心助胀痛为痃气（《太平圣惠方》）。

B058 癣（xuǎn）

由真菌引起的某些皮肤病的统称。

B059 疡（yáng）

病名。出自《周礼·天官》。①同疮疡。因疡只发生于体表，故又有外疡之称。②疮病之一种。《河间六书》："疡，有头小疮也。"

B060 痒（yǎng）

皮肤或黏膜受刺激需要抓挠的一种感觉。

B061 疫（yì）

具有剧烈流行性、传染性的一类疾病。因时行疠气从口鼻传入所致。出自《素问·刺法论》。

B062 瘾（yǐn）

①〔瘾疹〕病名。出自《素问·四时刺逆从论》。皮肤出现大小不等的风团，小如麻粒，大如豆瓣，甚则成块成片、剧痒、时隐时现。②指特别深的不良嗜好，亦泛指对某项事物的特殊兴趣、癖好。

B063 瘿（yǐng）

病名。出自《尔雅》。又名大脖子。《说文》："瘿，颈瘤也。"瘿瘤的名目较多，《圣济总录》有五瘿，为石瘿、泥瘿、劳瘿、忧瘿、气瘿；《三因极一病证方论》也有五瘿，为石瘿、肉瘿、筋瘿、血瘿、气瘿。发病与水土有关，或忧思郁怒，肝郁不疏，脾失健运，致气滞痰凝而成。症见颈前生长肿物，色红而高突，或蒂小而下垂，有如"璎珞"形状。

B064 痈（yōng）

病名。出自《内经》。疮面浅而大者为痈。多由外感六淫、过食膏粱厚味、外伤感染等，致营卫不和，邪热壅聚，气血凝滞而成。因发病部位不同，分为内痈、外痈两类。临证有肿胀、焮热、疼痛及成脓等症。

B065 疣（yóu）

病名。出自《灵枢·经脉》。生于体表的一种赘生物。又名千日疮、疣赘、瘊子。

B066 瘀（yū）

血液瘀滞体内，包括溢出经脉外而积存于组织间隙的，或因血液运行受阻而滞留于经脉内，以及瘀积于器官内的。可因病致瘀，如跌打损伤、月经闭止、寒凝气滞、血热妄行等；也可因瘀致病，引起气机阻滞，经脉阻塞，瘀热互结，积瘀成痕，甚至蓄血发狂等。临床表现较复杂，如面色黧黑，肌肤青紫，皮肤干枯如鳞状，局部固定性刺痛、拒按，紫色血肿，小腹硬满，胸胁撑痛，经闭，大便黑色，舌紫暗或有瘀点脉涩，甚或出现善忘、惊狂等。

B067 脏（zàng）

①zàng，繁体字为"臟"，身体内部器官的总称。②zāng，繁体字为"髒"，不干净。

B068 瘴（zhàng）

〔瘴气〕又称山岚瘴气、瘴毒、瘴疠。《医学正传》："岭南闽广等处曰瘴气，盖指山岚雾露烟瘴湿热恶气而名之也。"通常多指恶性疟疾。

B069 疹（zhěn）

①症名。见宋·许叔微《伤寒九十论·发斑证》。又名疹子。指温热病发疹。《温病条辨》和《温热经纬》等均有关于疹的论述。多由风热郁肺，内闭营分，从血络外出所致。表现为皮肤上发出红色小点，形如粟米，抚之碍手。疹色鲜红或紫赤者为热盛，紫黑者为毒重。伴见发热烦躁、咳嗽胸闷、口渴、舌绛等症。②指疮疹。《丹溪心法·斑疹》："疹即疮疹。"③指久病。《素问·奇病论》："无损不足，益有余，以成其疹。"王冰注："疹，谓久病也。"

B070 癥（zhēng）

①zhēng，病症名。腹内结块，坚硬不能移动者。多由饮食不节，胃气衰，脾气弱，邪正相搏，气血痰瘀积滞于腹中所致。症见腹中积块固定不移，痛或无痛，或兼见胁痛、腹胀、吐逆、饮食不下、消瘦等。也有将痞块聚散无常称为癥者。《医林绳墨》卷七："气聚而成癥，发无定处也。"②zhèng，病症，症状。

B071 痔（zhì）

病名。古代对痔的认识有二：一是泛指多种肛门部疾病。《素问·生气通天论》："因而饱食，筋脉横解，肠为痔。"二是指九窍中的小肉突起。《医学纲目》："凡人九窍中有小肉突起皆曰痔。"近代认为，痔系直肠下端黏膜下和肛管皮肤下痔静脉扩大和曲张所形成的静脉团。按其生长部位不同分内痔、外痔、内外痔三种。多由平素湿热内积，过食辛辣，久坐久立，或临产用力大便秘结，或久泻久痢等因素引起，以致体内生风化燥，湿热滞留，浊气瘀血下注肛门，发为本病。

B072 痓（zhì）

出自《素问·五常政大论》。①病名，同"痉"。②证名。筋强直不柔称为痓，口噤而角弓反张称为痉（见《杂病源流犀烛·痉痓》）。

B073 疰（zhù）

①通"注"。疰，有灌注和久住之意，多指具有传染性和病程长的慢性病，主要指劳瘵。②疰夏，病名，又作注夏，见《丹溪心法》卷一。因有明显的季节性，每于夏令发病，故名。多由脾胃虚弱或气阴不足，不能适应夏令炎热所致。患者常于春夏之交忽发眩晕、头疼身倦、脚软、体热食少、频欲呵欠、心烦自汗等。②劳病之一。《杂病源流犀烛》："劳之为病，其脉浮，又手足烦热，寒精自出，脚酸削不能行，小腹虚满。春夏剧，秋冬瘥，谓之疰夏病。"

附录二:《本经》书名考

S001《**白虎通义**》(báihǔtōngyì)

全书4卷,一名《白虎通》,汉·班固撰,是中国汉代讲论"五经"同异,统一今文经义的重要著作。汉章帝建初四年(公元79年),令太常、将、大夫、博士、议郎、郎官及诸生、诸儒会白虎观,讲议"五经"同异,当时撰有《白虎议奏》,后又命班固撰成此书。本书继承了董仲舒以后今文经学神秘的唯心主义思想,以神秘化了的阴阳、五行为基础,解释自然、社会、伦理、人生和日常生活的种种现象,对宋明理学的人性论产生了一定影响。

S002《**抱朴子**》(bàopǔzǐ)

道教典籍,也是研究我国晋代以前道教史及思想史的宝贵材料。东晋·葛洪撰。抱朴是道教术语,源于《老子》的语句"见素抱朴,少私寡欲"。《抱朴子》今存内篇20篇,论述神仙吐纳、炼丹之术;外篇50篇论述时政得失,人事臧否。

S003《**本草乘雅半偈**》(běncǎochéngyǎbànjì)

本草著作,明·卢之颐(子繇)撰。原书未分卷,后世有著录为10、11、12卷者。其书初名《本草乘雅》,撰于公元1647年。四数为"乘",因各药分覈、参、衍、断四项解说,故名"乘雅"。书成逢明末兵乱而散失,作者追忆旧作,仅将覈、参两项补其残缺,衍、断则难以复原,约只得原书之半,乃名"半偈"。本书共载药 365 种，以应周天之数。其中《本经》药 222 种，其他后世本草药 143 种。所选多为常用药，然拼凑周天之数，"未免拘牵附会"（《四库全书总目提要》）。

S004《**本草纲目**》（běncǎogāngmù）

本草著作，全书 52 卷。明·李时珍（东璧）撰于嘉靖三十一年（公元 1552 年）至万历六年（公元 1578 年），稿凡三易。本书采用"目随纲举"编写体例，故以"纲目"名书。以《证类本草》为蓝本加以变革。序例（卷一、卷二）相当于总论，述本草要籍与药性理论。卷一"历代诸家本草"介绍明以前主要本草 41 种。次辑录明代以前有关药物气味阴阳、五味宜忌、标本阴阳、升降浮沉、补泻、引经报使、各种用药禁忌等论述，其中又以金元诸家之论居多。卷三、卷四为"百病主治药"，沿用《证类本草》"诸病通用药"旧例，以病原为纲罗列主治药名及主要功效，相当于一部临证用药手册。卷五至卷五十二为各论，收药 1892 种，附图 1109 种。

S005《**本草和名**》（běncǎohémíng）

本书是现知日本最早的本草学著作，为平安时代源濑朝大医博士深江辅仁奉敕编撰，成书于延喜十八年（公元 918 年），相当于我国后梁时期。本书由上、下两卷组成，以《新修本草》第三至第二十卷正文中的药物为主体，同时补充了各种《食经》《本草稽疑》《本草拾遗》等书中的药物，总计收药 1025 种，其中有 850 种为《新修本草》的药物。全书卷篇次第及各卷中药物的排列顺序均依照《新修本草》，每味药物记以正名、各种异名及出处，多数标记日本名称（和名），部分列出日本产地，个别简述功用主治。

S006《**本草经集注**》（běncǎojīngjízhù）

本草著作，共 7 卷。南北朝（梁）·陶弘景编著于约公元 480—498 年。陶氏认为《本经》自"魏晋以来，吴普、李当之等更复损益，或五百九十五，或四百四十一，或三百一十九，或三品混揉，冷热交错，草石不分，虫兽无辨，且所主治，互有得失，医家不能备见"，于是予整理、作注；又从《名医别录》中选取365种药与《本经》合编，用红、黑二色分别写《本经》与《别录》的内容，名之为《本草经集注》。本书原书已佚，现仅存有敦煌石室所藏的残本，但书中主要内容可从《证类本草》和《本草纲目》中见到。

S007《**本草经疏**》（běncǎojīngshū）

本草著作，共30卷，一名《神农本草经疏》。明·缪希雍撰，刊于公元1625年。本书将《神农本草经》药物和部分《证类本草》中药物共490种，分别用注疏的形式，加以发挥，并各附有主治参互及简误二项，考证药效及处方、宜忌等。

S008《**本草拾遗**》（běncǎoshíyí）

本草著作，共10卷，一名《陈藏器本草》。唐·陈藏器撰于开元二十七年（公元739年）。以《神农本草经》虽有陶弘景、苏敬补集之说，然遗佚尚多，故为《序例》一卷、《拾遗》六卷、《解纷》三卷，总曰《本草拾遗》。原书已佚，其文多见于《医心方》《开宝本草》《嘉祐本草》《证类本草》引录。

S009《**本草图经**》（běncǎotújīng）

本草著作，共22卷，目录1卷。一名《图经本草》，古代中药学著作。宋·苏颂等奉敕撰于嘉祐三年至六年（公元1058—1061年）。作者仿唐代编《新修本草》之法，征集全国各地药图及解说，调查外来药并索取标本，绘制本草图，别撰图经。

S010《**本草衍义**》（běncǎoyǎnyì）

药论性本草著作，共20卷。原名《本草广义》，北宋·寇宗奭撰，刊于宋政和元年（公元1116年）。卷一至卷三为序例，论述本草起源、五味五气、摄养之道、治病八要、药物剂量、炮炙诸法、州土所宜、蓄药用药之法，以及单味药运用的若干典型医案等；卷四至卷二十为502种药物的各论，参考有关文献及寇氏自己的辨药、用药经验，进一步辨析与讨论。其内容涉及各种药物的名义、产地、形色、性状、采收、真伪鉴别、炮制、制剂、药性、功能、主治、禁忌及用药方法等，并结合具体病例阐明作者的观点，纠正前人的一些错误。

S011 《本经逢原》（běnjīngféngyuán）

本草著作，共4卷。清·张璐（字路玉）著，成书于清康熙三十四年（公元1695年）。本书记述了700余种药物，以临床实用为主，其中有众多作者的独到见解，使人阅后一目了然。

S012 《别录》（biélù）

①本草著作，简称《别录》，3卷。魏晋间诸名医原撰，约成书于3世纪。或云"名医"即魏吴普、李当之，或著录为陶氏撰。明·李时珍将陶氏作陶弘景，故将《别录》与《本草经集注》内容相混。现一般认为此书原始内容非陶弘景所撰，但现存此书条文经过陶弘景整理编纂。②本草著作。1卷。清·黄钰（宝臣）纂辑。此卷原系黄氏《本经便读》之附录。辑药143种，上自《名医别录》，下至《本草纲目》。卷首妄题《名医别录》，实非《别录》辑本。每药编四言歌括一首，以便记通，别无发明。今有清末刻本及石印本。

S013 《别说》（biéshuō）

出自《重广补注神农本草并图经》。四川医生陈承："尝患二书传者不博，而学者不兼有也，乃合为一，又附以古今论说，与己所见闻，列为二十三卷，名曰《重广补注神农本草并图经》。"陈承尝把《神农本草》及《图经本草》合而为一，并附以己说，编成《重广补注神农本草并图经》，未见传世。

S014《博物志》（bówùzhì）

中国古代神话志怪小说集。西晋·张华编纂，分类记载异境奇物、古代琐闻杂事及神仙方术等。内容多取材于古籍，包罗万象，保存了很多古代神话材料。

S015《补笔谈》（bǔbǐtán）

北宋·沈括《梦溪笔谈》后续作品，《补笔谈》为作者或后人所编，《续笔谈》则为后人所辑补。

S016《蔡邕本草》（càiyōngběncǎo）

《隋志》载《雷公本草集注》4卷，《蔡邕本草》7卷，今俱不传。

S017《崇文总目》（chóngwénzǒngmù）

宋代官修书目，著录经籍共3445部、30669卷，是北宋最大的目录书。宋仁宗景祐元年（公元1034年），王尧臣、欧阳修等在崇文院内编制国家藏书的综合目录，历时7年终于完成，按经、史、子、集四部分45类。

S018《崇文总目·食品》（chóngwénzǒngmùshípǐn）

《崇文总目》中载《食品》一卷，皆系之神农。

S019《楚辞》（chǔcí）

楚地的歌辞，一作"楚词"。战国时期楚国的屈原吸收其营养，创作出《离骚》等鸿篇巨制，后人仿效，名篇继出，成为一种有特点的文学作品。

S020《初学记》（chūxuéjì）

中国古代综合性类书，共30卷，分23部，唐·徐坚撰。原为唐玄宗诸子作文时检查事类之用，故名《初学记》。本书取材于群经诸子、历代诗赋及唐初诸家作品，保存了很多古代典籍的零篇单句。

S021 《**春秋传注**》（chūnqiūzhuànzhù）

①古书，已佚。②《春秋传注》36 卷。清·严启隆撰。作者不满于解说《春秋》诸家之穿凿附会，故著此书。③《春秋传注》4 卷。清·李垹撰。书成于雍正四年（公元 1726 年）。

S022 《**大观本草**》（dàguānběncǎo）

本草著作。一名《经史证类大观本草》或《大观经史证类备急本草》。31 卷。宋·唐慎微原撰，艾晟校补刊刻于大观二年（公元 1108 年）。本书以唐慎微《证类本草》为主体，取陈承《重广补注神农本草并图经》校补而成。历代翻刻者甚众，今存者以淯末柯逢时影刻校勘本为佳。现有元刻本等多种刊本。

S023 《**帝王世纪**》（dìwángshìjì）

史书，西晋·皇甫谧撰。本书是专述帝王世系、年代及事迹的一部史书，所叙上起三皇、下迄汉魏，内容多采自经传图纬及诸子杂书，载录了许多《史记》及两《汉书》阙而不备的史事，有很高的史料价值。

S024 《**读书志**》（dúshūzhì）

①《郡斋读书志》，明理宗淳祐九年（公元 1249 年）游钧在衢州（今属浙江省）重刊二十卷本，后称衢本。同年，黎安朝在袁州（今江西宜春）重刊四卷本，又刻了赵希弁续撰的《读书附志》一卷。次年，并刻赵希弁据衢本摘编而成的《读书后志》二卷和《二本考异》。与《读书后志》相对，先前的四卷本被称作《前志》。《前志》《附志》《后志》合为 7 卷，后称袁本。自此，《郡斋读书志》在流传中形成衢本和袁本两个版本系统。②《医学读书志》，清·曹禾撰，中医目录学专著。

S025 《尔雅》(ěryǎ)

中国最古训诂名物之书，共19篇。相传释诂一篇，为周公所撰。其他或言为孔子、子夏、叔孙通、梁文所增补。基本上当是由汉初儒者缀辑旧文递相增益而成。前三篇释诂、释言、释训解释一般语词，后十六篇专门解释各种名物术语。

S026 《尔雅音义》(ěryǎyīnyì)

《尔雅音义》有三个不同的版本：①晋·郭璞《尔雅音义》。②东汉·孙叔然（孙炎，字叔然）《尔雅音义》。北齐·颜之推《颜氏家训·音辞篇》云："孙叔然创尔雅音义，是汉末人独知反语，至于魏世，此事大行。"唐·陆德明《经典释文》也说："孙炎始为反语，魏朝以降渐繁。"事实上，孙炎以前已有人使用反切了，如东汉服虔注《汉书》"惴，音章瑞反"。孙炎对反切进行整理并编成《尔雅音义》。③唐·陆德明著《经典释文·尔雅音义》2卷。

S027 《氾胜之书》(fànshèngzhīshū)

西汉晚期的一部重要农学著作，一般认为是中国最早的一部农书。《汉书·艺文志》著录作"《氾胜之》十八篇"，后世通称《氾胜之书》。本书与《齐民要术》《农书》《农政全书》并称中国古代四大农书。

S028 《范子计然》(fànzǐjìrán)

据传是春秋时代范蠡所著。晋人蔡谟之后因认为"计然"为范蠡著作之书篇名，故相传《计然》一书散佚，汉、三国、唐等时期的史料多以计然（计倪）为人名，清代以前多数著述也认为计然为范蠡之师。

S029 《方言》(fāngyán)

汉代训诂学一部重要的工具书，也是中国第一部汉语方言比较词汇集。全称《輶轩使者绝代语释别国方言》，汉·扬雄撰。其问世表明中国古代的汉语方言研究已经由萌芽状态而逐渐发展起来。《方言》被誉为中国方言学史上第一部"悬之日月而不刊"的著作，在世界方言学史上也具有重要的地位。

S030《古今注》（gǔjīnzhù）

解说诠释古代和当时各类事物的著作，共3卷。晋·崔豹撰。本书有八个分类：舆服一，都邑二，音乐三，鸟兽四，鱼虫五，草木六，杂注七，问答释义八。

S031《管子·地员篇》（guǎnzǐdìyuánpiān）

出自《管子》。《管子》是战国时各学派的言论汇编，24卷，旧本题管仲撰。刘恕《通鉴外纪》引傅子曰管仲之书，过半便是后之好者所加，乃说管仲死后事，轻重篇尤复鄙俗。叶适《水心集》亦曰：《管子》非一人之笔，亦非一时之书。晁公武《读书志》曰：刘向所校本八十六篇，今亡十篇。现在的版本分为经言、外言、内言、短语、区言、杂篇、管子解、管子轻重八类。

S032《广雅》（guǎngyǎ）

我国最早的一部百科词典，共收字18150个，是仿照《尔雅》体裁编纂的一部训诂学汇编，相当于《尔雅》的续篇，篇目也分为19类，各篇名称、顺序、说解方式，以及全书的体例都与《尔雅》相同，甚至有些条目的顺序也似《尔雅》。

S033《广志》（guǎngzhì）

①博物书，晋·郭义恭所著。全书内容庞博，价值巨大，自产生之初，便为诸书征引，惜不传于世。②《三才广志》，我国现存古代私纂类书中内容最多、工程最为浩繁的一部，采撷广博，资料翔实，上通天文，下达地理，中有人类、禽兽、昆虫，乃至文学、乐律等，包罗万象。

S034 《国语》(guóyǔ)

中国最早的一部国别体史书，记录范围为上起周穆王十二年（公元前 990 年）西征犬戎，下至智伯被灭（公元前 453 年）。其中包括各国贵族间朝聘、宴飨、讽谏、辩说、应对之辞及部分历史事件与传说。

S035 《汉律》(hànlǜ)

汉律是汉代法律的总称。刘邦入关后，认为秦法烦苛，曾约法三章。后因三章之律太简略，难以适应统治的需要，萧何便在秦律的盗、贼、囚、捕、杂、具六篇外，又增户、兴、厩三篇，形成《九章律》。东汉灭亡以后，汉律开始散失。《隋书·经籍志》中已不著录晋以前的法律，可见汉律到隋已全部亡佚。目前某些古籍中尚存个别汉律引文，成为研究汉律的主要依据。

S036 《韩诗外传》(hánshīwàizhuàn)

西汉初年记述前代史实、传闻的著作。汉·韩婴撰。今仅存 10 卷，紊乱脱落，已非原本。其佚文散见《文选》李善注及唐、宋类书。

S037 《汉书》(hànshū)

中国第一部纪传体断代史，"二十四史"之一，一称《前汉书》。东汉史学家班固编纂，前后历时 20 余年，于建初年中基本修成，后唐·颜师古为之释注。《汉书》是继《史记》之后中国古代又一部重要史书，与《史记》《后汉书》《三国志》并称为"前四史"。全书主要记述了上起西汉的汉高帝元年（公元前 206 年），下至新朝王莽地皇四年（公元 23 年），共 230 年的史事。

S038 《汉书音义》(hànshūyīnyì)

①《集解汉书音义》，东汉·应劭撰。②《汉书音义》12 卷，隋·萧该撰。《隋书·经籍志》有著录，北宋时已无全本。③《汉书音义》，20 卷，唐·刘伯庄撰。

S039《洪范》(hóngfàn)

《尚书》中篇名。旧传为箕子向周武王陈述的"天地之大法"。今人或认为系战国后期儒者所作，或认为作于春秋时期。

S040《后汉书》(hòuhànshū)

记载东汉历史的纪传体史书，与《史记》《汉书》《三国志》合称"前四史"。南朝刘宋历史学家范晔（yè）编撰。书中分十纪、八十列传和八志（司马彪续作），记载了从光武帝刘秀起至汉献帝195年的历史。

S041《后汉书注》(hòuhànshūzhù)

南朝·刘昭撰。125卷（一作180卷，又作122卷），已佚。本书问世后，治史者皆称其"博悉"，《梁书》《隋书》《新唐书》皆有称录。清代著名史学家王鸣盛曾说："昭所注续志，颇有可观，则其纪传注必佳。"

S042《华佗传》(huàtuózhuàn)

《后汉书》中篇名，记述名医华佗的事迹。

S043《淮南万毕术》(huáinánwànbìshù)

我国古代有关物理、化学的重要文献。原称《枕中鸿宝苑祕书》，一称《淮南苑祕书》《万毕方》《鸿宝万毕术》《淮南变化术》《万毕术》等，西汉元、成年间始称《淮南万毕术》。本书由淮南王刘安集合门客而作，大约成书于公元前2世纪。本书主要论述各种各样的变化，包括人为和自然变化。

S044《淮南子》(huáinánzǐ)

西汉淮南王刘安及其门客集体编写的一部哲学著作，《汉书·艺文志》将其列为杂家。本书约成于汉景、武之间，一名《淮南鸿烈》《刘安子》，共21卷。原书载内篇 21 卷、中篇 8 卷、外篇 33 卷，今仅存内篇。本书采百家之长，内容庞杂，多用历史、神话、传说、故事来说理，文风新异瑰奇，繁富有序。

S045《黄帝针灸》（huángdìzhēnjiǔ）

我国现存最早、内容较完整的一部针灸著作，也是研究《黄帝内经》古传本的重要文献，一名《黄帝三部针灸甲乙经》《针灸甲乙经》，简称《甲乙经》。晋·皇甫谧撰于公元 259 年左右。全书共 10 卷，后改编为 12 卷，128 篇，主要论述脏腑经络、脉诊理论、腧穴部位、针灸法及禁忌、病因病理及各类疾病的证候、针灸取穴等。

S046《集解》（jíjiě）

①指《本草纲目》集解内容。②《医方集解》，中国汉医方书类著作。清·汪昂撰，共 3 卷。其内容丰富，释义说明，流传甚广。书中搜集切合实用方剂 800 余首，分列 21 门。

S047《急就篇》（jíjiùpiān）

中国古代教学童识字、增长知识、开阔眼界的字书，在古代常被用作识字课本和常识课本。共 4 卷，一名《急就章》。西汉·史游撰。"急就"是很快可以学成的意思。

S048《嘉祐本草》（jiāyòuběncǎo）

本草著作。全称《嘉祐补注神农本草）。20 卷。目录 1 卷。宋·掌禹锡、林亿、张洞、苏须与医官泰宗古、朱有章共同编修，陈检、高保校正，成书于嘉祐二年至嘉祐五年（公元 1057—1060 年）。此书旨在补前人本草之缺略，尤注重保持古本草原貌，故"立例无所刊削"，制定严道凡例 15 则，并以《开宝重定本草》为骨干，分布卷类及其他体例，不复厘改。

S049 《笺》（jiān）

①特指《毛诗笺》。②《尚书笺》《毛诗笺》《诗经补笺》《周礼笺》《春秋公羊传笺》等类著作称为"笺"。

S050 《经典释文》（jīngdiǎnshìwén）

古人读经书时用的字典，唐·陆德明撰，30卷。以考证古音为主，兼辨训义，引用14部文献，为历代学人所推崇。

S051 《经籍志》（jīngjízhì）

《经籍志》是中国古史书中记载的图书目录。《隋书》始有《经籍志》，是第一部把经籍分为经、史、子、集四部四十类，另附佛、道两类的典籍。

S052 《开宝本草》（kāibǎobĕncǎo）

本草著作。为《开宝新详定本草》与《开宝重定本草》两书的简称。20卷。《开宝新详定本草》由宋·刘翰、马志等9人编修于开宝六年（公元973年）。次年，因前书所释或有未当，又命刘翰、马志等重定，由李昉、王祐、扈蒙等看详。此两书内容差异已不知其详，多以《开宝本草》统称之。

S054 《款冬花赋》（kuǎndōnghuāfù）

西晋文学家傅咸创作的一篇赋，今仅存10余首，多为四言诗。

S055 《礼》（lǐ）

儒家经典，《礼经》的简称，是先秦六经之一，亦是十三经之一。本书是儒家传习的古代典章礼仪制度的著作，反映了儒家伦理道德、社会政治思想及主张。

S056《礼记》(lǐjì)

儒家经典"十三经"之一，相传是"孔子门徒共撰所闻"，"七十子后学所记"，由西汉时期的经学家戴圣收集整理编纂而成，又称《小戴礼记》或《小戴记》，共49篇。本书记载了大量的礼学原则、行礼古例、制度政令等内容。非常庞杂。不但阐释了《仪礼》中记载的各种礼仪制度及其意义，也收集了夏、商、周礼仪的点滴细节，还记载了许多孔子及其弟子关于礼仪制度、礼仪应用的对话和见解。

S057《离骚草木疏》(lísāocǎomùshū)

宋·吴仁杰为25篇《离骚》作的疏。吴仁杰，字斗南。曾任国子学录。此疏多以《山海经》为据，征引宏富，考辨典核，可补王逸训诂《离骚》不足之处。

S058《列仙传》(lièxiānzhuàn)

中国第一部系统叙述神仙的传记，具体成书时间与作者争议颇多，现多认为是西汉史学家刘向所著，主要记述了上古及三代、秦、汉之间多位神仙的事迹及成仙过程。本书开创了神仙传记的先河，为神仙作传，建构了一个较完整的神仙谱系，对后世产生了深远影响。

S059《列子》(lièzǐ)

道家著名典籍，一名《冲虚真经》《冲虚经》。战国早期列子、列子弟子及其后学所著。本书共8篇，每一篇均由多个寓言故事组成，寓道于事。

S060《灵丹经》(língdānjīng)

疑为魏晋时期的《五灵丹经》。《抱朴子·神仙金汋经》卷下曰：坐见千里之外，吉凶皆可知，如在目前，人生宿命，盛衰寿夭，富贵贫贱，皆知之矣。其法俱在《太清》中卷，其次有《五灵丹经》一卷，有五法。

S061 《楼护传》（lóuhùzhuàn）

出自《汉书》卷九十二《游侠传·楼护传》。楼护，字君卿，西汉山东人，父乃世医。

S062 《吕氏春秋》（lǚshìchūnqiū）

战国末年（公元前 239 年前后）秦国丞相吕不韦组织属下门客编纂的杂家著作，又名《吕览》。本书共分为十二纪、八览、六论，共 12 卷，160 篇，20 余万字。

S063 《论衡》（lùnhéng）

唯物主义哲学文献。东汉·王充撰，大约成书于汉章帝元和三年（公元 86 年）。现存文章 85 篇（其中《招致》仅存篇目，实存 84 篇）。本书细说微论，解释世俗之疑，辨照是非之理，即以"实"为根据，疾虚妄之言。

S064 《毛诗》（máoshī）

西汉时鲁国毛亨和赵国毛苌所辑注的古文经。《诗经》是周代礼乐文化的重要组成部分，相传为孔子所删定。到汉代，传授"诗"的有齐、鲁、韩、毛四家。《鲁诗》出自鲁人申培，《齐诗》出自齐人辕固，《韩诗》出自燕人韩婴，《毛诗》出自鲁人毛亨和赵人毛苌。鲁、齐、韩三家所传为"今文经"，毛氏所传为"古文经"。因各家依据本子在文字上存在差异，所以对诗义的解释也有许多不同。前三家先后亡佚，只有《毛诗》流传下来，即今本《诗经》。

S065 《毛诗传》（máoshīzhuàn）

《诗经》研究著作，一名《毛传》《毛诗传笺》《毛传郑笺》。东汉·郑玄撰，简称《郑笺》或《毛诗笺》。本书以《毛诗》为主，兼采今文三家诗说加以疏通发挥，以阐扬儒学。

S066 《梦溪笔谈》(mèngxībǐtán)

古代中国自然科学、工艺技术及社会历史现象的综合性笔记体著作，共30卷。北宋·沈括撰。全书17目，凡609条，内容涉及天文、数学、物理、化学、生物等各个门类学科，价值非凡。现所能见到的最古版本是元大德九年（公元1305年）东山书院刻本，现收藏于中国国家图书馆。

S067 《明堂月令》(míngtángyuèlìng)

一名《明堂月令论》。东汉·蔡邕著。明堂是古代帝王所建最隆重的建筑物，用作朝会诸侯、发布政令、秋季大享祭天，并配祀祖宗。月令是上古一种文章体裁，按照一年十二月的时令，记述朝廷的祭祀礼仪、职务、法令、禁令，并将其归入五行相生系统中。

S068 《名医别录》(míngyībiélù)

①药学著作。3卷。辑者佚名（一作陶氏），约成书于汉末。秦汉医家在《神农本草经》药物药性、功用、主治等内容有所补充之外，又补记365种新药物。原书早佚，目前主要见于《证类本草》《本草纲目》等书。②《名医录》，唐·甘伯宗撰。

S069 《南越志》(nányuèzhì)

六朝时期重要的地志作品。南朝（宋）·沈怀远撰。全书共8卷，记载了上至三代下至东晋岭南地区的异物、建置沿革、古迹、趣闻等，是研究岭南越民族社会历史颇为珍贵的资料。原书已佚，《说郛（fú）》《汉唐地理书钞》等均有辑录。

S070 《岐伯经》(qíbójīng)

医经著作，10卷。原书已佚，见于《隋书·经籍志》。

S071《七录》（qīlù）

①图书目录分类专著作，南朝梁·阮孝绪撰。其在一定程度上总结了前代目录学的成就，在中国目录学史上占有重要地位。原书已失传，但序目尚完整地保存在《广弘明集》卷三中。②明·胡应麟《少室山房笔丛·经籍会通二》载：宋·郑寅分列其所收藏的图书为七录（经、史、子、艺、方伎、文、类）。

S072《七略》（qīlüè）

中国第一部官修目录和第一部目录学著作。西汉·刘歆所编，成书于公元前6—前5年，为政府新校本图书的总目录。本书分为《辑略》《六艺略》《诸子略》《诗赋略》《兵书略》《数术略》《方技略》七部。

S073《齐民要术》（qímínyàoshù）

综合性农学著作，中国现存最早的一部完整的农书，也是世界农学史上较早的专著。南朝宋至梁时期贾思勰所著，简称《要术》，大约成书于北魏末年（公元533—544年）。全书10卷、92篇，系统地总结了6世纪以前黄河中下游地区劳动人民农牧业的生产经验、食品的加工与贮藏、野生植物的利用，以及治荒的方法，详细介绍了季节、气候和不同土壤与不同农作物的关系，被誉为"中国古代农业百科全书"。

S074《潜夫论》（qiánfūlùn）

东汉·王符撰，10卷、36篇。其内容多数是讨论治国安民之术的政论文章，广泛涉及哲学、政治、经济、法律、军事、教育、历史、思想、文化等多个领域，为研究东汉社会提供了珍贵的历史资料。

S075《日华子本草》（rìhuázǐběncǎo）

本草著作。全称《日华子诸家本草》，或简称《大明本草》。20卷。五代吴越日华子（大明）撰，约成书于公元 10 世纪，一说撰于吴越天宝年间（公元 908—923 年）。原书早佚，佚文散见于后代各家本草，如《本草纲目》等。

S076《三苍》（sāncāng）

秦统一文字之后，介绍小篆楷范的字书。三苍同"三仓"，为李斯《苍颉》七章、赵高《爰历》六章、胡毋敬《博学》七章的合称。

S077《三坟》（sānfén）

伏羲、神农、黄帝之书，可作古书解释。《春秋左氏传》云："孙安国叙《书》以谓伏羲、神农、黄帝之书，谓之《三坟》，言大道也。"

S078《三皇本纪》（sānhuángběnjì）

一名《三皇纪》。唐·司马贞撰。由于《史记》没有关于"三皇"的记载，所以司马贞写了《三皇本纪》以补全《史记》，增补了伏羲、女娲、神农等诸位上古时期神话传说人物与部落首领的历史。

S079《山海经》（shānhǎijīng）

中国一部记述古代志怪的古籍。作者不详，现代学者认为非一时一人之作。全书现存 18 篇，其余篇章内容早佚。其内容主要是民间传说的地理知识，包括山川、道里、民族、物产、药物、祭祀、巫医等。本书对中国古代历史、地理、文化、中外交通、民俗、神话等的研究均有参考价值，其中的矿物记录，更是世界上最早的有关文献。

S080《上林赋》（shànglínfù）

西汉辞赋家司马相如创作的一篇赋，《子虚赋》的姊妹篇。此赋先写子虚、乌有二人之论不确来引出天子上林之事，再依次夸饰天子上林苑中的水势、水产、草木、走兽、台观、树木、猿类之胜，然后写天子猎余庆功，最后写天子悔过反思。

S081 《神农本草经》（shénnóngběncǎojīng）

中医四大经典著作之一，为现存最早本草著作。3 卷。一名《经》《本经》《神农》《神农经》《本草经》《神农本草》《神农本经》。本书托名神农，实非一时一人之作，乃秦汉时期众多医学家搜集、总结、整理当时药物学经验成果的专著，是对中国中医药的第一次系统总结。全书载药 365 种，以三品分类法，分上、中、下三品，文字简练古朴，为中药理论精髓。

S082 《神农黄帝食药》（shénnónghuángdìshíyào）

本草著作，成书年代不详，今佚。或疑此即《神农黄帝食禁》。

S083 《神农四经》（shénnóngsìjīng）

未知。

S084 《神药经》（shényàojīng）

中医著作，元·葛乾孙编著。

S085 《声类》（shēnglèi）

古代字书。三国魏·李登著，收字 11520 个，原书已佚。

S086 《史记》（shǐjì）

中国历史上第一部纪传体通史，西汉·司马迁撰。本书记载了上至上古传说中的黄帝时代，下至汉武帝太初四年间共 3000 多年的历史，前后经历了 14 年，得以完成。全书包括十二本纪、三十世家、七十列传、十表、八书，共 130 篇，526500余字。《史记》为"二十四史"之首，与后来的《汉书》《后汉书》《三国志》合称

"前四史"，对后世史学和文学的发展都产生了深远影响。其首创的纪传体编史方法为后来历代"正史"所传承。《史记》还被认为是一部优秀的文学著作，在中国文学史上有重要地位，被鲁迅誉为"史家之绝唱，无韵之《离骚》"，有很高的文学价值。刘向等人认为此书"善序事理，辩而不华，质而不俚"。

S087 《石经》（shíjīng）

①熹平四年（公元 175 年），蔡邕有感于经籍距圣人著述的时间久远，文字错误多，被俗儒牵强附会，贻误学子，于是与五官中郎将堂溪典，光禄大夫杨赐，谏议大夫马日磾，议郎张驯、韩说，太史令单飏等人，奏请正定《六经》的文字，灵帝予以批准，蔡邕于是用红笔亲自写在碑上，让工人刻好立在太学的门外，这就是中国第一部石经《熹平石经》（又称《汉石经》《一体石经》）。后来的儒者学生都以此为标准经文。碑新立时，来观看及摹写的，一天之内，车子就有一千多辆，街道也因此堵塞。②《石经考》，明·顾炎武撰。考石经 7 种，裴頠（wěi）所书者无传。开元以下所刻，亦无异议。惟汉魏二种，以《后汉书·儒林传》之讹，遂使一字、三字，争如聚讼。欧阳修作《集古录》，疑不能明。赵明诚作《金石录》，洪适作《隶释》，始详为核定，以一字为汉、三字为魏。然考证虽精，而引据未广，论者尚有所疑。炎武此书，博列众说，互相参较。其中如据卫恒《书势》以为《三字石经》非邯郸淳所书，又据《周书·宣帝纪》《隋书·刘焯传》以正《经籍志》自邺（yè）载入长安之误。尤为发前人所未发。至于洪适《隶续》尚有《汉仪礼》一碑、《魏三体石经》一碑，又《开封石经》虽已汩于河水，然世传拓本尚有二碑。炎武偶然未考，竟置不言，是则千虑一失耳。③《开成石经》是中国历史上刻载儒家经典、刊刻规模较大的石经。最初版每块石碑都是 3 米多高、1 米多宽，共 20 多万字。

S088 《诗经》（shíjīng）

古代诗歌的开端，中国最早的一部诗歌总集。作者佚名，绝大部分已经无法考

《神农本草经》精注易读本

证，传为尹吉甫采集、孔子编订。本书收集了西周初年至春秋中叶（公元前 11 世纪—前 6 世纪）的诗歌共 311 篇，其中 6 篇为笙诗，即只有标题而没有内容，称为笙诗六篇。《诗经》在先秦时期称为《诗》，或取其整数称《诗三百》。西汉时被尊为儒家经典，始称《诗经》，并沿用至今。其在内容上分为《风》《雅》《颂》三个部分：《风》是周代各地的歌谣；《雅》是周人的正声雅乐，又分《小雅》和《大雅》；《颂》是周王庭和贵族宗庙祭祀的乐歌，又分为《周颂》《鲁颂》和《商颂》。孔子曾概括《诗经》宗旨为"无邪"，并教育弟子读《诗经》以作为立言、立行的标准。

S089《事类赋》（shìlèifù）

古代中国类书（古代一种大型的资料性书籍），共 30 卷。宋·吴淑撰，并自注。

S090《诗疏》（shīshū）

针对《诗经》中提到的动植物进行注解的著作，全称《毛诗草木鸟兽虫鱼疏》。三国·陆玑撰。本书记载草本植物 80 种、木本植物 34 种、鸟类 23 种、兽类 9 种、鱼类 10 种、虫类 18 种，动植物共计 175 种；对每种动物或植物不仅记其名称（包括各地方的异名），而且描述其形状、生态和使用价值。有人称其是"中国第一部有关动植物的专著"。

S091《蜀本草》（shǔběncǎo）

本草著作。原名《重广英公本草》或《蜀重广英公本草》。20 卷。五代后蜀韩保昇等奉敕撰于广政年间（公元 938—964 年）。本书以《新修本草》为基础，参比唐本《图经》，增补内容（即"重广"部分）而成。原书佚，佚文主要由宋·掌禹锡收入《嘉祐本草》。此外，或认为唐慎微《证类本草》中"唐本余"40 余条药物资料亦取自此书。

S092 《蜀都赋》（shǔdūfù）

晋·左思著作。参见《左思赋》条。

S093 《书录解题》（shūlùjiětí）

①《直斋书录解题》，南宋·陈振孙撰，中国古代一部重要的私人藏书目录。原书 56 卷，今本 22 卷。其收录丰富，体例较完备，记载较全面，为后世所重视，在考证古籍存佚、辨识古籍真伪和校勘古籍异同等方面均起过重要作用。②《书画书录解题》，一部中国古籍、中国画论著作，作者余绍宋，由浙江人民美术出版社出版。其著录自东汉至近代有关书画书籍共 858 种，按其性质分为史传、作法、论述、品藻、题赞、著录、杂著、丛辑、伪托、散佚等 10 类，每类又分子目。

S094 《水经》（shuǐjīng）

《隋书·经籍志》载"《水经》三卷郭璞注"，《旧唐书·经籍志》改《隋志》之"注"字为"撰"，认为郭璞是作者。但《新唐书·艺文志》称桑钦撰，宋以后著作大多称为桑钦。本书记述了 137 条全国主要河流的水道情况。原文仅一万多字，论述简略，缺乏系统性，对水道的来龙去脉及流经地区的地理情况记载得不够详细、具体，后被郦道元改编为《水经注》。

S095 《水经注》（shuǐjīngzhù）

古代中国地理名著，共 49 卷。北魏晚期郦道元撰。《水经注》因注《水经》而得名，但其书看似为《水经》之注，实则以《水经》为纲，详细记载了一千多条大小河流及有关的历史遗迹、人物掌故、神话传说等，是中国古代最全面、最系统的综合性地理著作。本书还记录了很多碑刻墨迹和渔歌民谣，文笔绚烂，语言清丽，具有较高的文学价值。由于书中所引用文献中很多已经散佚，故《水经注》保存了许多资料，对研究中国古代的历史、地理有重要的参考价值。

S096 《说文》（shuōwén）

中国第一部系统分析汉字字形和考究字源的字书，也是世界上较早的字典。全称《说文解字》，东汉·许慎撰。本书是首部按部首编排的汉语字典，原书作于汉和帝永元十二年（公元100年）到安帝建光元年（公元121年），惜因年代久远而失传。后宋太宗命徐铉、句中正、葛湍、王惟恭等同校《说文解字》，分上下共30卷，奉敕雕版流布，后代研究《说文》多以此版为蓝本。《说文解字》原文以小篆书写，逐字解释字体来源，全书共分540个部首，收字9353个，另有"重文"（即异体字）1163个，共10516字。该书是科学文字学和文献语言学的奠基之作，在中国语言学史上有极其重要的地位。历代对于《说文解字》都有许多学者研究，清代最为兴盛。段玉裁《说文解字注》、朱骏声《说文通训定声》、桂馥《说文解字义证》、王筠《说文释例》《说文句读》尤受推崇，四人也被称为"说文四大家"。

S097 《司马相如赋》（sīmǎxiàngrúfù）

《司马相如赋》指西汉辞赋家司马相如所著、以《子虚赋》为代表的赋文之总称。

S098 《素女脉诀》（sùnǚmàijué）

脉学著作，即所谓"三世医书"之一。唐·孔颖达《礼记正义》："三世者，一曰《黄帝针灸》，二曰《神农本草》，三曰《素女脉诀》，又云《夫子脉诀》……"原书已佚，其具体内容及撰人、撰年均无可考。

S099 《素问》（sùwèn）

《黄帝内经·素问》之简称，医经著作，9卷，81篇。与《黄帝内经·灵枢》（即《灵枢经》）为姊妹篇，合之而为《黄帝内经》。本书具有比较完整的理论体系，内容广博而深奥，为中医理论之渊薮。齐梁医家全元起曾对本书加以注释，其时第七卷已亡佚。唐·王冰得先师张公秘本，补其所亡，广为次注，扩为24卷，因而流传。

S100 《隋书》(suíshū)

唐·魏征等撰。全书共 85 卷，其中帝纪 5 卷、列传 50 卷、志 30 卷。本书由多人共同编撰，分为两阶段成书，共历时 35 年。唐高祖武德四年（公元 621 年），令狐德棻（fēn）提出修梁、陈、北齐、北周、隋等五朝史的建议。次年，唐朝廷命史臣编修，但数年过后，仍未成书。贞观三年（公元 629 年），重修五朝史，由魏征"总知其务"并主编此书。

S101 《隋志》(suízhì)

《隋志》即《隋书·经籍志》，共 4 卷。其他见《隋书》。

S102 《太平御览》(tàipíngyùlǎn)

宋代著名类书。北宋·李昉、李穆、徐铉等学者奉敕编纂。本书始于太平兴国二年（公元 977 年）三月，成书于太平兴国八年（公元 983 年）十月。本书采以群书类集之，凡分 55 部 550 门，编为千卷，故初名为《太平总类》；书成之后，宋太宗日览三卷，一岁而读周，又更名为《太平御览》。书中共引用古书 1000 多种，保存了大量宋以前的文献资料（大部分已亡佚），更使本书显得弥足珍贵，是中国传统文化的宝贵遗产。

S103 《唐本草》(tángběncǎo)

本草著作。一名《新修本草》《英公本草》。54 卷。唐·苏敬（后因避讳称苏恭）等 22 人（实有 24 人）奉敕撰于显庆四年（公元 659 年）。计有正文 20 卷，目录 1 卷；《药图》25 卷，目录 1 卷；《图经》7 卷。正文实际载药 850 种，较《本草经集注》新增 114 种（不计分条及合并品种）。本书以《本草经集注》为基础，增补注文与新药，又将原草木、虫兽二类，析为草、木、禽兽、虫鱼 4 类，序例亦一分为二。新增注文冠以"谨案"二字，小字书于陶弘景注文之后。新增药用黑大字书写，末注"新附"。补注内容中，以记载药物形态、产地为多，兼述药效、别名

　　　　　　　　　　　　　　　《神农本草经》精注易读本

等。书中纠陶氏谬误处甚众，为后世辨正药物基原提供依据。本书为我国第一部由官方组织人员编纂之药物著作，书成后为医学校之教本。本书最迟于日本天平三年（公元721年）已东传至日本，至今日本尚存该书正文10卷。原书佚，近代于敦煌发现该书3种古抄断简，均流落海外。国人尚志钧辑成《唐·新修本草》（1981年出版），收药853种，资料丰富，校点详备。

S104《桐君药录》（tóngjūnyàolù）

本草著作。一名《桐君采药录》《桐君录》。3卷（一作2卷）。托名桐君撰。约成书于汉代。原书佚，佚文散见于《本草经集注》中。另《医心方》和《吴普本草》所引"桐君"之佚文，是否出自此书，已无可稽考。

S105《通俗文》（tōngsúwén）

我国第一部俗语词辞书，东汉末服虔撰。本书在小学史与辞书史上具有重要地位。《通俗文》中保有当时大量的口语、俗语成分。对研究中古汉语，尤其是中古汉语的方言、俗语有着很高的文献价值。《通俗文》已经亡佚，只能通过后代典籍中的引文来对此书进行钩沉。

S106《图经》（tújīng）

本草著作，7卷，见于《新修本草》。

S107《伪孔传》（wěikǒngzhuàn）

伪造的孔安国《尚书传》，以明非真出于孔安国之手。亦省称"伪孔""伪传"。

S108《魏略》（wèilüè）

三国时期专门记载魏国的史书，系魏朝郎中鱼豢私撰，《史通·古今正史》谓："魏时京兆鱼豢私撰《魏略》，事止明帝。"

S109 《魏志》（wèizhì）

一部记载三国时期断代史的专著，西晋·陈寿著。本书也是二十四史中评价最高的"前四史"之一。陈寿曾任职于蜀汉，蜀汉灭亡之后，被征入洛阳，在西晋也担任了著作郎的职务。《三国志》在此之前已有草稿，当时魏、吴两国先已有史，如王沈的《魏书》、鱼豢的《魏略》、韦昭的《吴书》，此三书当是陈寿依据的基本材料，蜀国无史，故自行采集，仅得15卷。最终成书，却又有史官职务作品的因素在内，因此《三国志》是三国分立时期结束后文化重新整合的产物。其具体内容包括武帝纪、吕布传、荀攸传、董卓传、诸葛亮传、关羽传、张飞传、周瑜传、樊阿（ē）传等。

S110 《文选》（wénxuǎn）

中国现存最早的一部诗文总集，又称《昭明文选》，由南朝梁武帝的长子萧统组织文人共同编选。萧统死后谥"昭明"，因此他主编的这部文选称作《昭明文选》。一般认为，《昭明文选》编成于梁武帝普通七年（公元526年）至中大通三年（公元531年）之间。《昭明文选》收录自周代至六朝梁以前七八百年间130多位作者的诗文七百余篇，是一部现存最早的文学总集。《昭明文选》的出现使我国自先秦来文史不分现象有了明确的分界。

S111 《文选注》（wénxuǎnzhù）

全称为《六臣注文选》，作者是梁·萧统，注者是唐·李善、吕延济、刘良、张铣、李周翰、吕向，是众多《文选》版本中最有代表性且流传最久的注本。《六臣注文选》分赋、诗骚、文等38类。赋一类又分郊祀、耕籍等15种，诗又分补亡、述德、劝励等32门。书中多篇诗歌被选入教科书，形成了文选学，影响深远。《六臣注文选》的注中极多阐幽发微之处，准确精当，体例严谨。

S112 《吴都赋》（wúdūfù）

左思的一篇赋。左思貌丑口讷，不好交游，但辞藻壮丽，曾用一年时间写成

《齐都赋》（全文已佚，若干佚文散见《水经注》及《太平御览》)。

S113《吴普本草》(wúpǔběncǎo)

本草著作，共 6 卷，魏·吴普约撰于公元 3 世纪初期。全书载药 441 种，讨论药性寒温五味良毒，最为详悉。

S114《吴越春秋》(wúyuèchūnqiū)

一部记述春秋时期吴、越两国史事为主的史学著作，东汉·赵晔撰。原著 12 卷，今本仅存 10 卷。

S115《五藏别论》(wǔzàngbiélùn)

①《五藏别论》属于《黄帝内经·素问》，是战国时期创作的一篇文章，作者不详。别，另外的。同"阴阳别论"一样，本篇所论述有关脏腑的内容与其他篇章不同，自成一家之言，所以篇名为"五藏别论"。本篇着重讨论了奇恒之腑、传化之腑的概念、功能特点，以及五脏六腑的总体功能、功能特点。同时讨论了切寸口脉诊病的道理，诊断疾病的一般方法，并指出了信巫不信医的危害性。②另据考，张仲景著有《五藏论》。张仲景《五藏论》与张仲景《金匮玉函》一样，首次见于《崇文总目》。《通志》中载有张仲景《五藏论》,《宋史》中是别录在张仲景名下，与其他《五藏论》分类无关。《补后汉书艺文志》中可见张仲景《五藏论》是一个独立的版本，与其他《五藏论》毫无关系。中华正史上确有张仲景撰的"五藏论一卷"。吴洪辩是当时敦煌地区的最高僧官，最有可能为张仲景《五藏论》敦煌残卷的收藏和修改整理人。

S116《西京杂记》(xījīngzájì)

古代历史笔记小说集，汉·刘歆著，东晋·葛洪辑抄。原 2 卷，今本作六卷。"西京"指的是西汉的首都长安。该书写的是西汉的杂史，既有历史也有西汉的许多遗闻逸事。

S117《夏小正》（xiàxiǎozhèng）

中国现存最早的科学文献之一，也是中国现存最早的一部记录传统农事的历书，原为《大戴礼记》中的第四十七篇。《夏小正》撰者无考。通常认为此书成于战国时期，也有人说它是夏代的历法。现存的《夏小正》为宋代傅嵩卿著《夏小正传》，把当时所藏之两个版本《夏小正》文稿汇集而成。

S118《仙经》（xiānjīng）

①《仙经》是一部亡佚已久的重要道教典籍，成书于三国时期，作者为左慈，实为魏晋以前道教经籍的综录（载于《宗教学研究》1997 年第 2 期，成都中医药大学王家葵）。②《大洞仙经》，道教书名。10 卷，为《大洞真经》南宋传本。卷一为"序图"，列十三图，诸图各有解说；卷二解说经题；卷三至卷十为经文。元代卫琪为之作注。他博采儒、释、道三家之说，以宋儒道学性理，参以内丹及禅机，而以《易》理为主。注文云，"大洞即《易》太极也"，"文昌乃一部《周易》也"，收入《道藏》第 51 ～ 53 册。

S119《孝经援神契》（xiàojīngyuánshénqì）

汉代无名氏创作的纬书。

S120《荀子》（xúnzǐ）

战国后期儒家学派最重要的著作，全书共 32 篇，是荀子和弟子们整理或记录他人言行的文字，但其观点与荀子的一贯主张是一致的。在前二十七篇中，也有几篇，如《议兵》《大略》等可能是他的学生整理而成的。

S121 《雅颂》（yǎsòng）

《诗经》内容和乐曲分类的名称。有诗曰："三光日月星，四诗风雅颂。""诗"指的《诗经》，由《风》《雅》《颂》组成。"雅"又分"大雅""小雅"，合起来是四部分。雅乐为朝廷的乐曲，颂为宗庙祭祀的乐曲。

S122 《颜氏家训》（yánshìjiāxùn）

《颜氏家训》是中华民族历史上第一部内容丰富、体系宏大的家训，也是一部学术著作。作者颜之推，是南北朝时期著名的文学家、教育家。本书成于隋文帝灭陈国以后、隋炀帝即位之前（约公元 6 世纪末），是颜之推记述个人经历、思想、学识以告诫子孙的著作。全书共 7 卷，20 篇，分别是序致第一、教子第二、兄弟第三、后娶第四、治家第五、风操第六、慕贤第七、勉学第八、文章第九、名实第十、涉务第十一、省事第十二、止足第十三、诫兵第十四、养心第十五、归心第十六、书证第十七、音辞第十八、杂艺第十九、终制第二十。

S123 《羊公服黄精法》（yánggōngfúhuángjīngfǎ）

隋代道教书籍。

S124 《养生要略》（yǎngshēngyàolüè）

①疑为《养生论》，三国·嵇康撰，是我国古代养生论著中较早的名篇。本文论述了养生的必要性与重要性，主张形神共养，尤重养神；提出养生应见微知著，防微杜渐，以防患于未然；要求养生须持之以恒，通达明理，并提出了一些具体养生途径。文章论述透彻，富有文采。现存《昭明文选》《嵇中散集》等书中。②《抱朴子养生论》，是晋·葛洪编著的一部养生类中医著作，1 卷。

S125 《药对》（yàoduì）

药学著作，4 卷（一作 2 卷），作者不详，托名雷公（雷敩），约成书公元 2 世纪初。陶弘景认为本书药物功用、主治及品种方面较《神农本草经》有所补充。原书已佚。

S126《**药图**》（yàotú）

《新修本草》原指三部分文献而言，即《本草》《药图》《图经》。

S127《**易**》（yì）

《易》即《易经》。

S128《**仪礼**》（yílǐ）

儒家十三经之一，是中国春秋战国时代的礼制汇编，共17篇。内容记载周代的冠、婚、丧、祭、乡、射、朝、聘等各种礼仪，以记载士大夫的礼仪为主。秦之前篇目不详，汉初高堂生传仪礼。另有古文仪礼56篇，现已遗失。

S129《**一切经音义**》（yīqièjīngyīnyì）

训诂学音义类专书，有两种。其一为唐贞观间释玄应所撰《众经音义》，也叫《一切经音义》，25卷。其二为唐贞元、元和间沙门释慧琳所撰《一切经音义》，100卷。

S130《**艺文类聚**》（yìwénlèijù）

中国现存最早的一部完整的官修类书，唐·欧阳询与令狐德棻（fēn）、陈叔达、裴矩、赵弘智、袁朗等10余人于武德七年（公元624年）编纂而成。该书保存了中国唐代以前丰富的文献资料，尤其是许多诗文歌赋等文学作品。全书共100卷，100万余字；征引古籍1431种，分门别类，摘录汇编。《艺文类聚》与《北堂书钞》《初学记》《白氏六帖》合称"唐代四大类书"。

S131《艺文志》(yìwénzhì)

中国现存最早的目录学文献，西汉·班固撰，简称《汉志》。该书是作者根据刘歆《七略》增删改撰而成的，仍存六艺、诸子、方技六略38种的分类体系，另析"辑略"形成总序置于志首，叙述了先秦学术思想源流。其中删兵书十家，增《七略》完成后，刘向、扬雄、杜林三家于西汉所撰写的著作。总共著录图书38种，596家，13296卷。西汉国家藏书目录《汉书·艺文志》中记载的书籍已大多被毁或失散。

S132《异物志》(yìwùzhì)

汉唐间一类专门记载周边地区及国家新异物产的典籍。它产生于汉末，繁盛于魏晋南北朝，至唐开始衰变，宋以后消亡。见于史志著录和他书征引的《异物志》，共有22种之多。这些著作今已全部亡佚，后人辑本也只有有限的几种。

S133《异苑》(yìyuàn)

一本记录异域风情、产物的著作，南朝宋·刘敬叔撰。

S134《与杜康绝交书》(yǔdùkāngjuéjiāoshū)

一篇古文，出自于《书钞》一百四十八引三条，又见《文选·魏武帝短歌行》注。

S135《禹贡》(yǔgòng)

《尚书》中的一篇，是叙述古代地理方物兼均税的作品。

S136《玉篇》(yùpiān)

中国古代一部按汉字形体分部编排的字书，南朝梁·顾野王撰。其卷首有顾野王自序和《进玉篇启》，即奉命而作（呈梁武帝之子萧绎）。《玉篇》现仅存若干残卷（现存日本《古逸丛书》中有辑录）。唐上元元年（公元 760 年），孙强在顾野王所编《玉篇》的基础上，增收了一些汉字，可惜该版本如今也没有留存下来。之后，宋真宗大中祥符六年（公元 1013 年），陈彭年、吴锐、丘雍等奉命收集并重新编修了《玉篇》，即《大广益会玉篇》。因此，为加以区别，顾野王最早所编的《玉篇》目前一般被称为《原本玉篇》。

S137 《元和郡县图志》（yuánhéjùnxiàntúzhì）

现存最早的古代总地志，常简称为《元和志》，唐·李吉甫撰，成书于唐宪宗元和八年（公元 813 年）。《元和郡县图志》在魏晋以来的总地志中，不但是保留下来的最古的一部，而且也是编写最好的一部。清初编写的《四库全书·总目提要》说："舆地图经，隋唐志所著录者，率散佚无存；其传于今者，惟此书为最古，其体例亦为最善，后来虽递相损益，无能出其范围。"

S138 《月令》（yuèlìng）

月令是上古一种文章体裁，按照一年十二个月的时令记述朝廷的祭祀礼仪、职务、法令、禁令，并把它们归纳在五行相生的系统中。现存《礼记》中有一篇《月令》之外，还有《逸周书》中的一篇《月令》，唯后者已佚失。

S139 《战国策》（zhànguócè）

一部国别体史学著作，又称《国策》，作者不详。本书记载了西周、东周及秦、齐、楚、赵、魏、韩、燕、宋、卫、中山各国之事。记事年代起于战国初年，止于秦灭六国，约有 240 年的历史。《战国策》分为 12 策，33 卷，共 497 篇，主要记述了战国时期的游说之士的政治主张和言行策略，也可说是游说之士的实战演习手册。该书亦展示了东周战国时代的历史特点和社会风貌，是研究战国历史的重要典籍。《战国策》一书的思想倾向，因其与儒家正统思想相悖，受到历代学者的贬斥。《战国策》曾被斥之为"邪说""离经叛道之书"。《战国策》基本上自成一家。其道德哲学观多取道家，社会政治观接近法家，独与儒家抵牾不合，因而为后世学者所诟病。"西汉刘向编定为 33 篇，书名亦为刘向所拟定。宋时已有缺失，由曾巩作了订补。有东汉高诱注，今残缺。宋鲍彪改变原书次序，作新注。吴师道作《战国策校注》，近代人金正炜有《战国策补释》，今人缪文远有《战国策新校注》。

S140《张衡赋》（zhānghéngfù）

记录张衡事迹的著作。《隋书·经籍志》有《张衡集》14 卷，久佚。明人张溥编有《张河间集》，收入《汉魏六朝百三家集》。

S141《甄氏本草》（zhēnshìběncǎo）

本草著作，疑为甄权《药性论》。

S142《证类本草》（zhènglèiběncǎo）

本草著作，全称《经史证类备急本草》，31 卷。北宋·唐慎微约撰于绍圣四年至大观二年（公元 1097—1108 年）。本书系将《嘉祐本草》《本草图经》两书合一，予以扩充调整编成。共载药 1748 种。药物分类大体沿袭《新修本草》旧例，仅将禽兽部细分为人、兽、禽三部。各药先出《本草图经》药图，次载《嘉祐本草》正文及《本草图经》解说文字，末附唐慎微续添药物资料。本书重在汇集前人有关药物资料，参引经史百家典籍 240 余种。所摘陈藏器《本草拾遗》、雷敩《雷公炮炙论》、孟诜《食疗本草》、李珣《海药本草》等古本草条文尤多，弥足珍贵。又辑众多医方，各注出处，为宋代本草集大成之作。其资料之富、内容之广、体例之严，对后世本草发展影响深远，《本草纲目》即以此书为蓝本。后世辑佚古本草，率多取材于此。

S143《中经簿》（zhōngjīngbù）

书目类著作，西晋·荀勖（xù）著，又称《晋中经簿》或《中经新簿》。全书正文 14 卷，另附佛经 2 卷，共著录图书 1885 部、20935 卷。只记书名、卷数与撰人，没有提要或解题。

S144《周礼》(zhōulǐ)

儒家经典之一，亦称《周官》或《周官经》，记述西周政治制度。传说为周公所作，实则出于战国。全书有 6 篇:《天官冢宰》、《地官司徒》、《春官宗伯》、《夏官司马》、《秋官司寇》、《冬官司空》(早佚，汉时补以《考工记》)。六官分别为天、地、春、夏、秋、冬，显然是为了合天地四时之数。天官掌邦治，地官掌邦教，春官掌邦礼，夏官掌邦政，秋官掌邦禁，冬官掌邦务。六官之下又各有属官，是谓百官。其中天官乃王之辅弼，为六官之首、百官之长。如此层级分明，职能完备，显然带有某种儒家理想色彩，历代建置六部皆循《周礼》，《周礼》亦因此而往往成为后世托古改制的思想武器。注本有东汉·郑玄《周礼注》、唐·贾公彦《周礼注疏》、清·孙诒让《周礼正义》等。

S145《周礼注》(zhōulǐzhù)

《周礼》的重要注疏之一，东汉·郑玄注。

S146《周书》(zhōushū)

中国历代正史"二十四史"之一，唐·令狐德棻(fēn)主编，参加编写的还有岑文本和崔仁师等人。成书于贞观十年(公元 636 年)，共 50 卷，本纪 8 卷、列传 42 卷。本书是一部记载北周宇文氏建立的周朝(公元 557—581 年)的纪传体史书。

S147《周易》(zhōuyì)

《周易》即《易经》，认为应该从整体的角度去认识和把握世界，把人与自然看作是一个互相感应的有机整体，即"天人合一"。《易经》分为三部，天皇氏时代的《连山》《归藏》、周代的易书《周易》，并称为"三易"。

S148《煮石经》(zhǔshíjīng)

中药古籍，东华真人著。《煮石经》记载了"舜与苍梧山、五加"及"舜常登苍梧山"的传说。此书早已亡佚。

S149《庄子》(zhuāngzǐ)

道家经文，又名《南华经》，是战国中期庄子及其后学所著。汉代以后，人们尊庄子为"南华真人"，因此《庄子》亦称《南华经》。其书与《周易》《老子》合称"三玄"。《庄子》一书主要反映了庄子的批判哲学、艺术观、审美观等。其内容丰富，博大精深，涉及哲学、人生、政治、社会、艺术、宇宙生成论等诸多方面。庄子的文章想象奇幻，构思巧妙，多彩的思想世界和文学意境，文笔汪洋恣肆，具有浪漫主义的艺术风格。其文采瑰丽诡谲，意出尘外，乃先秦诸子文章中的典范之作。庄子之语看似夸言万里，想象漫无边际，然皆有根基，重于史料议理。

S150《字林》(zìlín)

一部按汉字形体分部编排的大型字书。晋·吕忱撰，7卷。《字林》是《说文》与《玉篇》之间的一部字书，在字书发展史上很重要，可惜宋末以后就亡佚不存了。

S151《字书》(zìshū)

收录唐代俗文字的一部字书，唐·颜元孙著。《干禄字书》是对于研究近代汉字有重要参考价值。目前所见的版本有故宫博物院藏拓本、唐石刻本、四库全书本、夷门广牍本等。

S152《子仪本草经》(zǐyíběncǎojīng)

本草著作。见《中经簿》。1卷。子仪系扁鹊弟子。原书已佚。

S153 《左思赋》（zuǒsīfù）

西晋著名赋作家左思创作的赋之总称。其中《三都赋》以其独特的视角和写作方式，呈现出了三国鼎立时期魏、蜀、吴各都城所在地的自然地理、历史风貌及人文特色。

S154 《左传》（zuǒzhuàn）

相传是春秋末年鲁国左丘明为《春秋》做注解的一部史书，为中国第一部叙事详细的编年体史书，与《公羊传》《谷梁传》合称"春秋三传"。本书也是杰出的历史散文巨著，共 35 卷，儒家经典之一，且在十三经中篇幅最长，《四库全书》将其列入经部。本书记述范围从鲁隐公元年（公元前 722 年）至鲁哀公二十七年（公元前 468 年）。原名《春秋左氏传》或《左氏春秋》，汉代时又名《春秋左氏》《春秋内传》，汉代以后才多称《左传》。

S155 一经（yījīng）

书之略称或传本统称。《现代中药研究与实践》2005 年第 19 卷专刊，马继兴"《吴普本草经》考略（提要）"：《吴普本草》中集录神农、黄帝、岐伯、雷公、桐君、扁鹊、季氏（李氏）、一经、医和等九家之论。其中一经是指其余八家的本草著作的略称及其不同的传本的统称（共 13 处）。

附录三:《本经》人名考

R001 卬疏（ángshū）

古代中国传说中的神仙名，据传其"煮石髓而服之"。

R002 扁鹊（biǎnquè）

春秋战国时期名医，姬姓，秦氏，名缓，字越人，又号卢医，渤海郡郑（今河北省沧州市任丘市）人。由于秦越人医术高超，被认为是"神医"，人们遂借用了上古神话中黄帝时的神医"扁鹊"的名号来称呼他。扁鹊少时学医于长桑君，得其尽传医术禁方，擅长各科。赵国时长于妇科，周国时长于五官科，秦国时长于儿科，因而名闻天下。秦国太医李醯（xī）"术不如而嫉之，乃使人刺杀之"。扁鹊奠定了中医学的"脉诊"方法，开启了中医诊断学的先河。据传《难经》为扁鹊所著。

R003 魏武帝（wèiwǔdì）

即曹操，东汉末年杰出的政治家、军事家、文学家、书法家，三国中曹魏政权的奠基人，字孟德，一名吉利，小字阿瞒，沛国谯（qiáo）县（今安徽亳州）人。

R004 曹叡（cáoruì）

即魏明帝，三国时期曹魏第二任皇帝（公元226—239年在位），字元仲，豫州沛国谯（qiáo）县（今安徽省亳州市）人。曹叡为魏文帝曹丕的长子，母为文昭甄皇后。

R005 昌容（chāngróng）

古代神话传说中的仙人名，相传为商王之女。昌容在常山修道，吃了 200 多年蓬蔂（lěi）根，容颜似 20 多岁的少女。她将采到的紫草卖给染工，所得钱财送给穷人或病患。传说她常在日光下行走，而人们却看不见她的影子，故认为"昌容是能炼形的神仙"。

R006 陈藏器（chénzàngqì）

唐代中药学家，四明（今浙江宁波）人。唐开元年间（公元 713—741 年）任京兆府三原县尉。陈藏器认为《神农本草经》虽有陶（弘景）、苏（敬）补集诸说，但遗逸尚多，因而汇集了前人遗漏的药物，于唐开元二十七年（公元 739 年）撰《本草拾遗》10 卷（今佚）。明·李时珍评此书"博极群书，精核物类，订绳谬误，搜罗幽隐，自本草以来，一人而已。"《本草拾遗》的佚文散见于《证类本草》等。陈藏器首创将中药的药物性能归纳为十类，即"宣、通、补、泄、轻、重、滑、涩、燥、湿"，作为临诊处方基本法则，发展成后世"十剂"方剂分类法，一直为中医界所应用。

R007 赤斧（chìfǔ）

古代中国传说中的神仙名。

R008 赤松子（chìsōngzǐ）

古代中国传说中的神仙名。赤松子又名赤诵子，学五千文，号"左圣南极南岳真人左仙太虚真人"。相传其为神农时的雨师，能入火自焚，随风雨而上下。赤松子教神农氏祛病延年，甚至能跳入火中焚烧自己而无任何损害。他常常去神仙居住

《神农本草经》精注易读本

的昆仑山，住在西王母的石头宫殿里，还能随着风雨忽上忽下地戏耍。炎帝的小女儿追随他学习道法，也成了神仙，一起隐遁出世。到了高辛氏统治时，他作为雨师来布雨。民间传说中天上负责布雨的神仙也是赤松子。赤松子洞府道场位于湖北襄阳岘（xiàn）山石室。

R009 赤须子（chìxūzǐ）

古代中国传说中的神仙名，亦简称"赤须"。汉·刘向《列仙传·赤须子》："赤须子，丰人也。丰中传世见之，云秦穆公时主鱼吏也。数道丰界灾害水旱，十不失一……好食松实、天门冬、石脂。齿落更生，发堕（duò）再出。服霞绝后，遂去吴山下十余年，莫知所之。"《文选·左思》："桂父练形而易色，赤须蝉蜕而附丽。"李善注："言此人等仙，如蝉之脱壳。"

R010 褚少孙（chǔshàosūn）

西汉经学家，颍川（今河南禹州）人，西汉中后期时做过博士。《史记·三代世表》："张夫子问褚先生曰：'《诗》言契、后稷皆无父而生。今案诸传记咸言有父，父皆黄帝子也，得无与《诗》谬乎？'"司马贞索隐："褚先生名少孙，元成间为博士。"

R011 崔豹（cuībào）

崔豹，字正雄（《辟雍碑阴》作正熊），西晋渔阳郡（今北京市密云区西南）人。晋武帝时为"饮酒礼博士"，晋惠帝时官至太子太傅丞。崔豹长于"王氏礼"，为经学博士，又通《论语》，撰有《古今注》3卷。

R012 东华真人（dōnghuázhēnrén）

道教人物。一称东王公、木公、东皇公、东华帝君等。东王公于汉代始有记载，这与汉代的阴阳观念有关。东华真人是代表阳的典型人物。据说他常常在丁卯日登台四处观察天下修道学仙之人的情况，因此凡是得道入仙之人，须先拜东王公，再拜见西王母，其后方能飞升进入九天，最后入三清境拜谒元始天尊、灵宝天尊和道德天尊。

R013 杜预（dùyù）

西晋时期著名的政治家、军事家和学者，字元凯，京兆杜陵（今陕西西安东南）人，也是灭吴统一战争的统帅之一。杜预历任曹魏尚书郎、西晋河南尹、安西军司、秦州刺史、度支尚书、镇南大将军，官至司隶校尉。灭吴功成之后，耽思经籍，博学多通，多有建树，被誉为"杜武库"。著有《春秋左氏经传集解》及《春秋释例》等。太康五年（公元285年）初，杜预逝世，终年63岁，被追赠"征南大将军"，开府仪同三司，谥号"成侯"。杜预是明代之前唯一一个同时进入文庙和武庙之人。

R014 杜子春（dùzǐchūn）

西汉经学家，河南缑（gōu）氏（今河南偃师南）人，西汉末向经学家刘歆（xīn）学习《周礼》，东汉儒者郑众、贾逵并从受业。自此，《周礼》之学始传。他所注的《周礼》曾为后来的经学大师、教育家郑玄注的《三礼注解》所采用。世乱连年，歆之弟子先后去世，惟子春至明帝永平初尚存，年近九十，家于南山。《太学》云："如《周礼》一书，当永平初年，唯有河南缑氏杜子春能通其句读，颇识其说。郑众、贾逵往受业焉。贾逵洪雅博闻，又以经书转相证明为解，逵解遂行与世。"

R015 樊光（fánguāng）

宫中散大夫，东汉京兆（今陕西西安以东）人。陆德明《经典释文序录》："樊光《尔雅注》六卷。京兆人，后汉中散大夫。沈旋疑非光注。"《隋志》著录3卷，两《唐志》均著录为6卷。

R016 范蠡（fànlí）

春秋末著名的政治家、军事家、经济学家和道家学者，字少伯，春秋时期楚国宛地三户（今河南淅川县滔河乡）人。范蠡曾献策扶助越王勾践复国，后隐去。著《范蠡》2篇，今佚。

R017 方回（fānghuí）

古代中国传说中的神仙名。

R018 傅咸（fùxián）

西晋文学家，字长虞，北地郡泥阳（今陕西耀州区东南）人。傅咸是曹魏扶风太守傅干之孙，司隶校尉傅玄之子，曾任太子洗马、尚书右丞、御史中丞等职，封"清泉侯"。他为官峻整，疾恶如仇，直言敢谏，曾上疏主张裁并官府，唯农是务；并力主俭朴，说"奢侈之费，甚于天灾"。元康四年去世，时年56岁，死后追赠为"司隶校尉"，谥号"贞"。傅咸诗作今存10余首，多为四言诗。

R019 高帝（gāodì）

高皇帝，开国皇帝的谥号之一，简称"高帝"。如汉高皇帝刘邦、齐高皇帝萧道成、曹魏高皇帝曹腾。本文中指汉太祖高皇帝刘邦。

R020 高诱（gāoyòu）

东汉涿郡涿县（今河北省涿州市）人，少受学于同县卢植。建安十年（公元205年）任司空掾（yuàn），旋任东郡濮（pú）阳（今属河北）令，后迁监河东。著有《孟子章句》（今佚）、《孝经注》（今佚）、《战国策注》（今残）及《淮南子注》（今与许慎注相杂）、《吕氏春秋注》等。

R021 顾观光（gùguānguāng）

清代数学家、天文学家、医学家，字宾王，号尚之，别号武陵山人，上海金山区钱家圩（今属金山卫）人。顾观光出生于殷实富裕的中医世家，其父医道高明，又在行医之余博览群书，是当地知名的饱学人士。顾观光自幼聪敏颖悟，理解力强，记忆力极好，在其父课读之下，刻苦学习了四书五经、程朱理学和祖传医术。据说，夏天为了防止蚊叮虫咬，他甚至将双脚伸入灌满水的瓮里；家里藏书读完了，就到藏书丰富的钱熙祚家去借读。钱家为他的好学精神所感动，有求必应，使他对古代典籍有了较为深入的了解。顾观光勤奋好学，其父对他寄予厚望，希望他科举仕进，光宗耀祖。嘉庆二十四年（公元 1819 年）开始，他以贡生资格，三次参加考试，但都名落孙山，从此绝意仕进，而以行医为业。咸丰初期，太平天国起义军大军压境，乡里人心惶惶，而顾观光依然宁心静思，沉湎于数学的研究中，"以算理自遣"。咸丰十一年（公元 1861 年）太平军占领金山县，顾家避乱东赴奉贤、南汇，但其次子顾沄则随太平军而去，下落不明，挚友韩应陛（数学家）在避乱途中触暑"惨惨发病而死"，接着老妻唐氏和幼子顾源又相继去世，他悲痛成疾，郁郁寡欢，于同治元年（公元 1862 年）长别人世。顾观光医术精湛、医德高尚，治病时不尚贵重药品，唯重对症下药，往往用一味药就能奏效，有"一味灵"之称。他也不以诊金有无为意，贫穷病人甚至送医送药。顾观光一生勤奋好学，精于医道，对天文、历法、数学、史地尤有研究。其生平著作甚多，出版发行 21 册，涉及天文、地理、历法、数学等，其中《九数外录》10 篇基本上包括了当时西法算术的精要。顾观光在行医之余，还致力于古籍的整理和研究，先后撰写了《古韵》22 卷、《国策编年考》1 卷、《七国地理考》14 卷，校勘了《华阳国志》《吴越春秋》《列女传》《文子》等，均附有《校勘记》，编辑了《古书逸文》，辑录了已散失的《神农本草》《七律拾遗》《桓子新论》等书。诠释的书籍有《伤寒论》《金匮要略论注》《伤寒经解》《几何原本后》等。道光十四年（公元 1834 年）后还协助钱熙祚校勘《守山阁丛书》《指海》，协助钱培名校勘《小万卷楼丛书》等巨著。

《神农本草经》精注易读本

R022 鲧（gǔn）

中国上古时代神话传说人物。姓姒，字熙，有崇氏，帝颛顼（zhuānxū）之子。鲧禹治水是中国最著名的治水神话。鲧是大禹的父亲，有崇部落的首领，曾经治理洪水长达 9 年，救万民于水火之中，劳苦功高。一说因鲧与尧之子丹朱、舜争部落联盟共主之位失败而被尧流放至羽山；一说是"尧令祝融杀鲧于羽山"。总之，鲧葬身于羽山，是一个悲剧色彩浓厚的治水英雄。

R023 郭璞（guōpú）

两晋时期文学家、训诂学家、风水学者，字景纯，河东郡闻喜县（今山西省闻喜县）人。两晋时期著名文学家、训诂学家、风水学者，建平太守郭瑗（yuàn）之子。西晋末年，郭璞为宣城太守殷祐参军。晋元帝时拜著作佐郎，与王隐共撰《晋史》。后为大将军王敦记室参军，以卜筮不吉劝阻王敦谋反而遇害。王敦之乱平定后，追赠"弘农太守"。宋徽宗时追封"闻喜伯"，元顺帝时加封"灵应侯"。郭璞为正一道教徒，除家传易学外，他还承袭了道教的术数学，是两晋时代最著名的方术士，传说他擅长预卜先知，知道诸多奇异的方术。郭璞好古文、奇字，精天文、历算、卜筮，长于赋文，尤以"游仙诗"名重当世。《诗品》称其"始变永嘉平淡之体，故称中兴第一"。《文心雕龙》也说："景纯仙篇，挺拔而俊矣。"他曾为《尔雅》《方言》《山海经》《穆天子传》《葬经》作注，传于世，明人有辑本《郭弘农集》。

R024 韩保升（hánbǎoshēng）

五代医家名。五代后蜀（今四川）人，约生活于公元 10 世纪，生平籍贯史书无载。后蜀主孟昶（chǎng）在位时（公元 934—965 年），他任翰林学士，曾奉诏主修《本草》。他与诸医详察药品形态，精究药物功效，以《新修本草》为蓝本，参考了多种本草文献，进行参校、增补、注释、修订工作，编成《蜀重广英公本草》，简称《蜀本草》，共 20 卷，附有《图经》，由孟昶作序，刊行于世。

R025 华佗（huàtuó）

东汉末年著名的医学家，字元化，一名旉（fū），沛国谯县人，东汉末年著名的医学家。华佗与董奉、张仲景并称为"建安三神医"。其少时曾在外游学，行医足迹遍及安徽、河南、山东、江苏等地，钻研医术而不求仕途。他医术全面，尤其擅长外科，精于手术，并精通内、妇、儿、针灸各科。晚年因遭曹操怀疑，下狱被拷问致死。华佗被后人称为"外科圣手""外科鼻祖"。后人多用"神医华佗"称之，又以"华佗再世""元化重生"称誉有杰出医术的医师。

R026 黄帝（huángdì）

古华夏部落联盟首领，远古时代华夏民族的共主。黄帝为五帝之首，被尊为中华"人文初祖"。据说他是少典与附宝之子，本姓公孙，后改姬姓，故称姬轩辕。居轩辕之丘，号轩辕氏，建都于有熊，亦称有熊氏。也有人称之为"帝鸿氏"。史载黄帝因有土德之瑞，故号黄帝。黄帝以统一华夏部落与征服东夷、九黎族而统一中华的伟绩载入史册。黄帝在位期间，播百谷草木，大力发展生产，始制衣冠、建舟车、制音律、创医学等。

R027 皇甫谧（huángfǔmì）

三国西晋时期学者、医学家、史学家，幼名静，字士安，自号玄晏先生。安定郡朝那县（今甘肃省灵台县）人，后徙居新安（今河南新安县）。他一生以著述为业，后得风痹疾，犹手不释卷。晋武帝时累征不就，自表借书，武帝赐书一车。其著作《针灸甲乙经》是中国第一部针灸学的专著。除此之外，他还编撰了《历代帝王世纪》《高士传》《逸士传》《列女传》《元晏先生集》等书。皇甫谧在医学史和文学史上都负有盛名，尤其在针灸学史上有很高的学术地位，被誉为"针灸鼻祖"。

R028 姬宋（jīsòng）

春秋诸侯国鲁国君主之一，姬姓，名宋，是鲁国第二十五任君主。他为鲁昭公的弟弟，承袭鲁昭公担任该国君主，在位 15 年。

R029 贾公彦（jiǎgōngyàn）

唐代儒家学者、经学家、"三礼学"学者，生卒不详，唐州永年（今河北省邯郸市永年区）人。官至太常博士，撰有《周礼义疏》50 卷、《仪礼义疏》40 卷。贾公彦精通《三礼》，《周礼义疏》即由其负责编撰。他选用郑玄注本 12 卷，汇综诸家经说，扩大为《义疏》50 卷，体例上仿照《五经正义》。《仪礼义疏》也是由贾公彦等编撰，采用北齐黄庆、隋朝李孟愆（qiān）两家之疏，定为今本，依郑玄之注。

R030 贾逵（jiǎkuí）

①贾逵（公元 30—101 年），字景伯，扶风郡平陵县（今陕西咸阳市）人。东汉著名经学家、天文学家。贾逵勤学，著作等身，所撰经传义诂及论难达百余万言，又作诗、颂、诔（lěi）、书、连珠、酒令凡九篇，"学者宗之"，时称为"通儒"，永元三年迁左中郎将，永元八年复为侍中，领骑都尉。内备帷幄，兼领秘书近署，甚见信用。永元十三年，卒，时年七十二。②贾逵（公元 174—228 年），本名贾衢，字梁道，河东襄陵人（今山西临汾县）。汉末三国时期魏国名臣，西晋开国功臣贾充父亲。疑非。

R031 姜尚（jiāngshàng）

中国著名历史人物，商末周初人。姜姓，吕氏，名尚，一名望，字子牙，或单呼牙，别号飞熊，因其先祖辅佐大禹平水土有功被封于吕，故以吕为氏，也称吕尚。

R032 孔晁（kǒngcháo）

西晋五经博士，王肃学派的重要代表人物。魏晋间王（肃）、郑（玄）论战，孙炎、马昭等主郑攻王，孔晁、孙毓（yù）等则申王驳郑。晁乃西晋初期王派之首选人物。《隋书·经籍志》载《尚书义问》，郑玄、王肃、孔晁撰。又《春秋外传国语》20卷，孔晁注。均佚。

R033 孔颖达（kǒngyǐngdá）

唐代经学家，孔子的第三十一世孙，字冲远（一作仲达、冲澹），冀州衡水（今属河北）人。他生于北齐后主武平五年（公元574年），8岁就学，曾从刘焯（zhuō）问学，日诵千言，熟读经传，善于词章，隋大业初，选为"明经"，授河内郡博士，补太学助教。隋末大乱，避地虎牢，今河南省荥（xíng）阳氾（sì）水镇西北。入唐，任国子监祭酒。曾奉唐太宗命编纂《五经正义》融合南北诸多经学家的见解，是集魏晋南北朝以来经学大成的著作。卒于贞观二十二年（公元648年），终年75岁。

R034 雷敩（léixiào）

南朝宋药学家，生活在公元5世纪，相传为黄帝众多懂医学的臣子之一，称雷公。其所著《炮炙论》，是我国最早的制药专著。雷公精于针灸，通九针六十篇。《黄帝内经》中的"著至教论""示从容论""疏五过论""征四失论"等多篇，都是以黄帝与雷公讨论医药问题的形式写成的。历史上托名雷公的医学著作有《雷公药对》等。

R035 李当之（lǐdāngzhī）

三国时期著名医家。一作李璆之，为名医华佗弟子，少通医经，修神农旧经，得华佗真传，尤为精工于药学尤有研究，尝著《李当之药录》《李当之药方》《李当之本草经》，早佚，后《说郛（fú）》中存有若干佚文。传说李当之常常给曹操煎熬汤药，但不会扎针（针灸）。

R036 骊姬 （líjī）

骊姬（？—公元前 651 年），或称丽姬，名不详，春秋时期骊戎国君之女，晋献公妃子，晋君奚齐的生母。

R037 李善 （lǐshàn）

唐代著名学者，《文选》学的奠基人，鄂州江夏（今湖北省咸宁市咸安区）人。他清正廉洁、刚直不阿，有君子风度；颇有雅行，学贯古今，人称书簏；起家秘书郎，出为泾城县令；交接周国公贺兰敏之，拜崇贤馆直学士，兼任潞王（李贤）参军、沛王（李贤）侍读，得罪流放姚州。载初元年（公元 690 年）去世，时年七十七。李善著有《文选注》《汉书辨惑》。

R038 李氏 （lǐshì）

①一般认为是李当之（李瑞之），华佗的弟子。《本草纲目》卷一："吴氏本草，其书分记神农、黄帝、岐伯、桐君、雷公、扁鹊、华佗、（华佗的）弟子李氏，所说性味甚详，今亦失传。"②有人认为是"季氏"误。

R039 李时珍 （lǐshízhēn）

明代本草学家，后世尊为"药圣"，字东璧，晚年自号濒（pín）湖山人。湖北蕲（qí）春县蕲州镇东长街之瓦屑坝（今博士街）人，后为楚王府奉祠正、皇家太医院判，去世后明朝廷敕封为"文林郎"。李时珍自公元 1565 年起，先后到武当山、庐山、茅山、牛首山，以及湖广、安徽、河南、河北等地收集药物标本和处方，并拜渔人、樵夫、农民、车夫、药工、捕蛇者为师，参考历代医药等方面书籍 925 种，"考古证今、穷究物理"，记录上千万字札记，弄清许多疑难问题，历经 27 个寒暑，三易其稿，于明万历十八年（公元 1590 年）完成了 200 多万字的中医药巨著《本草纲目》。此外，他对脉学及奇经八脉也有研究，有《奇经八脉考》《濒湖脉学》等多部著作。

R040 李巡（lǐxún）

东汉汝阳（古汝阳，今河南省汝南县）学者。据《后汉书·宦者列传》记载："时，宦者济阴丁肃、下邳徐衍、南阳郭耽、汝阳李巡、北海赵祐等五人称为清忠，皆在里巷，不争威权。巡以为诸博士试甲乙科，争弟高下，更相告言，至有行赂定兰台漆书经字，以合其私文者，乃白帝，与诸儒共刻《五经》文于石，于是诏蔡邕等正其文字。自后《五经》一定，争者用息。赵祐博学多览，著作校书，诸儒称之。"

R041 刘敬叔（liújìngshū）

刘敬叔，彭城人。生年不详，约卒于宋明帝泰始中。少颖敏有异才，起家司徒掌记，中兵参军。义熙中，刘毅与宋高祖（刘裕）共举义旗，克复京郢（yǐng），功亚高祖，进封南平郡公。刘敬叔也被任命为南平郡郎中令，以事忤刘毅，为所奏免。义熙十三年（公元417年），为宋长沙景德镇王骠骑（piàojì）参军。及刘毅被诛，高祖受禅，召为征西长史。宋元嘉三年（公元426年），为给事黄门郎。数年，以病免，卒于家。敬叔作有《异苑》10卷，（《隋书志》作10卷，与今通行本同。此从胡震亨所作敬叔小传）传于世。

R042 刘涓子（liújuānzǐ）

南北朝人，宋元嘉十九年（公元442年），撰成《刘涓子鬼遗方》，又称《神仙遗论》。据《隋书·经籍志》所载为10卷，今本则只存5卷，后刘涓子后人传与南齐龚庆宣而传世，原书又称《痈疽方》，经龚庆宣整理后，成今本《刘涓子鬼遗方》。

R043 刘逵（liúkuí）

北宋大臣，宋徽宗时任中书侍郎，约在职3年。字公路，一作公达。随州市随县人。元丰八年（公元1085年）登进士第二名（榜眼），调任越州（今属浙江省观察判官。后奉召入京，历任太学、太常博士，礼部、考功员外郎，国子司业等职。徽宗崇宁年间（公元 1102—1106 年），因依附宰相蔡京而晋升为秘书少监、太常少卿、中书舍人、给事中、户部侍郎等职。不久奉命出使高丽国，升尚书。崇宁四年（公元 1105 年）归国，由兵部尚书升枢密院同知，拜中书侍郎。崇宁五年（公元 1106 年），蔡京罢相后，刘逵仍任中书侍郎，首劝徽宗对蔡京所行"悖理虐民事"进行纠正，因锋芒太盛，引起朝臣不满，御史余深等弹劾他"愚视丞相，陵蔑同列"，未及一年，徽宗发觉他居功擅权，被贬为亳州（今属安徽）知州。大观元年（公元 1107 年），蔡京复相后，被谪为镇江节度副使、安州（今属河北）居住。大观四年（公元 1110 年），蔡京又罢相，刘逵起任为杭州知州，加资政殿学士。不久奉召为醴泉观使，到开封后病逝，年五十，赠"光禄大夫"。[《宋史》卷 351 本传；《宋宰辅编年录校补（二）》]

R044 刘冯（liúpíng）

汉献帝刘协之子。建安五年（公元 200 年）七月受封南阳王，当月壬午日（公元 200 年 8 月 9 日）去世。他的儿子刘康在汉献帝死后，继承了山阳公的封号。

R045 刘贤（liúxián）

淄川王刘贤是刘邦的孙子，齐悼惠王子。公元前 164 年，刘贤被文帝立为淄川王。公元前 154 年，参加七国叛乱，后兵败被杀。

R046 刘向（liúxiàng）

汉朝著名学者，字子政，原名更生，世称刘中垒，世居长安，籍贯楚国彭城（今江苏徐州）。出生于汉昭帝元凤四年（公元前 77 年），去世于汉哀帝建平元年（公元前 6 年）。刘邦异母弟刘交的后代，刘歆（xīn）之父。其散文主要是奏疏和校雠（chóu）古书的"叙录"，较有名的有《谏营昌陵疏》和《战国策叙录》，叙事简约、理论畅达、舒缓平易是其主要特色。刘向是楚元王刘交四世孙。汉宣帝时，为谏大夫。汉元帝时，任宗正，以反对宦官弘恭、石显下狱，旋得释。后又以反对恭、显下狱，免为庶人。汉成帝即位后，得进用，任光禄大夫，改名为"向"，官至中垒校尉。刘向曾奉命领校秘书，所撰《别录》是我国最早的图书公类目录，共3篇，大多亡佚。今存《新序》《说苑》《列女传》《战国策》《列仙传》等书，其著作《五经通义》有清人马国翰辑本。《楚辞》是刘向编订成书，而《山海经》是其与其子刘歆共同编订成书。

R047 刘歆 (liúxīn)

著名的古文经学继承者，字子骏，后改名秀，字颖叔，汉人，出居长安，为刘邦四弟刘交后裔，刘德之孙，刘向之子。建平元年（公元前 6 年）改名刘秀。刘歆曾与父亲刘向编订《山海经》。他不仅在儒学上很有造诣，而且在校勘学、天文历法学、史学、诗等方面都堪称大家，他编制的《三统历谱》被认为是世界上最早的天文年历的雏形。此外，他在圆周率的计算上也有贡献，他是第一个不沿用"周三径一"的中国人，并定该重要常数为 3.15471，只略微差了 0.01312，世有"刘歆率"之称。后因谋诛王莽事败自杀。

R048 陆德明 (lùdémíng)

唐代经学家、训诂学家，名元朗，以字行，苏州吴县人。唐太宗十八学士之一。初受学于周弘正，善言玄理。南陈太建中，陈后主为太子，集名儒入讲承光殿，以弱冠与国子祭酒绿孝克抗辨，屡夺其说，举坐咨赏。起官始兴王国左常侍，迁国子助教。陈亡后，归于故里。隋炀（yáng）帝嗣位，召为秘书学士，授国子助教。王世充欲以为子师，严词拒之。秦王李世民辟为文学馆学士，以经授中山王李承乾，补国学博士。唐高祖释奠，召博士徐文远、浮屠慧乘、道士刘进喜各讲经论，德明驳难，随方立义，遍析其要，众人为屈。贞观初年，迁国子博士，封吴县男，寻卒。

R049 陆机（lùjī）

西晋著名文学家、书法家，字士衡，吴郡吴县（今江苏苏州）人。出身吴郡陆氏，为孙吴丞相陆逊之孙、大司马陆抗第四子，与其弟陆云合称"二陆"，又与顾荣、陆云并称"洛阳三俊"。

R050 陆玑（lùjī）

三国吴学者。字元恪，吴郡（治今苏州）人。仕太子中庶子、乌程令。有《毛诗草木鸟兽虫鱼疏》（简称《诗疏》）二卷，专释《毛诗》所及动物、植物名称，对古今异名者，详为考证，是中国古代较早研究生物学的著作之一。自唐·孔颖达《毛诗正义》至清·陈启源《毛诗稽古编》，多采此书之说。卷末附论四家诗源流，于《毛诗》尤详。（个别《本经》辑注者以为是陆机，误。陆机乃西晋文学家、书法家也。）

R051 陆通（lùtōng）

春秋时楚人，陆真人，讳通，字接舆。高士传云："楚昭王时政令无常，陆通乃佯狂不仕，时人称为楚狂。孔予适楚，楚狂接舆迎其门曰：凤兮凤兮，何如德之衰也！孔子欲与之言，通趋而避之。楚王闻其贤，遣使持金百镒（yì），车马二驷往聘之，通不应；使者去，通妻从市来曰：先生少而为义，岂老违之哉？门外车迹何深也！妾事先生穷耕以自食，亲织以为衣，食饱衣燠，其乐自足矣！不如去之。于是夫妻变名易姓，隐蜀峨眉山，寿数百岁。道书以：后遇老君度之，夫妻皆仙去。证位真人为天机内相也。"

R052 卢植（lúzhí）

东汉末年经学家、将领，字子干，涿郡涿县（今河北涿州）人。卢植性格刚毅，师从太尉陈球、大儒马融等，为郑玄、管宁、华歆的同门师兄。曾先后担任九江、庐江太守，平定蛮族叛乱。后与马日磾（dī）、蔡邕（yōng）等一起在东观校勘儒学经典书籍，并参与续写《汉记》。黄巾起义时为北中郎将，率军与张角交战，后被诬陷下狱，皇甫嵩平定黄巾后力救卢植，于是复任为尚书。后因上谏激怒董卓被免官，隐居在上谷军都山，被袁绍请为军师。初平三年（公元192年）去世。著有《尚书章句》《三礼解诂》等，今皆失佚。唐代时配享孔子，北宋时被追封为良乡伯。白马将军公孙瓒及后来的蜀汉昭烈帝刘备皆为卢植门下弟子。范阳卢氏后来也成为著名的家族。

R053 卢之颐（lúzhīyí）

明代医家。字砾（lì）生，号晋公，自称卢中（钱塘冲浙江杭州）人。其父卢复，精通医术兼通佛学。他受其影响继承医业，历时18年编成《本草乘雅半偈》一书。

R054 毛苌（máocháng）

古文诗学"毛诗学"的传授者，世称"小毛公"，西汉赵人（今河北省邯郸市鸡泽县）。《诗经》是毛公所传，又称毛诗，是中国文学史上最早的诗歌总集。《汉书》艺文志载：有毛诗二十九卷和毛诗故训传三十卷传于世。《诗经》共40卷，分为风、雅、颂三部分，总计305篇。

R055 孟昶（mèngchǎng）

后蜀高祖孟知祥第三子，五代十国时期后蜀末代皇帝（公元934—965年），初名孟仁赞，字保元，祖籍邢州龙岗（今河北省邢台市），生于太原（今山西省太原市西南）。明德元年（公元934年），孟知祥去世，孟昶即位。他诛杀了恃功骄横的大将李仁罕，满朝慑服。又攻取秦、凤、阶、成四州，尽有前蜀之地。在位32年，适逢中原多故，境内少有战事，经济发展，但孟昶本人亦颇为奢侈淫逸。广政二十七年（公元964年），宋太祖赵匡胤派王全斌等伐蜀。次年，孟昶降宋，被俘至京师，拜检校太师兼中书令，封秦国公。旋卒，追赠尚书令、楚王，谥号"恭孝"。孟昶好学能文，《全唐诗》存其诗一首。

R056 缪希雍（miàoxīyōng）

明代著名的中医临床学家、中药学家，字仲淳，号慕台。缪希雍为中医名家李思塘之外孙，万历癸丑进士缪昌期的同族兄弟。原籍江苏常熟，旅居长兴多年，考中秀才，与张时泰同科，移住金坛县，和王肯堂共处一邑。他善用清凉甘润的药物疗病，行医之余，勤于笔耕，积 30 年心血，终撰成多本著作，《神农本草经疏》和《先醒斋医学广笔记》为其代表作。

R057 南越王（nányuèwáng）

南越国的君王。见"南越国"。

R058 岐伯（qíbó）

中国上古时期最有声望的医学家、道家名人，精于医术脉理，名震一时，后世尊称为"华夏中医始祖"。由于年代过于久远，关于他的籍贯说法不一。今传《素问》基本上是黄帝询问，岐伯作答，以阐述医学理论，显示了岐伯高深的医学造诣。中国传统医学素称"岐黄"，或谓"岐黄之术"，岐伯当居首要地位。

R059 青牛先生（qīngniúxiānshēng）

东汉末学者。字正方，山东（太行山以东）人。晓知星历、风角、鸟情。初平中客三辅，人谓百余岁，貌如五六十。建安十六年（公元 211 年），三辅乱，入汉中，后又入蜀。

R060 山图（shāntú）

古代中国传说中的神仙名。

R061 邵晋涵（shàojìnhán）

清代著名学者，史学家、经学家。字与桐，号二云，又号南江，浙江余姚人。生于清高宗乾隆八年（公元 1741 年），卒于仁宗嘉庆元年六月十五日，年五十四岁。邵晋涵兼采旧注，撰《尔雅正义》，为研究训诂学的重要著作。还著有《孟子述义》《韩诗内传考》《谷梁正义》《輶（yóu）轩日记》《方舆金石编目》《皇朝谥迹录》《南江诗文抄》《南江札记》等。

R062 舍人（shèrén）

古代贵州的文化先驱者，汉武帝时代犍为郡敝邑（今贵州遵义）人，西汉时学问家。曾任犍为郡文学卒史，著有《尔雅注》3 卷。

R063 沈括（shěnkuò）

北宋政治家、科学家。字存中，号梦溪丈人，汉族，浙江杭州钱塘县人。沈括出身于仕宦之家，幼年随父宦游各地。嘉祐八年（公元 1063 年），进士及第，授扬州司理参军。宋神宗时参与"熙宁变法"，受王安石器重，历任太子中允、检正中书刑房、提举司天监、史馆检讨、三司使等职。元丰三年（公元 1080 年），出知延州，兼任鄜（fū）延路经略安抚使，驻守边境，抵御西夏，后因"永乐城之战"牵连被贬。晚年移居润州（今江苏镇江），隐居梦溪园。绍圣二年（公元 1095 年），因病辞世，享年 65 岁。沈括一生致力于科学研究，在众多学科领域都有很深的造诣和卓越的成就，被誉为"中国古代科学史上最卓越的人物"。其代表作《梦溪笔谈》，内容丰富，集前代科学成就之大成，在世界科学史上有着重要的地位，被称为"中国科学史上的里程碑"。

R064 神农（shénnóng）

中国上古时期姜姓部落的首领尊称，号神农氏，又号魁隗氏、连山氏、列山氏。传说姜姓部落的首领由于懂得用火而得到王位，所以称为炎帝。从神农起姜姓部落共有九代炎帝，神农生帝魁，魁生帝承，承生帝明，明生帝直，直生帝釐（máo），釐生帝哀，哀生帝克，克生帝榆罔，传位五百三十年。相传炎帝牛首人身，他亲尝百草，发展用草药治病；他发明刀耕火种创造了两种翻土农具，教民垦荒种植粮食作物；他还领导部落人民制造出了饮食用的陶器和炊具。传说炎帝部落后来和黄帝部落结盟，共同击败了蚩尤。华人（不仅汉族）自称炎黄子孙。炎帝被道教尊为神农大帝，也称五谷（gǔ，木头，不是"谷"的繁体字"穀"）神农大帝。

R065 舜（shùn）

中国上古时代父系氏族社会后期部落联盟首领，姚姓，有虞氏，名重华，字都君，谥曰"舜"，生于姚墟（一说出生于诸冯），治都蒲阪（今山西省永济市），被后世尊为帝，列入"五帝"，史称帝舜、虞舜、舜帝，故后世以舜称之。虞舜的王位是唐尧禅让的，人们世代尊称尧和舜为上古先王，尧禅让王位给虞舜传了四个字，即"允执厥中"；舜禅让王位给大禹传了十六字心传："人心惟危，道心惟微，惟精惟一，允执厥中。"

R066 司马彪（sīmǎbiāo）

西晋宗室、史学家，字绍统，河内温县（今河南温县）人，晋宣帝司马懿六弟中郎司马进之孙，高阳王司马睦长子。著有《续汉书》。司马彪鉴于汉氏中兴，忠臣义士昭著，而时无良史，记述繁杂，遂"讨论众书，缀其所闻，起于世祖，终于孝献，编年二百，录世十二，通综上下，旁贯庶事，为纪、志、传凡八十篇，号曰《续汉书》。"范晔（yè）的《后汉书》出，司马彪的《续汉书》渐被淘汰，唯有八志因为补入范书而保留下来。另有《庄子注》21卷、《兵记》20卷、文集4卷，均佚。今仅于《文选》中存《赠山涛》《杂诗》等。

R067 司马山（sīmǎshān）

未知。

R068 司马贞（sīmǎzhēn）

唐代著名的史学家，字子正，河内（今沁阳）人。开元中官至朝散大夫，宏文馆学士，主管编纂、撰述和起草诏令等，著《史记索隐》三十卷，世号"小司马"。司马贞以《史记》旧注音义年远散失，乃采摭南朝宋徐广《史记音义》、裴骃（yīn）《史记集解》、齐邹诞生《史记集注》、唐刘伯庄《史记音义》《史记地名》等诸家的注文，参阅韦昭、贾逵、杜预、谯周等人的论著、间己见，撰成对后世很有影响的史学名著《史记索隐》，该书音义并重，注文翔实，对疏误缺略补正颇多，具有极高的史学研究价值，与南朝时期的宋国裴骃的《史记集解》、唐张守节的《史记正义》合称"史记三家注"。

R069 宋均（sòngjūn）

宋均，字叔庠，东汉时期南阳安众人。去通晓《诗经》《礼》，擅长论辩和质疑。

R070 苏林（sūlín）

苏林字孝友，陈留外黄人。苏林博学多通、古今字指，凡诸书传文间危疑，林皆训释。建安中，为五官将文学。黄初中，迁博士，给事中，封安成亭侯。官至散骑常侍，以老归第。帝每遣人就问之，且常加赐遗。

R071 孙星衍（sūnxīngyǎn）

清代翰林院编修、刑部主事，字伯渊、渊如，阳湖县（今常州市区）人。生于观子巷（今和平南路），后迁居双桂坊。清乾隆五十二年（公元 1787 年）殿试榜眼，历任翰林院编修、刑部主事。乾隆五十九年（公元 1794 年）再升刑部郎中。后任道台、署理按察使等职，清廉有政声。孙星衍生平钻研经史文学音训之学，旁及诸子百家。精于金石碑版，工篆隶书，尤精校勘，辑刊《平津馆丛书》《岱南阁丛书》堪称善本。他勤于著述，积三十多年之功，集古今各经学家成就，刊成《尚书古今文注疏》，标志清代古文经学达到高峰，孙星衍因此成为乾嘉学派（古文经学派）的重要人物。他还著有《周易集解》《寰宇访碑录》《孙氏家藏书目录内外篇》《芳茂山人诗录》等多种文集。

R072 孙炎（sūnyán）

中国三国时期经学家。字叔然，乐安（今山东博兴）人。受业于郑玄，时人称为"东州大儒"。曾著《周易·春秋例》，为《毛诗》《礼记》《春秋三传》《国语》《尔雅》《尚书》作过注，所著《尔雅音义》影响较大。

R073 太乙子（tàiyǐzǐ）

道家太乙门第一任掌门，名亢仓子（太乙子）。别名庚桑楚、亢桑子、庚桑子。春秋时期陈国人，是道教祖师之一，被尊为洞灵真人，乃老子的弟子，四大真人之一。又传说为《庄子》中的寓言人物，姓庚桑，名楚，陈国人。太乙子得老子之道，能视听不用耳目。隐居毗陵孟峰，登仙而去。传为《亢仓子》（《洞灵真经》）一书作者，文字多古文奇字，如果不看音义则难窥其义。

R074 陶弘景（táohóngjǐng）

南朝梁博物学家、本草学家，字通明，南朝梁时丹阳秣陵（今江苏南京）人，号华阳隐居（自号华阳隐居）。陶氏生活于南朝，历经宋、齐、梁三朝，是当时一个有相当有影响的人物，对本草学贡献尤大。著名的医药家、炼丹家、文学家，人称"山中宰相"。作品有《本草经注》《集金丹黄白方》《二牛图》《华阳陶隐居集》等。陶弘景的一生，跨宋、齐、梁三代，经历可谓复杂。虽然梁武帝对其恩遇有加，《南史》也有"山中宰相"之誉。但在南梁时期，举国崇佛的大环境下，陶弘景作为道教茅山派代表人物，迫于压力出走远游。最后以道教上清派宗师的身份，前往鄮（mào）县礼阿育王塔，自誓受戒，佛道兼修。正是如此才避免了如寇谦之的新天师道一世而亡的下场。后人皆将此事视作齐梁佛道交融的例证来宣讲，却从未分析陶弘景礼佛的真实原因。陶弘景此举实非出于自愿，而是为维护茅山道众的生存不得已而为之。陶弘景有悼好友沈约诗云："我有数行泪，不落十余年，今日为君尽，并洒秋风前。"陶弘景被迫受戒后，假借悼念沈约之实，诉说自己痛苦之心境。苏东坡所感慨的人生不如意事常八九，实古今皆然，博大如陶弘景者也概莫能外。陶弘景工草隶行书尤妙，对历算、地理、医药等都有一定研究。他曾整理古代的《神农本草经》，并增收魏晋间名医所用新药，成《本草经集注》7卷，共载药物730种，并首创沿用至今的药物分类方法，以玉石、草木、虫、兽、果、菜、米实分类，对本草学的发展有一定的影响（原书已佚，现在敦煌发现残本）其内容为历代本草书籍收载，得以流传。

R075 桐君（tóngjūn）

中国古代最早的药学家。有关他的文献记载最早见于约在春秋时期写成的古史《世本》一书中。据记载，桐君是黄帝的大臣，擅长本草。相传黄帝时，在美丽的富春江畔，有一座桐君山，有老者结庐炼丹于此，悬壶济世，分文不收。乡人感念，问其姓名，老人不答，指桐为名，乡人遂称之为"桐君老人"。山也以"桐君"名，曰"桐君山"，县则称"桐庐县"。桐君采集百草，识草木金石性味，定三品药物，著《桐君采药录》，其所定处方格律"君（主药）、臣（辅药）、佐（佐药）、使（引药）"，垂数千年，沿用至今，后世尊其为"中药鼻祖"，称其地为"药祖圣地"。

R076 王会（wánghuì）

旧时诸侯、四夷或藩属朝贡天子的聚会。

R077 王逸（wángyì）

东汉著名文学家，字叔师，南郡宜城（今湖北襄阳宜城市）人。官至豫州刺史，豫章太守。所作《楚辞章句》，是《楚辞》中最早的完整注本，颇为后世楚辞学者所重。又作有赋、诔（lěi）、书、论等21篇，以及《汉诗》123篇，今多散佚，仅存《九思》，为哀悼屈原而作。明人辑有《王叔师集》。

R078 韦昭（wéizhāo）

中国古代史上从事史书编纂时间最长的史学家，本名韦昭，字弘嗣，吴郡云阳（今江苏丹阳）人。后世《三国志》多取材其《吴书》。少时好学能文。早年曾任丞相掾、西安令、尚书郎、太子中庶子、黄门侍郎、太史令、中书郎等职。公元258年，孙綝（chēn）废黜孙亮，立孙休为皇帝，改元永安，昭立五经博士而创设国学，立太学博士制度，韦昭官拜中书郎，出任博士祭酒，掌管国子学。公元264年，孙休去世，孙皓即位，韦昭封"高陵亭侯"，担任中书仆射、侍中，领左国史。后为孙皓所害，时年七十岁。著有《吴书》（合著）、《汉书音义》、《国语注》、《官职训》、《三吴郡国志》等。

R079 文宾（wénbīn）

古代中国传说中的神仙名。文宾者，太丘乡人也，卖草履为业。

R080 吴普（wúpǔ）

三国魏医药学家，名医华佗弟子，广陵郡人（今江苏淮阳）。吴普以华佗所创"五禽戏"进行养生锻炼，因获长寿，据传"年九十余，耳目聪明，齿牙完坚"。吴普在中药本草学上很有成就，所撰《吴普本草》6卷，又名《吴氏本草》，为《神农本草经》古辑注本之一。

R081 伍员（wǔyuán）

春秋末期吴国大夫、军事家，名员（一作芸），字子胥，楚国人（今湖北省监利县黄歇口镇）。以封于申，也称申胥。

R082 羲皇 (xīhuáng)

华夏民族人文先始，三皇之一，是中国古籍中记载的最早的王，是中国医药鼻祖之一。伏羲，风姓，又名宓（fú）羲、庖牺、包牺、伏戏，亦称牺皇、皇羲，《史记》中称伏牺。在后世与太昊、青帝等诸神合并，被朝廷官方称为"太昊伏羲氏"，亦有青帝太昊伏羲（即东方上帝）一说。

R083 邢昺 (xíngbǐng)

北宋学者、教育家，字叔明，曹州济阴郡（今山东曹县北）人。邢昺擢九经及第，历任国子博士、国子祭酒、礼部尚书等。所撰《论语注疏》，讨论心性命理，为后来理学家所采纳。代表作《论语注疏》（何晏注）、《尔雅注疏》（郭璞注）和《孝经注疏》（李隆基注），均收入《十三经注疏》。

R084 徐广 (xúguǎng)

徐广，字野民，东莞姑幕（今山东省莒（jǔ）县）人，生于晋穆帝永和八年（公元 352 年），卒于宋文帝元嘉二年（公元 425 年），年七十四岁。徐邈之弟。

R085 徐仪 (xúyí)

徐仪，生卒不详，撰有《药图》。

R086 玄俗 (xuánsú)

中国民间传说中的仙人。西汉医生，河间（今属河北）人。《历代名医蒙术》载其常食巴豆等品，并卖药于市，云能治百病。尝以药于市上治患者，下"蛇"（当指肠寄生虫）十余条。

R087 薛综 (xuēzōng)

三国时期吴国名臣，字敬文，沛郡竹邑（今安徽濉（suī）溪）人。少时避乱至

　　　　　　　　　　　　　　　　《神农本草经》精注易读本

交州，师从刘熙。士燮归附孙权，召其为五官中郎将，出任合浦、交阯太守。后从征至九真，回朝任谒者仆射。公元 232 年，升任尚书仆射。公元 240 年，改任选曹尚书。公元 242 年，担任太子少傅，兼任选部职任。公元 243 年，薛综去世。薛综是当时名儒，著有诗赋难论数万言，集为《私载》，并著有《五宗图述》《二京解》。

R088 颜之推（yánzhītuī）

中国古代文学家、教育家，字介，生于江陵（今湖北江陵），祖籍琅琊临沂（今山东临沂）。颜之推年少时因不喜虚谈而回家自己研习《仪礼》《左传》，由于博览群书而为文辞情并茂而得南梁湘东王萧绎赏识，19 岁便被任为国左常侍。后于侯景之乱中险遭杀害，得王则相救而幸免于难，乱平后奉命校书。在西魏攻陷江陵时次被俘，遣送西魏，受李显庆赏识而得以到弘农掌管李远的书翰。得知陈霸先废梁敬帝而自立后留居北齐并再次出仕，历二十年，官至黄门侍郎。北齐灭后被北周征为御史上士，北周被取代后仕隋，于开皇年间被召为学士，后约于开皇十七年（公元 597 年）因病去世。学术上，颜之推博学多洽，一生著述甚丰，所著书大多已亡佚，今存《颜氏家训》和《还冤志》两书，《急就章注》、《证俗音字》和《集灵记》有辑本。

R089 颜籀（yánzhòu）

唐代初年经学家、训诂学家、历史学家，名籀（zhòu），字师古。雍州万年（今陕西西安）人，祖籍琅琊临沂（今山东临沂）。名儒颜之推之孙、颜思鲁之子。隋文帝时，颜师古曾任安养县尉。唐朝建立后，颜师古担任中书舍人，专掌机密。唐太宗即位后，拜中书侍郎，封琅琊县子。累官秘书监、弘文馆学士。贞观十九年（公元 645 年），颜师古随从太宗征辽东，途中病故，年六十五，谥号"戴"。颜师古少传家业，遵循祖训，博览群书，学问通博，擅长于文字训诂、声韵、校勘之学。他还是研究《汉书》的专家，对两汉以来的经学史也十分熟悉。有《匡谬正俗》、《汉书注》、《急就章注》及集。

R090 杨倞（yángjìng）

唐宪宗年间弘农（今河南灵宝市南）人，杨汝士之子，大理评事。著《荀子注》一书，是现今流传《荀子》的最早注本。《荀子》一书，以难读著称，学者多从杨注。两《唐书》皆无传。

R091 杨齐贤（yángqíxián）

南宋诗论家。字子见，宁远人（湖南宁远）。南宋庆元五年（公元1199年）进士。颖悟博学，试制科第一，再举贤良方正，官通直郎。他的《李太白诗注》（二十五卷）是宋元明三代最通行的李诗笺注本，另著有《蜀枢集》和《周子年谱》。

R092 医和（yīhé）

春秋时秦国良医。医为职业，和是名字。曾为晋平公治病，认为其疾不可治。医和是我国古代最早提出"六淫致病"的人，也反映当时对疾病病因的认识水平。后借指良医。

R094 移门子（yíménzǐ）

古代中国传说中的神仙名。晋·葛洪《抱朴子内篇·仙药》载：移门子服五味子十六年，色如玉女，入水不沾，入火不灼。按《太平御览》卷九九，引此作"羡门子"，误。《抱朴子内篇·遐览》记有"移门子记兵法立亡术炼形记五卷"，是本有移门子其人也。

R095 曾子（zēngzǐ）

中国著名的思想家，名参（shēn），字子舆（yú），春秋末年鲁国南武城人（山东嘉祥县）。曾子是孔子的晚期弟子之一，与其父曾点同师孔子，是儒家学派的重要代表人物。曾子主张以"孝恕忠信"为核心的儒家思想；"修齐治平"的政治观；

《神农本草经》精注易读本

"内省、慎独"的修养观；"以孝为本"的孝道观至今仍具有极其宝贵的社会意义和实用价值。曾子参与编制了《论语》，著写了《大学》《孝经》《曾子十篇》等作品。曾子在儒学发展史上占有重要的地位，被后世尊奉为"宗圣"，是配享孔庙的四配之一。

R096 张璐（zhānglù）

清初三大医家之一，字路玉，晚号石顽老人，江南长州人（今江苏苏州）。生于明万历四十五年（公元 1617 年），卒于清康熙三十八年（公元 1699 年），享年 82 岁。与喻昌、吴谦齐名。

R097 张揖（zhāngyī）

古汉语训诂学者，字稚让，东汉清河（今河北省清河县）人。曹魏明帝太和年间，官至博士。所著《广雅》10 卷，共 18150 字，体例篇目依照《尔雅》，字按意义分类相聚，释义多用同义相释的方法。因博采经书笺注及《三苍》《方言》《说文解字》等书增广补充，故名《广雅》，是研究古代汉语词汇和训诂的重要著作。所著《埤（pì）苍》3 卷，是研究古代语言文字的专著。还著有《古今字诂》。《隋书·旧唐书·经籍志》并称三卷。《埤苍》和《古今字诂》均已亡佚。还著有《司马相如注》一卷、《错误字諟（dì）》1 卷、《难字》1 卷。传附《魏书·江式传》。

R098 张有（zhāngyǒu）

道士，字谦中，吴兴（今浙江湖州）人。隐于黄冠。自幼喜篆书，师周石鼓及秦、汉鼎彝。善写篆，而非画篆。陈曦（xī）、章友直、文勋辈，紫毫泄墨，如朽如画，笔痴而无神。

R099 掌禹锡（zhǎngyǔxī）

唐嘉祐学者，许州郾（yǎn）城（今河南郾城县）人，唐天禧进士，历官道州司理参军、尚书屯田员外郎、并州通判、集贤院校理、崇文院检讨、光禄卿、直秘阁学士。官至太子宾客，博学多闻，好储书，于《易经》、地域、医药诸学均有研究，著述颇多，曾参与编修《皇祐方域图志》《地理新书》，著有《郡国手鉴》等。嘉祐二年（公元 1057 年），奉敕与林亿、苏颂、张洞等共同修订《开宝本草》。掌禹锡等又会同医官嘉宗古、朱有章等，以《开宝本草》为蓝本，参考诸家本草进行校正补充，编纂《嘉祐补注神农本草》20 卷，于嘉祐五年（公元 1060 年）成书。

R100 郑樵（zhèngqiáo）

宋代史学家、校雠学家，字渔仲，自号溪西逸民，兴化军莆田（今福建莆田）人，世称"夹漈（jì）先生"。郑樵少年时读书资质异于常人，有"神童"的美誉。靖康元年（公元 1126 年），郑樵和从兄郑厚接连两次联名向宇文虚中上书陈述抗金的意志和才能，但二人都未得任用。之后郑樵因不愿应科举而隐居于夹漈山中刻苦钻研经学、礼乐学、文字学、天文学、地理学、动植物学等方面共计 30 年，将研究所得作出诸多著作，但大部分已佚亡，今存《通志》《夹漈遗稿》《尔雅注》《诗辨妄》等数种。之后他曾四次向宋廷献书，结果都不理想。绍兴三十二年（公元 1162 年），在宋高宗下达诏旨命其进呈《通志》的当天，郑樵因积劳成疾而在临安去世，时年 59 岁。太学生三百人为文以祭，好友曹勋作有《祭郑编修渔仲文》。

R101 郑玄（zhèngxuán）

东汉末年儒家学者、经学大师，字康成，北海高密（今山东省高密市）人，东汉末年儒家学者、经学大师。郑玄曾入太学攻《京氏易》、《公羊春秋》及《三统历》、《九章算术》，又从张恭祖学《古文尚书》、《周礼》和《左传》等，最后从马融学古文经。游学归里之后，复客耕东莱，聚徒授课，弟子达数千人，家贫好学，终为大儒。党锢之祸起，遭禁锢，杜门注疏，潜心著述。晚年守节不仕，却遭逼迫从军，最终病逝于元城，年七十四。郑玄治学以古文经学为主，兼采今文经说。他遍注儒家经典，以毕生精力整理古代文化遗产，使经学进入了一个"小统一时代"。

著有《天文七政论》《中侯》等书，共百万余言，世称"郑学"，为汉代经学的集大成者。唐贞观年间，列郑玄于二十二"先师"之列，配享孔庙。宋代时被追封为高密伯。与晏婴、刘墉并称为"高密三贤"，后人建有郑公祠以纪念。

R103 郑司农（zhèngsīnóng）

即郑众，东汉经学家，字仲师，河南开封人。郑众是名儒郑兴之子。后世习称先郑（以区别于汉末经学家郑玄）、郑司农（以区别于宦官郑众）。汉明帝时，郑众被司空征辟，曾任给事中、越骑司马。永平八年（公元 64 年），持节出使北匈奴，拒绝向北匈奴单于下拜，保全气节。回朝后，建议朝廷置大将防止南北匈奴互相联络，促成度辽将军的设置。后因推辞再次出使匈奴而获罪。历官军司马、护西域中郎将、武威太守、左冯翊。建初六年（公元 81 年），出任大司农。郑众为官清廉正直，反对重行盐铁专卖。建初八年（公元 83 年）去世。著有《春秋左氏传条例》9 卷、《孝经注》2 卷。

R104 周学海（zhōuxuéhǎi）

清代的官吏和医学家，字澄之，一作澄之，建德（今安徽东至县）人。周氏的著作相当丰富：《脉学四种》、《脉义简摩》8 卷、《脉简补义》2 卷、《诊家直诀》2 卷、《辨脉平脉章句》2 卷、《形色外诊简摩》2 卷、《伤寒补例》2 卷、《读医随笔》6 卷、《评注医书》114 卷（刻于 1891 年）。

R105 子仪（zǐyí）

春秋名医扁鹊的弟子，著有《子仪本草经》。

R106 左慈（zuǒcí）

东汉末年著名方士，字元放，汉族，道号乌角先生。少居天柱山，研习炼丹之术，明五经，兼通星纬，学道术，明六甲。传说能役使鬼神，坐致行厨。《后汉书》

说他少有神道。

R107 左思（zuǒsī）

西晋文学家，字太冲。临淄（今山东淄博）人，生卒年不详，家世业儒学。少时曾学书法鼓琴，皆不成，后来由于父亲的激励，乃发愤勤学。左思貌丑口讷，不好交游，但辞藻壮丽，曾用一年时间写成《齐都赋》（全文已佚，若干佚文散见《水经注》及《太平御览》）。

附录四:《本经》地名考

D001 安定（āndìng）

安定郡，辖今甘肃省泾川县。

D002 安陆（ānlù）

①夏商时代，天下分九州，安陆属古荆州之域。现安陆市隶属于湖北省，由孝感市代管，是历史上"郧子国"、安陆郡（安州）、德安府所在地，亦是"安陆古城"所在地。②安陆郡，南北朝到唐朝的郡。后来发展成唐宋间的安州，宋元明清时期的德安府继承了安陆郡的发展。

D003 安邑（ānyì）

①安邑，古代都邑名。夏朝君主启平定"有扈之乱"后把国都从阳翟（今河南省新密市新砦遗址）迁至安邑，安邑县乃置于西汉。北魏太武帝神嘉元年（公元428年）分为南北两县，太和十年（公元493年）北安邑县治所东迁、并改名夏县，一直沿用至今。②安邑郡，北周于夏县置安邑郡，后唐废安邑郡。

D004 巴郡（bājùn）

中国古代的郡级行政区，辖重庆和四川两省部分区域。秦惠文王后元九年（公元前316年）置巴郡。东汉兴平元年（公元194年）益州牧刘璋将巴郡一分为三：

巴郡、永宁郡、固陵郡。建安六年（公元 201 年）永宁郡复称巴郡。隋先废郡，后改渝州为巴郡。唐又改巴郡为渝州。

D005 巴西（bāxī）

中国古代政区名。巴西是东汉末年至隋朝期间，四川和重庆地区的一个郡级行政区划。巴西意为"巴郡以西"，与同时期的巴郡、巴东郡合称"三巴"。中国四大古城之一"阆中"即是当年张飞镇守巴西郡时的治所。

D006 巴越（bāyuè）

巴越指广大的巴郡、吴越地区。巴郡是中国古代的郡级行政区，辖今天重庆和四川。吴越，指春秋吴越核心地区和五代吴越国的疆域。源于长江航路，巴郡与吴越古多交通。

D007 白山（báishān）

①即白庙儿山。今河北省沽源县。《后汉书·乌桓传》："……其在上谷塞外白山者，最为强富"。《资治通鉴》：幽州节度使赵含章击契丹，"与虏战于白山"。胡三省注："白山，后汉时乌桓所居，在五阮关外大荒中。"②长白山的简称。疑非。

D008 白水（báishuǐ）

位于陕西省东北部，因境内"白水河"而得名。战国中期，秦孝公十二年（公元前 350 年）初置白水县。后历代立废交替，至明朝，白水县隶陕西西安府同州。

D009 北定山（běidìngshān）

北定山位于河北省灵寿县。

D010 北山 （běishān）

①疑为：北定山，位于河北省灵寿县。②陕西北山，山系从东向西依次分别由桥山山脉、黄龙山脉、子午岭山脉、陇山山脉组成，是陕北黄土高原与关中渭河平原的分界岭。③湖南省常德市石门县北山。

D011 北燕 （běiyān）

①北燕国，是五胡十六国时期鲜卑化汉人冯跋所建立的政权。冯跋灭后燕，拥立高云（慕容云）为天王，仍沿用燕国号，史称"北燕"。公元409年，慕容云被部下离班、桃仁所杀，冯跋平定政变后即天王位于昌黎（今辽宁省义县）。北燕国辖今辽宁省西南部和河北省东北部。公元436年被北魏所灭。②北燕郡：北齐置北燕郡，改怀戎县（河北怀来县）。

D012 祊城 （bēngchéng）

春秋郑邑，位于今山东省费县。《左传·隐公八年》："郑伯请释泰山之祀而祀周公，以泰山之祊易许田"。据《太平寰宇记》，今河南省许昌市南有鲁城，即此许田，系周成王赐周公，用以鲁君朝见周王的朝宿之邑。郑拟以远易近，故欲以祊易许，桓公元年（公元前711年），郑伯以祊加璧，交易成功。自此祊归鲁，许田属郑。

D013 渤海 （bóhǎi）

①渤海郡，中国古代行政区划名。辖今河北省南皮县以东，黄骅市以南，东至海。②渤海国，是东亚古代历史上的一个以靺鞨（mòhé）族为主体的政权，亦称为"靺鞨国""渤海靺鞨""高丽国"，其范围相当于今中国东北地区、朝鲜半岛东北及俄罗斯远东地区的一部分。公元926年，渤海国为契丹国所灭，历时229年，传十五王。渤海国居民由靺鞨人、高句（gōu）丽人等民族构成。渤海按唐制建立政治、经济制度，全盛时辖境有五京、十五府、六十二州，其文化深受唐朝文化影

响，享有"海东盛国"的美誉。

D014 长安（chángān）

长安即现在的西安。长安自古为帝王都城，其先后有西周、秦、西汉、新莽、东汉、西晋、前赵、前秦、后秦、西魏、北周、隋、唐等十三个王朝在此建都。

D015 常山（chángshān）

常山郡，或称恒山郡、常山国，是古代的一个行政区划。常山之名最早在《战国策》中有提及，属赵国。《汉书·郊祀志》载：汉宣帝神爵元年（公元前61年）颁诏，确定泰山为东岳，华山为西岳，霍山为南岳，恒山（此恒山为古恒山）为北岳，嵩山为中岳。为避汉文帝刘恒讳，恒山改名常山。今河北省曲阳、唐县区域即为汉代的常山郡。

D016 长子山（chángzǐshān）

疑为山西省长子县内山。

D017 朝歌之山（cháogēzhīshān）

①古代神话传说中的山名，出自《山海经》：东北一百五十里曰朝歌之山。潕（wǔ）水出焉，东南流注于荥，其中多人鱼。其上多梓、枬（nán，同"楠"），其兽多麢（líng，古同"羚"）、麋。有草焉，名曰莽草，可以毒鱼。②指秭归山，在秭归老县城，即今归州镇，所介绍的城镇遗址已沉入长江库区。

D018 朝鲜（cháoxiǎn）

朝鲜指箕（jī）子朝鲜，周代诸侯国名。商代帝王商王帝辛（商纣王）的叔父箕子带五千人去朝鲜半岛，史称"箕子王朝"或"殷氏箕子王朝"。定都在大同江流域今平壤一带。

　　　　　　　　　　　　　　　　《神农本草经》精注易读本

D019 陈仓（chéncāng）

宝鸡古称"陈仓""雍城"，典故"明修栈道，暗度陈仓"的发源地，誉称"炎帝故里、青铜器之乡"。公元757年因"石鸡啼鸣"之祥瑞改称宝鸡。

D020 陈留（chénliú）

陈留郡，春秋时留邑为郑国地，后被陈国所得，故曰陈留。秦王政二十六年（公元前221年）置陈留县。武帝元狩元年（公元前122年）置陈留郡，属兖（yǎn）州。

D021 承县（chéngxiàn）

东海承县。现今中国国境内有两个承州，一个在山东省，另一个则在江苏省高邮市。东海承县应指高邮承州。承县，即丞县或缯（zēng）县。《前汉·地理志》："东海郡承县。"王莽代汉，承县一度被更名为承治县。东汉时期复称承县。三国时期属曹魏徐州东海郡（治下邳）。

D022 崇山（chóngshān）

崇山在湖南张家界市西南，与天门山相连。相传"舜"流放"欢兜"于崇山。

D023 楚山（chǔshān）

①即商山。在陕西省商县境。北魏郦道元《水经注·丹水》："楚水注之，水源出上洛县西南楚山。昔四皓隐于楚山，即此山也。"②即荆山。在湖北省西部，武当山东南，汉江西岸，相传春秋楚人卞和得璞玉于此。③泛指楚地之山。

D024 慈山（císhān）

隋开皇十年（公元590年）置慈州。《元和郡县志》："以滏（fǔ）阳县西九十里有磁（cí）山，出磁石，因取为名。"治滏阳县（今河北磁县）。磁县古称磁州，隶属河北省邯郸市。

D025 葱聋之山 (cōnglóngzhīshān)

葱聋之山或指甘肃省陇南市文县草坡山。葱聋山是传说中的山名，出自中国古典名著《山海经》。据《山海经·中山经》记载，葱聋山在渠猪山以东三十五里，浸（wō）山以西十五里。

D026 大騩之山 (dàguīzhīshān)

①大騩（guī）山，一名具茨山。在今河南新密市东南。《国语·郑语》："史伯谓郑桓公云：主芣（fú）騩而食溱（zhēn）洧（wěi）。"注："芣、騩，山名。"騩即大騩山。《山海经·中山经》载："又东三十里，曰大騩之山。"《汉书·地理志》载密县"有大騩山，潩（yì）水所出"。②指昆仑山。这里指昆仑山东麓黑海地区。

D027 大吴 (dàwú)

因太伯所居，故呼大吴。作为地理概念，"吴"是指现长江下游南岸一带地域的总称。

D028 大宛 (dàyuān)

大宛国，古代中亚国名。汉代时，大宛泛指在中亚费尔干纳盆地及其附近的各个国家。

D029 代郡 (dàijùn)

古代郡名。战国时期属赵，赵武灵王置代郡。郡治在今河北省蔚（yù）县代王城。

D030 丹阳 (dānyáng)

丹阳郡，汉武帝建元二年（公元前141年），改"秦鄣（zhāng）郡"为"丹阳

　　　　　　　　　　　　　　　《神农本草经》精注易读本

郡"，郡以境内丹阳县而名。汉治宛陵（今安徽宣城市宣州区）。丹阳郡辖今安徽省宣城、池州、铜陵、芜湖、马鞍山、黄山等地。

D031 砀山（dàngshān）

砀山隶属于今安徽省宿州市，古称下邑。

D033 砥山（dǐshān）

砥山，即砥柱山，位于今河南省陕县东北的三门峡黄河中间，有神门、鬼门、人门等三门。上古时代，此山堵塞了黄河的河道，夏禹治水时，凿宽山两侧的河道使河水分流而过。此山像一根高大的石柱，矗立在黄河的急流之中，砥柱山由此得名。《晏子春秋·内篇谏下》中有"以入砥柱之中流"句。

D034 东城（dōngchéng）

东城即曲（qū，偏僻的意思）城，今甘肃省岷县东泉镇。西城，即洮（táo）城，今甘肃省甘南自治州临潭县。

D035 东阿（dōng'ē）

东阿县，地处鲁西平原，东依泰山，南临黄河，隶属"江北水城"——聊城。汉置东阿县，属东郡。三国时期为魏地，隶属同汉。

D036 东海（dōnghǎi）

东海郡，又名郯（tán）郡、东晦郡，中国古郡名。秦代始置，郡治在郯县（今山东郯城）。西汉属徐州刺史部。东汉、三国魏置东海国。西晋复置郡。东魏武定七年（公元549年）改海州为东海郡。隋初废，大业中复置郡，改治朐山县。唐复改海州，后改东海郡，又复为海州。

D037 东莱（dōnglái）

古地名。《国语·齐语》："通齐国之鱼鹽（gǔ）于东莱，使关市几而不征。"韦昭注："东莱，齐东夷也。"按，在今山东省北胶河以东。辖境约当今山东省胶莱河以东，岠嵎（jùyú）山以北和乳山河以西地区。

D038 东平（dōngpíng）

东平国，汉甘露二年（公元前 52 年）改"大河郡"为"东平国"。治所在无盐（今山东东平东）。无盐县是古县名，治所在今山东省东平县无盐村。战国时齐国设立无盐邑，无盐邑即无盐县的前身。秦朝设立，北齐并入须昌县。

D039 东齐（dōngqí）

东齐指周朝时的齐国。因地处周朝之东，故称。汉焦赣《易林·离之乾》："执辔（pèi）四骊，王以为师，阴阳之明，载受东齐。"

D040 东野（dōngyě）

东野指会（kuài）稽郡郧（yún）县东野，今浙江省绍兴市余姚地区。

D041 渎山（dúshān）

岷山的古称。在今四川省北部。《史记·封禅书》："自华以西，名山七，名川四。曰华山……渎山。渎山，蜀之汶山。"司马贞索隐："《地理志》蜀郡湔（jiān）氏（dī）道，湣（mǐn）山在西。郭璞注云：'山在汶阳郡广阳县，一名渎山也。'"

D042 都梁（dūliáng）

春秋时，盱眙名"善道"，属吴国，曾是诸侯会盟的地方；战国时，越灭吴，盱眙属越国；后楚国东侵扩地至泗上，盱眙为楚邑。秦实行郡县制度，盱眙建县，县名初为"盱台（yí）"，后为"盱眙"。境内有都梁山，山上盛产都梁午草（即泽兰），隋大业初，炀帝在盱眙置离宫（都梁宫）后，盱眙别称"都梁"。

D043 都乡（dūxiāng）

平寿都乡，在今山东省潍坊市西南约三十里。

D044 敦煌（dūnhuáng）

敦煌位于今甘肃省酒泉市，位于河西走廊的最西端，地处甘肃、青海、新疆三省（区）的交会处。敦煌有著名的莫高窟。

D045 方谷（fānggǔ）

《三国演义》一〇三回：上方谷，因其形状如葫芦，故俗称葫芦峪，又名尚方谷。方谷在今陕西省眉县境内，是三国时著名的古战场。诸葛亮在上方谷上深叹："谋事在人，成事在天。不可强也！"

D046 芳州（fāngzhōu）

唐武德元年（公元 618 年），置芳州，治常芬县（今甘肃迭部县），辖常芬、恒香、丹岭三县。神龙元年（公元 705 年），废芳州为常芬县，隶属于叠州。

D047 飞乌山（fēiwūshān）

宋《太平寰宇记》载："飞乌县北三十五里故郪（qī）王城也。"位于现四川省中江县。

D048 奉高（fènggāo）

奉高位于今泰安东数十里。奉高古城位于岱岳区祝阳姚庄南鄙和范镇故县村，是历史上第一个因崇祀泰山而专门设立的城市。它始建于汉元封元年（公元前 110 年），曾作为泰山郡郡治和奉高、岱山县县治，也是今泰安城的前身。据《汉书》

记载，汉武帝刘彻于元封元年四月，自定封禅（shàn）礼仪，由泰山东麓进山封泰山、禅肃然山。封禅告成后在泰山东北的周明堂接受群臣朝贺，改年号元鼎为元封；下令割嬴、博两县土地，在泰山以东设立新县，以奉祀泰山，县名就叫奉高县，即奉祀高山的意思，其城址就在今故县村。第二年（公元前 109 年）泰山郡郡治由博县城迁奉高城，辖二十四县。

D049 丰山（fēngshān）

丰山在今河南省南阳市东北三十里。《山海经·中山经》："丰山，有兽焉，其状若猿（yuán）。"

D050 傅高山（fùgāoshān）

傅高山疑在江西省赣州潭东。傅高山为钩吻产地之一。钩吻怕冷，产地在温暖的南方。

D051 符陵（fúlíng）

符陵在今四川省彭水、涪陵一带。

D052 福禄（fúlù）

福禄州，中国古代的州名。唐高宗总章二年（公元 669 年），置福禄州。天宝元年（公元 742 年），改为福禄郡。至德二年（公元 757 年），改为唐林郡。乾元元年（公元 758 年），复为福禄州，领三县：柔远、唐林、福禄。唐末，福禄州属于静海节度使。

D053 浮戏之山（fúxìzhīshān）

浮戏之山位于今河南省郑州市西南 40 公里的巩义市新中镇境内。据《山海经》载："泉石欹（qī）危，映带左右，晨起伏而凭之，烟霞弥漫，万顷茫然，峰峦尽露

《神农本草经》精注易读本

其巅，烟移峰动，如众鸟浮水而戏……天下奇观也！"浮戏取义于此。浮戏山历史悠久，自古负有盛名。中国第一朝代"夏"建都于此。春秋战国时期即为我国闻名的"九州之险""九寨之一"，以及洛阳的"东方屏障"。

D054 藁城（gǎochéng）

藁城在今河北晋州市境内。商代中期，"朵氏"部落即在此劳动生息。西汉初，置肥累（lěi）县。高祖五年（公元前202年）置九门县。元鼎四年（公元前113年），始置藁城县。东汉，肥累县省。西晋泰始元年（公元265年），藁城县省。北魏太和十二年（公元488年）复置藁城县。北齐，改藁城县为高城县。

D055 高平（gāopíng）

高平郡，古郡名。西晋首置高平国，治昌邑（今山东巨野）。东晋末，高平国除。刘宋时期为高平郡，约置于南北朝刘宋永初元年（公元420年），废于隋开皇十六年（公元596年）。治高平，北齐迁任城（今属山东济宁）。

D056 睪黍（gāoshǔ）

山名。地不详。

D057 皋涂之山（gāotúzhīshān）

《山海经·中山经》提到的山名，指白鹤山，在今青海省称多县东北。

D058 句青山（gōuqīngshān）

句（gōu）青山，即"勾青山"，今地不详。

D059 灌题之山（guàntízhīshān）

灌题之山位于今内蒙古自治区。《山海经·北山经》载：（单张山）又北三百二十里，曰灌题之山，其上多樗柘，其下多流沙，多砥。有兽焉，其状如牛而白尾，其音如訆，名曰那父。有鸟焉，其状如雌雉而人面，见人则跃，名曰竦斯，其鸣自呼也。匠韩之水出焉，而西流注于泑泽，其中多磁石。

D060 关西（guānxī）

①汉唐时的某一区域的统称，"关"指的是函谷关（或潼关），关西就是指函谷关以西的地方。②关西郡，中国西部地区，辖下六府，地势复杂，首府汉中府。

D061 关中（guānzhōng）

关中是指"四关"之内，即东潼关（函谷关）、西散关（大震关）、南武关（蓝关）、北萧关（金锁关）。现关中地区位于陕西省中部，包括西安、宝鸡、咸阳、渭南、铜川、杨凌五市一区。

D062 广汉（guǎnghàn）

广汉郡是蜀中古郡名，即广至汉水之意。治所先后设在乘乡、梓潼、雒（luò）县、广汉。东晋时期，广汉郡寻还后汉旧治雒县。北周时废除广汉郡。民国初，以广汉郡旧治汉州（即雒县）改称广汉县（即今四川省广汉市）。

D063 广陵（guǎnglíng）

广陵郡，古代郡名，西汉时期始置。汉武帝元狩三年（公元前120年）改江都国为广陵国，领广陵、江都、高邮、平安（今宝应县部分）四县。治广陵县（扬州市区）。

D064 桂阳（guìyáng）

桂阳郡，古郡名。《汉书·地理志》记载：公元前202年，刘邦建汉，在湖南南部建立桂阳郡，属荆州刺史部管辖，实际为长沙国管辖。其中公元前198年，又在桂阳郡南部分出一桂阳县（今清远市连州）。汉景帝时桂阳县为桂阳郡管辖。桂阳郡的范围包括郴州各个区县及广东北部的一部分。

D065 海岱（hǎidài）

①海岱是今山东省渤海至泰山之间的地带。海，渤海；岱，泰山。②地名。书经禹贡称青、徐二州之地为"海岱"。约在今东海与泰山之间。

D066 海西（hǎixī）

①海西郡，东魏武定七年（公元 549 年）改"北东海郡"为"海西郡"，治所连口，即今江苏涟水涟城。辖襄贲、海西、临海三个县，北齐改为海安郡。隋开皇三年（公元 583 年）罢海安郡地入海州。②元明时泛指牡丹江、松花江会合处以西松花江流域。明代海西女真居此。③海西为江苏省灌南县古称。故灌南有"海西故国"之称。④青海省海西蒙古族藏族自治州。

D067 邯郸（hándān）

邯郸郡，中国秦朝行政区划名。古冀州之域，战国时属赵国，都于邯郸。秦始皇十九年（公元前 228 年），秦灭赵置邯郸郡，汉初复为赵国地。汉景帝三年（公元前 154 年），废赵国为邯郸郡。汉景帝五年（公元前 152 年），复分邯郸郡西北部为赵国。秦代邯郸郡辖今河北邯郸、邢台西部及河南安阳一带。郡治邯郸，故城在今邯郸市西南郊区赵王城遗址。汉景帝间复置邯郸郡，存在两年即废。

D068 函谷（hángǔ）

函谷亦作"函（hán）谷"。函谷关是战国时秦国所建，位于今河南灵宝东北。据记载，历史上共有三个函谷关：古函谷关、汉函谷关、魏函谷关。古函谷关又称"秦函谷关"，位于河南省灵宝市。函谷关是洛阳到长安的必经之地。汉函谷关又名"新函谷关"，今河南省新安县东。魏函谷关位于河南省灵宝市东北函谷关镇孟村境内，又被称为"大崤关""金陡关"。

D069 汉中（hànzhōng）

①汉中郡，战国秦惠文王更元十三年（公元前312年）置，治南郑县（今陕西汉中市）。因在汉水中游得名。辖今陕西省秦岭以南等地。西汉移治西城县（今陕西安康市西北），东汉复还旧治。东汉末改名汉宁郡，建安二十年（公元215年）复名汉中郡。隋开皇三年（公元583年）废。唐天宝、至德时，曾改梁州为汉中郡。魏、晋、南北朝时为梁州、北梁州治所。东晋、南朝时，曾侨治秦州及其所属郡县于此。②汉中市，位于陕西省南部的汉中盆地。

D070 号山（hàoshān）

《山海经》中描述的山。《山海经·西山经》载："诸次之山……又北百八十里，曰号山，其木多漆、棕，其草多药、芎䓖。多泠石。端水出焉，而东流注于河。"

D071 河东（hédōng）

河东郡，古郡名，秦置，治安邑，今山西夏县北。晋移治蒲坂，在今山西省永济市东南，隋废，寻复置，即今永济市治，唐改蒲州，复改为河中府，东晋侨置南河东郡，南齐曰河东郡，隋废。

D072 河间（héjiàn）

河间郡，或为河间国，中国古代著名的郡名、国名。河间一名在战国赵国时即见于记载。秦代其地为巨鹿郡所领。西汉初年属张耳赵国。汉高帝分赵国所辖的巨鹿郡东北部置河间郡，仍为赵国支郡。高帝十二年（公元前193年）分河间郡西北部数县属涿郡。文帝二年（公元前178年），封赵王遂之弟刘辟疆为河间王，分赵国之河间郡置河间国。文帝十五年（公元前165年），河间王刘辟疆薨（hōng），无嗣，河间国除为郡。同时，分河间郡南部置广川郡、分其东部置渤海郡。此时河间

　　　　　　　　　　　　　　　　　　　《神农本草经》精注易读本

郡领地不足初置时的 1/3。景帝二年（公元前 155 年），封皇子刘德为河间王，复置河间国。元帝建昭元年（公元前 38 年），河间国除为郡。成帝建始元年（公元前 32 年）复置河间国，国都在乐成县。王莽时国绝。东汉建武七年（公元 31 年），封西汉末河间王刘邵为河间王。建武十三年（公元 37 年）省河间国，并其地入信都郡。和帝永元二年（公元 90 年），封刘开为河间王，分乐成国、渤海郡、涿郡复置河间国，领十二县。桓帝延熹元年（公元 158 年），分河间国之蠡吾县、高阳县与中山国、安平国数县置博陵郡。献帝建安中，曹操分河间国、渤海郡置章武郡。魏置河间郡。西晋置河间国，改乐成县为乐城县。北魏置河间郡，后改为国，郡治在武垣县，属瀛洲。隋开皇初郡废，置瀛洲。大业三年（公元 607 年）废瀛洲，复置河间郡，治河间县。唐武德四年（公元 621 年）平窦建德，废河间郡，置深州。

D073 河梁（héliáng）

①河梁指今河北省、河南省一带。②地名，重庆市巫山县内，原是河梁区，管理抱龙镇、石碑乡、笃坪乡等多个乡镇；后来区撤销。

D074 河内（hénèi）

河内郡，汉代设立的郡置，治怀县（今河南省武陟县），范围为今河南省焦作、济源全境和新乡、安阳西部部分地域。

D075 合浦（hépǔ）

①合浦郡（管辖现大概北部湾地区）处于九郡的中部，东部是南海郡，北部是苍梧、郁林郡，西部及西南部与交趾、九真、日南等郡隔海相望，南部隔海儋耳、珠崖，珠崖、儋耳曾一度并入合浦郡辖地。②西汉元鼎六年（公元前 111 年）取南越地置合浦郡。治合浦县（一说治徐闻县）。建安末，孙权析置朱（shú）厓（同崖，读 yá）、南凉二郡，吴黄武七年（公元 228 年）改名珠官，孙亮时复旧。

D076 河西 （héxī）

①河西郡，东魏天平四年（公元537年），为安抚河西地区之流民，特地在平阳郡侨置河西郡。治领一个县，即夏阳侨县（在今山西临汾一带）。属晋州。②河西亦称西河，系古地名，是指今陕西东部黄河与北洛水之间东西窄短南北狭长的广大地区。③河西，与河东并称，又称河西走廊，位于今甘肃省西北部、内蒙古自治区西部。

D077 河源 （héyuán）

河源郡，今青海省兴海县桑当乡夏塘古城。隋炀帝大业五年（公元609年）隋攻败吐谷浑国后置，治古赤水城，领赤水、远化县二县，辖区约当今青海省海南藏族自治州的大部、果洛藏族自治州北部和黄南藏族自治州地区。炀帝命卫尉卿刘权在河源郡大开屯田。隋末，郡废，地入吐谷浑。

D078 衡山 （héngshān）

①衡山，又名南岳、寿岳、南山，为中国"五岳"之一，位于中国湖南省中部偏东南部。据战国时期《甘石星经》记载，因其位于星座二十八宿的轸（zhěn）星之翼，"变应玑衡"，"铨德钧物"，犹如衡器，可称天地，故名衡山。②衡山郡，秦始皇二十六年（公元前221年）后，设衡山郡，郡治邾（zhū）县（今湖北黄冈市北）。郡以今潜山县境内的天柱山，秦时名衡山为名，汉改天柱山。今鄂、豫、皖交界大别山脉周围一带。

D079 恒山 （héngshān）

恒山郡，公元前222年，秦国灭掉赵国之后，开始在赵国故地推行郡县制。唐代李吉甫的《元和郡县图志》称"秦代分天下为三十六郡"，河北中南部地区在秦代属巨鹿郡，"汉三年（公元前204年）……以巨鹿郡北境置恒山郡"。

D080 宏农（hóngnóng）

即弘农郡，西汉元鼎四年（公元前 113 年），汉武帝设置，故址在今河南省灵宝市东北。弘农郡的范围历代有变化，以西汉为最大，包括今河南省西部的三门峡市、南阳市西部，以及陕西省东南部的商洛市。由于其地处长安、洛阳之间的黄河南岸，一直是历代军事政治要地。

D081 胡盐山（húyánshān）

胡，中国古代称北边的或西域的民族。或泛指外国或外族的。胡盐山为西北部盐山之称。

D082 华阳（huáyáng）

①华阳郡，中国古代行政区划名。南朝宋侨置，治华阳县（今陕西勉县西老沔县）。属梁州。入魏后改为实土，辖境约当今陕西省勉县、宁强等县地。隋开皇三年（公元 583 年）废。南朝梁置，治今四川省广元市境。辖境约当今四川省广元市。②华阳古镇，始于秦晋，兴于汉、唐、宋，秦汉成集镇，唐宋设县治，至今已2000 多年。因历史上有名的傥（tǎng）骆古道而兴，唐朝有两位皇帝南避汉中均曾在此驻伾（pǐ），是古镇成有名的古道驿站、古军事要冲、古经济政治重镇。

D083 华阴（huàyīn）

①华阴郡，古代行政区划名，唐天宝元年（公元 742 年）改华州置，治郑县（今陕西华县）。辖境约当今陕西省华县、华阴、潼关等县市及渭北的下邽镇附近地区。乾元元年（公元 758 年）复改华州。②华阴，古邑名。又作阴晋。"华阴"作为县名，始于汉高祖八年（公元前 199 年），因治县在华山北麓而得名。华阴春秋设邑，战国置县，至今已有2300 多年历史，自古有"三秦要道、八省通衢"之称，是中原通往西北的必经之地。

D084 华阴山 （huàyīnshān）

华山，位于陕西省渭南市。华山古称"西岳"，雅称"太华山"，为中国著名的五岳之一。

D085 槐里 （huáilǐ）

槐里县，今河南省南阳市。县故城址在今淅川县城南。

D086 淮南 （huáinán）

①淮南郡。东汉兴平元年（公元 194 年），袁术改九江郡为淮南郡（约在今安徽省寿县）。建安四年（公元 199 年），术亡改称九江郡，仍兼扬州治。黄初二年，封文帝子曹邕为淮南公，改九江郡为淮南国。三年，晋爵淮南王。四年，改为淮南郡。太和六年（公元 232 年），改封曹操子白马王曹彪为楚王，改淮南郡为楚国。嘉平元年（公元 249 年），复为淮南郡。②淮南，安徽省下辖地级市，简称"淮"，古名"州来"，位于安徽省中北部。

D087 淮阳 （huáiyáng）

淮阳郡，古代郡名，今河南省淮阳县一带。秦王政二十三年（公元前 224 年），秦国王翦攻取楚国陈地所置，西汉时期曾改为淮阳国，新朝王莽时曾改名为新平郡，东汉时期曾改为陈国、陈郡，隋炀帝时期改陈州为淮阳郡，唐高祖改为陈州，唐玄宗时期改为淮阳郡，唐睿宗改为陈州。

D088 淮源 （huáiyuán）

淮源属桐柏山（脉），位于河南省、湖北省交界地区，其主脊北侧大部在河南省境内，属淮阳山脉（或广义大别山脉）西段，西北 – 东南走向。

D089 皇人之山 （huángrénzhīshān）

《山海经·中山经》提到的山名，疑为今江西省彭泽县大浩山。

D090 霍山（huòshān）

①霍山又名霍太山、太岳山，位于中国山西省临汾市，是中国五大镇山之一，1992 年被林业部批准为国家级森林公园。《尔雅》记载：西方之美者有霍山，多珠玉。②西周初年，周武王封其弟叔处于霍，称为霍国。春秋时期，晋献公于公元前 661 年率军灭霍，霍哀公奔齐。霍地由此归晋，称为霍邑。③霍山县，隶属于安徽省六（lù）安市。石斛、卫矛产地。

D091 积沙山（jīshāshān）

积沙山，疑为鸣沙山。历史上的鸣沙山来历与出处，历史地名，又名神沙山、沙角山。即今甘肃敦煌市南十里鸣沙山。

D092 济阴（jìyīn）

①济阴（郡），菏泽古称，因在济水之南而得名。景帝中元六年（公元前 144 年）从梁国分出，始为国，明年为郡，治所在定陶（今山东菏泽市定陶区）。东汉时期，济阴郡属兖州八郡国之一。唐武德四年改为曹州（今山东菏泽市），济阴郡从汉至明存在 1500 多年。②又：济阴，曹州古称，因在济水之南而得名。

D093 贾超之山（jiǎchāozhīshān）

贾超之山指输通山。今称通州，指江苏南通市通州区。《山海经》曰："凡岷山之首，自女几山至于贾超之山，凡十六山，三千五百里。其神状皆马身而龙首。其祠：毛用一雄鸡（yì）。糈（xǔ）用稌。文山、勾祢（mí）、风雨、魄之山，是皆冢也，其祠之：羞酒，少牢具，婴毛一吉玉。熊山，席也，其祠：羞酒，太牢具，婴毛一璧。干，用兵以禳（ráng）；祈，璆（qiú）冕舞。"

D094 菺山（jiānshān）

菺山即兰山，今山东省临沂市。《山海经》："昆吾山又西百二十里曰菺（jiān）

山，蕹水出焉。"

D095 江东 (jiāngdōng)

①楚郡。楚宣王十五年（公元前 335 年），楚灭越，在吴越地区置江东郡，辖今苏南、皖东南、浙北地区。江东郡，楚考烈王十五年（公元前 248 年）至二十五年为春申君黄歇封地。二十二年，又改称吴郡（今苏州市）。秦王政二十五年（公元前 222 年）秦灭楚。在江东郡置会稽郡，仍治吴。②江东是一个人文地理名词。《史记》卷七最早有江东记载。

D096 江汉 (jiānghàn)

江汉地区指江汉平原一带。江汉平原位于长江中游，湖北省的中南部，西起宜昌枝江，东迄武汉，北自荆门钟祥，南与洞庭湖平原相连。

D097 江陵 (jiānglíng)

①江陵郡，古城名字。春秋时期是楚国的郢郡，汉朝时期置江陵县，为南郡治所。南北朝时期齐国改置江陵郡，治所在江陵（今湖北江陵），辖今湖北省江陵县及川东一带地区。②江陵郡，唐朝设置的郡。武德初年，全国的郡改为州，南郡遂改为荆州。天宝元年（公元 742 年），荆州改为江陵郡。

D098 江夏 (jiāngxià)

江夏郡，古代地方（湖北）行政区名。汉武帝元狩二年（公元前 121 年）置，属荆州刺史。两汉至唐代均是湖北、河南的重要行政单位。唐乾元元年（公元 758 年），江夏郡被裁撤。

D099 交趾 (jiāozhǐ)

交趾，又名交阯，中国古代地名，地域及其文化遗迹位于今越南社会主义共和国北部。"交趾"一名在南越时代已有之，公元前 111 年，汉武帝灭南越国，并在今越南北部地方设立交趾、九真、日南三郡，实施直接的行政管理。后来武帝设立十三刺史部时，将包括交趾在内的七个郡分为交趾刺史部，后世称为交州。交趾的名字来源于《礼·王制》："南方曰蛮，雕题交趾，雕题是纹脸。"交趾注曰"足相向"，就是盘腿。《后汉书·南蛮西南夷列传》解释为："其俗男女同川而浴，故曰交趾。"《山海经·海外南经》有"交胫国"之记载，"其人交胫"，不能行，只能坐，故"交胫国"即"交趾国"也。

D100 交州（jiāozhōu）

古地名。东汉时期，交州包括今中国广西和广东、越南北部和中部。东汉时治所在番禺。三国时期，吴国分交州为广州和交州，治所在龙编。传说虞舜曾到南方巡视，死在苍梧。秦始皇派兵占领岭南地区后，置南海、桂林、象郡三郡。秦末南海郡尉赵佗建立南越国。汉武帝派兵剿灭南越国后，分其地为七郡，设立交趾刺史监察各郡（交州的雏形）。

D101 晋地（jìndì）

晋地同"阴地"，古地区名。春秋晋地。今陕西省商县至河南嵩县东北，凡黄河以南、熊耳山脉以北一带皆是。

D102 晋山（jìnshān）

①晋山县，唐乾宁元年（公元 894 年），晋王李克用置。《通鉴》8770 页注："唐末于妫（guī）州东置儒州，领晋山一县。"《元丰域志》也说儒州领晋山县。辽改缙山县。县治在北京延庆城东北三十里旧县。②晋地之山。

D103 晋阳（jìnyáng）

晋阳，是中国古代北方著名的大都会之一，故址在今山西省太原市晋源区。公元前 497 年起，先后作为赵国都城、秦太原郡治、汉初代国都、汉并州治、曹魏并州治、西晋太原国都、前秦都城、北魏并州治、北魏末期实际行政中心、东魏下都和实际行政中心、北齐别都和实际行政中心、隋太原郡治、唐初并州治、武周北都、唐北京、前晋都城、后唐西京和北京、后晋北京、后汉北京、北汉都城。

D104 荆巴（jīngbā）

鄂西荆巴山地，有成片的天然茶树林分布。

D105 京东（jīngdōng）

宋有京东路、京西路。京东路治宋州（今商丘南）。辖今豫东、江苏西北角及山东大部。熙宁时分京东为二。泰山以北、沂水以东为京东东路，治青州（今山东益都）；余为京东西路，治兖州，移应天府（即宋州）；金改为山东东路、山东西路。

D106 景山（jǐngshān）

①景山，又名汤王山，位于山西中条山南部的运城闻喜县石门乡境内。景山属省级自然森林保护区，旅游资源得天独厚，文物古迹颇多，是成汤灭夏建立商王朝的发祥地。②景山，位于汳（biàn）水（黄河古道南岸）、商丘古城北三十八里。北宋全国地理总志《太平寰宇记》卷十二河南道十二宋州宋城县记载：景山。在宋城县北三十八里，高四丈。《毛诗》云："望楚与堂，景山与京。"

D107 荆山（jīngshān）

①荆山郡，齐天保四年（公元 553 年），改"马头郡"置"荆山郡"，属西楚州。武平元年（公元 570 年），封斛律金为荆山王，荆山郡改名荆山国。武平四年，入陈朝，荆山国复名马头郡。陈太建十一年（公元 579 年），地入北周，复改马头郡为荆山郡。宣政元年（公元 578 年）六月，改西楚州为豪州，荆山郡属蒙州。开

皇三年（公元 583 年），废荆山郡。②荆山，山名，我国有五座荆山，分别在：湖北省南漳县西部，陕西省西安市阎良区、三原县、富平县三地交界处，河南省灵宝市阌（wén）乡南（亦名覆釜山），安徽省怀远县西南，甘肃省灵台县。其中最为出名的是湖北省的荆山。在郦道元的《水经注》和王粲的《登楼赋》中都曾出现过荆山。

D108 京山（jīngshān）

京山县，历史悠久，湖北省直辖、荆门市代管县级市，素有"鄂中绿宝石"之称。

D109 荆襄（jīngxiāng）

荆襄指荆襄九郡。东汉时期，荆州原下辖七郡：南阳郡、南郡、江夏郡、零陵郡、桂阳郡、武陵郡、长沙郡，荆襄九郡是原有荆州七郡基础上，加先后新置的章陵郡和南乡郡的合称。

D110 荆州（jīngzhōu）

①荆州，汉文典籍《禹贡》所描述的汉地九州之一。《禹贡》："荆及衡阳惟荆州。"荆山在今湖北南漳县。荆州大体相当于今湖北湖南二省全境，由荆山一带直到衡山之南地域。②荆州，古时又称"江陵"，湖北省地级市。③荆州，辽朝时设置头下军州。属于东京道。④北魏时期州名，北魏时期曾有 48 年时间，商洛曾被魏太武帝置"荆州"。

D111 九江（jiǔjiāng）

九江郡，秦始皇分设的天下三十六郡之一。初设辖境范围大致为安徽、河南淮河以南，湖北黄冈以东和江西全省，治寿春（今安徽寿县城关镇）。

D112 酒泉（jiǔquán）

酒泉郡（敦煌市），隶属于甘肃省酒泉市，位于河西走廊的最西端，地处甘肃、青海、新疆三省（区）的交会处。

D113 苍梧山（cāngwúshān）

苍梧山，又名九嶷山，位于今湖南省南部永州市宁远县境内，南接罗浮山，北连衡岳。《史记·五帝本纪》："舜南巡崩于苍梧之野，葬于江南九嶷。"《水经注》云："苍梧之野，峰秀数郡之间，罗岩九峰，各导一溪、岫壑负阻，异岭同势。"

D114 九真（jiǔzhēn）

九真山，原名五藏山，相传有九位仙女在此结庐炼丹。公元867年，五藏山改名为仙潜山。后来，因九峰相向，又改名为九真山。宋代山顶建庙，称为"九真观"（又称为"九真山庙"）。

D115 会稽（kuàijī）

会稽郡，中国古代郡名，位于长江下游江南一带。于公元前222年设郡（秦朝置）。郡治在吴县（今江苏苏州城区），辖春秋时长江以南的吴国、越国故地。

D116 来山（láishān）

《山海经·中山经》描述的山名，即山东省莱山。相传很久以前，莱山大地一夜间来了一座小山，当时取名"来山"，后因山上草木丛生，遂演变为"莱山"。

D117 蓝田（lántián）

①蓝田县，隶属于陕西省西安市。四大名玉之一蓝田玉的原产地。②北周闵帝元年（公元557年）置蓝田郡，治蓝田县（陕西蓝田县城），领蓝田、玉山、白鹿三县。属雍州。建德二年（公元573年）废。

D118 郎陵（lánglíng）

《读史方舆（yú）纪要·卷五十·河南五》记载：朗陵城（确山）县西南三十五里。汉县治此。光武封臧宫为侯邑。晋仍属汝南郡。武帝封何曾为朗陵公，是也。宋因之，后废，置安昌县。《宋志》豫州有绥城郡，领安昌县。魏收《志》安昌县属初安郡。隋改置朗山县，以安昌县并入。唐元和十一年，讨吴元济，唐邓帅高霞寓奏败淮西兵于朗山。十二年，李愬（yí，通"颐"）攻蔡，遣兵袭朗山，败之，既而夜袭蔡州城，分兵绝朗山道，即今县城矣。

D119 琅琊（lángyá）

琅琊，是山东东南部的古地名。春秋时期的齐国有琅琊邑，在今山东省青岛市琅琊台西北。秦在此置琅琊县，并以之为琅琊郡治所，郡境为山东半岛东南部。西汉治东武。东汉琅琊国改治开阳。北魏治即丘县。隋唐有沂州琅琊郡。从魏晋琅琊国起，琅琊台及秦琅琊郡治均不属琅琊郡（国）。

D120 劳山（láoshān）

《山海经》描述的山名。崂山，古称劳山、牢山、辅唐山、鳌山，享有"海上第一名山"的美誉，自古被称为"神仙窟宅""灵异之府"。《齐记》曰：泰山虽云高，不如东海崂。

D121 雷泽（léizé）

雷泽亦作靁（léi，古同"雷"）泽、雷夏泽。《山海经》雷泽有雷神，故址在今山东菏泽境内。雷泽县，因近古雷泽而名，今山东省菏泽市鄄（juàn）城县。上古帝尧建都成阳，西周为郕（chéng）国都城，秦置成阳县，隋改名雷泽县。隋开皇十六年（公元596年），于成阳县旧址置雷泽县。据《金史·地理志》载：贞元二年（公元1154年）雷泽降为镇。

D122 历阳 （lìyáng）

历阳郡，晋永兴元年（公元 304 年），分淮南郡的历阳、乌江二个县置历阳郡，治历阳（今安徽和县历阳镇），属扬州（治今南京市）。

D123 梁父 （liángfù）

梁父又称"梁甫"，又名映佛山，坐落于山东新泰境内的"徂徕（cúlái）山"以东。秦始皇曾有过"封禅（shàn）"之举，封泰山而禅梁父。汉武帝、汉光武帝亦有此举。汉唐间的乐府流行着脍炙人口的名曲《梁父吟》。

D124 梁州 （liángzhōu）

梁州是汉地九州之一，代指陕西汉中、四川盆地及云贵部分地区。

D125 膋城 （liáochéng）

《南越志》云：膋城县出膋石，即滑石也。中国境内滑石主矿区有吉林省江源县遥林、辽宁省海城、辽宁省凤城县赵家沟、山东省平度芝坊、山东省莱州市优游山、山东省海阳、山东省栖霞李博士夼（kuǎng）、山东省莱州市上疃（tuǎn）、江西省广丰县溪滩、广西壮族自治区龙胜县。《南越志》，古方志名，南朝（宋）·沈怀远撰，共 8 卷。原书已佚，《说郛》《汉唐地理书钞》等均有辑录。其记载了上至三代下至东晋岭南地区的异物、建置沿革、古迹、趣闻等，内容广泛，向受推崇，对研究岭南越民族社会历史提供颇为珍贵的资料。故膋城或为江西省广丰县。

D126 临邛 （línqióng）

临邛县，西魏于废帝二年（公元 553 年）置，领临邛一县，以居高临下监督邛民之意而得名。今临邛（qióng）在四川省邛崃（lái）市中部。临邛旧时以产盐、铁、酒、陶器著称，为商贸古镇。秦为临邛县治，后为临邛郡、邛州、邛崃县治。

D127 临朐 (línqú)

临朐县自西汉置县迄今 2000 余年。临朐因临朐山而得名。隶属山东省潍坊市，地处山东半岛中部，潍坊市西南部。《元和郡县志》：临朐县，"东有朐山，因以为名"。

D128 临淄 (línzī)

临淄亦作临甾、临菑。故址在今山东淄博市东北临淄北。西周初封太公望于齐，建都于此。春秋、战国时齐国均都此。秦王政二十六年（公元前 221 年），秦灭齐置临淄郡。后项羽分封诸王，以临淄郡封田都为齐王。临淄郡成齐国。天宝元年（公元 742 年）改齐州为临淄郡，治历城。天宝五年又改为济南郡。乾元元年（公元 758 年），复为齐州。

D129 零陵 (línglíng)

零陵郡，零陵得名于舜葬九疑。《史记·五帝本纪》载：舜"南巡狩，崩于苍梧之野，葬于江南九疑，是为零陵"。"零"字在中国文化中是最大的数字，舜是帝皇，把这个似陵的地方称之为零墓，就是最大的陵。零陵是中国最早的地名之一。

D130 岭南 (lǐngnán)

岭南，是我国南方五岭以南地区的概称。

D131 九嶷山 (jiǔyíshān)

九嶷山，又名苍梧山，位于今湖南省南部永州市。见"苍梧山"。

D132 陇道 (lǒngdào)

①古地名。《后汉书·西羌传·东号子麻奴》："（马贤）将左右羽林、五校士及诸州郡兵十万人屯汉阳。又于扶风、汉阳、陇道作坞壁三百所，置屯兵，以保聚百

姓。"②疑为"陇西（右）道"的简称。唐贞观元年（公元 627 年）置，为十道之一，因在陇山之右（西），故名。

D133 龙门（lóngmén）

①唐高祖武德元年（公元 618 年），改平武郡为龙门郡，其年又加一西字，称西龙门郡。隋义宁二年（公元 618 年）改平武郡为龙门郡，旋改为西龙门郡，治江油县（今四川平武县东南）。辖境相当于今四川省青川、平武等会境。唐贞观六年（公元 627 年）改为龙门州。②古代地名代称，夏、商属雍州，《书·禹贡》有"龙门，禹贡雍州之域"的记录。相传夏禹"导河积石，至于龙门"，因而史以"龙门"为韩城地域的代称。

D134 龙山（lóngshān）

①《山海经·中山经》曰："又东北七十里曰龙山。上多寓木；其上多碧，其下多赤锡；其草多桃枝、钩端。"②古代龙山，疑今天的方山，又名方城山，位于河南省许昌市禹州西部。

D135 陇西（lǒngxī）

①陇西郡，秦汉至隋唐行政区划。秦汉时郡治在狄道，三国时后迁到襄武县，唐时改陇西郡为渭州。金、元时改名巩昌府，民国后改名陇西县。汉时，天水脱离陇西郡。李广、李渊、李白均出自陇西成纪（今甘肃天水秦安县）。②陇西在古代是从地理方位指称陇山（六盘山）以西的地方。又称陇右（古人以西为右），陇右在很多情况下也指甘肃。陇西郡是甘肃最早的行政建制。

D136 六安（lùān）

六安位于安徽省西部大别山区北麓。公元前 121 年，汉武帝取"六地平安，永不反叛"之意，置六安国，"六安"之名沿袭至今。因舜封皋陶于六，故后世称六安为皋城。

D137 庐江（lújiāng）

庐江郡，古代郡名。治在庐江（今安徽省合肥市庐江县西南），辖今安徽铜陵、池州，江西九江、景德镇、上饶等市。汉置，郡治在今安徽庐江县。

D138 鲁蒙山（lǔméngshān）

①蒙山，古称东蒙、东山，为泰沂山脉系的一个分支。蒙山在古代曾是一座宗教文化名山，有"岱宗之亚"的称号。②蒙山郡，西魏废帝元钦二年（公元553年），南朝梁元帝与据蜀称帝的武陵王肖纪交兵，梁乞兵于魏，魏遣大将军尉迟迥伐肖于蜀。八月，攻克成都，肖纪所据之地为魏所有，在今四川雅安置蒙山郡。593年（隋开皇十三年），将蒙山县改为名山县，沿用至今。

D139 卢容（lúróng）

卢容县，于汉武帝元鼎六年（公元前111年）置，属日南郡。治所在今越南承天顺化省顺化市北，紧靠香江。

D140 鲁阳山（lǔyángshān）

①秦汉时称阴山最西的一段为"阳山"。即今内蒙古乌拉特后旗的狼山。《史记·蒙恬列传》："于是渡河，据阳山，逶蛇（yí）而北。"《裴骃（yīn）集解》引徐广曰："五原西安阳县北有阴山。阴山在河南，阳山在河北"。②鲁山，指河南省平顶山市鲁山县。汉置鲁阳，唐始名鲁山。《辞海》载："鲁山：在山东省中部益都、莱芜两县间……在沂源县北、沂河源地。"清康熙三年（公元1664年）《颜山杂记》载："鲁山在镇东南六十里，孔子登东山小鲁处。"后因该山地处齐鲁交境，巍峨高耸，位于当时鲁国之地，故又名鲁山。

D141 雒城（luòchéng）

雒城位于今四川省广汉市辖区内。雒城始建于东汉，据《华阳国志·蜀志》载："初平中（公元190—193年）间，益州牧刘焉自绵竹移雒城县城，筑阙门。"《三国志·庞统传》记载："进围雒县，统率众攻战，为流矢所中。"

D142 洛西山（luòxīshān）

《山海经》中的山名，位于今陕西省、河南省之间。《山海经·海内东经》曰："洛水出洛西山……"洛水发源于陕西省南部，流至河南省西部入黄河。

D143 雒下（luòxià）

洛阳古称洛（通"雒"）下。见"洛阳"条。

D144 洛阳（luòyáng）

洛阳古称斟鄩（xún）、西亳、洛邑、雒阳、雒下、洛京、京洛、神都、洛城等，位于河南省西部、黄河中下游，因地处洛河之阳而得名，是国务院首批公布的国家历史文化名城，中国四大古都之一，世界文化名城。

D145 茂州（màozhōu）

古州名。唐贞观八年（公元634年）改南会州置，治所在汶山（今茂汶）。辖境相当于今四川北川、汶川及茂县等地。其后略有缩小。明初废汶山县入本州，清雍正后升为直隶州。1913年废，改本州为县。

D146 牧羊山（mùyángshān）

①安徽省安庆市潜山县境内。东海郡，古辖安徽。②《太平御览·卷四十二·地部七》载："河南宋郑齐鲁诸山……牧羊山，九山……"

D147 南安 (nánān)

①南安郡，东汉处置。南安郡辖今陇西，漳县，武山大部。治原道（今甘肃陇西县三台境内），三国白马将军庞德便是南安郡人。②南安市，位于今福建省南部晋江中游，简称"柳"。

D148 南楚 (nánchǔ)

五代十国时期南方十国之一，历史上唯一以湖南为中心建立的王朝，史称马楚，又称南楚、楚朝，以潭州（今长沙）为王都。楚国创始人马殷，许州鄢（yān）陵（今河南鄢陵）人。

D149 南徼 (nánjiào)

南方边陲，南部边界。或指南部边境的少数民族或附属国。

D150 南郡 (nánjùn)

古郡名，始置于秦朝，治所在江陵县（今湖北荆州），东汉末年和三国时期治所在公安。唐代南郡更名为江陵郡，后来又改为江陵府。《史记·秦始皇本纪》载：年十三岁，庄襄王死，政代立为秦王。当是之时，秦地已并巴、蜀、汉中，越宛有郢，置南郡矣；北收上郡以东，有河东、太原、上党郡；东至荥阳，灭二周，置三川郡。

D151 南阳 (nányáng)

南阳郡，南阳是古代中国的一个行政区。两汉之际，颍川的河南尹韩骞举族迁居南阳，成为南阳望族，使南阳成为韩姓的第二个郡望。秦朝置南阳郡，西汉和东汉仍置南阳郡，辖境相当于今河南熊耳山以南和湖北大洪山以北、汉江以北。三国时期诸葛亮在此躬耕留下千古名篇《出师表》："臣本布衣，躬耕于南阳。"

D152 南越 (nányuè)

①先秦时期古籍对长江以南沿海一带的各个部落，常统称为"越"，文献上称之为"百越"。聚居于广东的"南越部落"即是百越部落的一支。②南越国，亦称南粤国，是位于中国汉地九州南部地区的一个政权国家。南越国是汉朝藩属国，从开国君主赵佗至亡国君主赵建德，历经五王，享国93年（公元前204—前112年）。公元前112年夏季，汉朝第七任皇帝（汉武帝）刘彻出兵十万发动对南越国的战争，并于公元前112年冬季灭亡南越国。

D153 南郑 (nánzhèng)

南郑县，在周代即为汉水上中游地区重镇，战国时期置，为陕西最早的县之一。

D154 女床之山 (nǔchuángzhīshān)

《山海经·中山经》提到的山名。由陕西省渭南市白水县林皋山往西南三百里，今称麟游山。"麟"指令、固定。"游"指牧民。

D155 般阳 (pányáng)

古县名。西汉置，治今山东省淄博市淄川区。属济南郡。因在般水之阳，故名。南朝宋移治今临朐（qú）县东南，北齐废。隋开皇六年（公元586年）复置。

D156 房陵 (pánglíng)

①房陵郡是今湖北房县，三国魏改为新城郡，隋大业初改房州复置。唐初改为迁州，天宝初复改房州为房陵郡，乾元初又复改为房州。②秦置，属汉中郡，治所即今湖北房县。房陵，春秋为麇国地，名防渚。《左传·文公十一年》："楚子伐麇，成大心败麇师于防渚"。房县的旧称，由《史记》"纵横千里，山林四塞，其固高陵，如有房屋"得名。

D157 平逢之山（píngféngzhīshān）

《山海经·中山经》提到的山名。中次六山缟羝（dī）山之首，曰平逢之山。今河南省洛阳市北邙山之首。

D158 平谷（pínggǔ）

夏商时期平谷属古燕国。周灭商，周武王封召公姓姬名奭（shì）于燕，建立了燕国。平谷属燕地。周显王十四年（公元前 354 年），"齐师及燕战于沟水，齐师遁"（《竹书记年》）。西汉时，汉高祖十二年（公元前 195 年）始建平谷县，属渔阳郡。

D159 平寿（píngshòu）

平寿县，西汉景帝置，故治在今潍坊市潍城区西关街道，属北海郡。魏为北海郡治所。魏正始中（公元 240—249 年），司马懿儿子司马骏封此为侯国。咸熙元年（公元 264 年），司马骏徒封东牟。北齐天保七年（公元 556 年）废平寿县。

D160 平阳（píngyáng）

①平阳郡，古代地名，一说古帝尧所都，今山西临汾市，春秋晋羊舌氏邑，另一说春秋鲁邑，在山东新泰县西北。因有晋字，故为临汾市所属。②平阳郡，三国时代魏正始八年（公元 247 年）分河东设立的郡级行政区划，郡治在秦置的平阳县。

D161 冯翊（píngyì）

冯翊郡，西汉武帝至东汉末年的左冯翊辖地。东汉末始改置冯翊郡，治所高陵县。后移治临晋，即今陕西大荔县。北魏置华州及华山郡，西魏改州曰同州，郡曰武乡，隋废郡存州，寻改州为冯翊郡，唐复曰同州，寻曰冯翊郡，又曰同州。

D162 齐国 (qíguó)

中国历史上有多个齐国。①齐国是周代诸侯国，是中国历史上从西周到春秋战国时期的一个诸侯国，被周天子封为侯爵，分为姜姓吕氏齐国和田齐两个时代。疆域为今山东省。始封君为周武王国师、军师太公望。被左丘明的《左传·襄公二十七年》、《国语·郑语》和司马迁的《史记·十二诸侯年表》共同评价为春秋四大国之一。②北齐（公元550—577年），又称"高齐"，是中国南北朝时期的北朝割据政权。③齐朝（公元479—502年）是中国南北朝中南朝的第二个朝代。④黄齐（公元880—889年），唐末农民政权，由盐商出身的黄巢所建立。定都长安，国号大齐，为区别于其他的齐政权，史称黄齐。⑤伪齐，国号大齐，简称齐，为北宋叛臣、原济南知府刘豫在金国扶植下所建立的傀儡政权。伪齐是金继伪楚被灭后在黄河以南重建的又一个傀儡政权。⑥天祚三年（公元937年），徐知诰建立齐国，并任命宋齐丘、徐玠为左右丞相。同年十月，徐知诰受禅称帝，国号大齐，改元升元，并尊杨溥为高尚思玄弘古让皇帝，追尊徐温为忠武皇帝。升元三年（公元939年），徐知诰恢复李姓，改名为昇，自称是唐宪宗之子建王李恪的四世孙，又改国号为唐，史称南唐。⑦齐国，西汉初期一重要封国。始置于汉高祖四年（公元前203年）二月，之后或置或废，或削，最终于公元前110年齐怀王去世后不再复置。⑧齐国是东汉的一个郡级封国。建武十一年（公元35年）始封，建都临淄，汉末曹操除国，历七任齐王，追封一位齐王。

D163 齐郡 (qíjùn)

旧名齐国，中国古代郡名。秦始皇二十六年（公元前221年）灭齐国，于其故地分置齐郡、琅琊郡。齐郡是秦统一六国施行郡县制后设置的一个郡，辖今山东省淄博市临淄区。

D164 齐卢山 (qílúshān)

①齐卢山，原名故山，位于山东省诸城县城东南十三公里，山东省诸城景区。

②指淄博齐山，齐山风景区位于山东省淄博市淄川区太河镇政府南五公里。

D165 齐朐（qíqú）

《史记·货殖列传》把今日江苏省除徐州市、丰县、沛县以外的地区称为东楚，并且说："朐、缯（zēng）以北，俗则齐。"朐县在今江苏省连云港市，缯县在今山东省苍山县，那时的东楚和齐两个文化区的界线刚好大致就是今日江苏省和山东省界线。

D166 齐区山（qíqūshān）

不详，或为齐居山。《本草纲目》引《别录》曰："有石脂生齐居山及海涯。"《公羊传》曰："衙朔越在淮隆，齐居山之欢也，郡临强禹贡……"

D167 齐山（qíshān）

齐山又名卢山、药山、云山。因生产一种药用价值很高的石头而得名。《齐乘》载："药山，出阳起石，极佳。"元人于钦《齐乘》载："药山，出阳起石，极佳，故名。"

D168 犍为 （qiánwéi）

四川地名。犍为县隶属四川省乐山市，位于川西平原西南边缘。

D169 羌道（qiāngdào）

古县名。西汉置，因县境为羌族所居故名。治所在今甘肃舟曲县北。三国后废。

D170 羌中（qiāngzhōng）

古地名。秦汉时指羌族居住的地区，即今青海、西藏及四川西北部、甘肃西南部。

D171 乔山（qiáoshān）

①河北怀来县。《辽史·卷四十一》：可汗州，清平军，下，刺史。本汉潘县，元魏废。北齐置北燕郡，改怀戎县。隋废郡，属涿郡。唐武德中复置北燕州，县仍旧。贞观八年改妫（guī）州。五代时，奚王去诸以数千帐徙妫州，自别为西奚，号可汗（kèhán）州；太祖因之。有妫泉在城中，相传舜嫔二女于此。又有温泉、版泉、磨笄（jī）山、鸡鸣山、乔山、历山。②乔山，古名美山，俗称北山，亦称野河山。位于陕西省扶风县县境最北部。

D172 琴皷之山（qíngǔzhīshān）

《山海经·中山经》提到的山名。指常城山，今称常州山，位于今江苏省常州市。

D173 秦明山（qínmíngshān）

据《汉书·地理志》描述，古甘丹山脉由南段〔（神麋山）滏山、鼓山〕、中段（包括半个山及无名山丘）、北段（包括堵山、牛首山、葛山、紫山、明山、红山等）一脉相承。古"甘丹山"即今"邯郸山"。

D174 秦亭（qíntíng）

秦人的发祥地。公元前 897 年，周孝王封非子为附庸，邑之秦。秦国、秦朝皆源于此。

D175 青要之山（qīngyāozhīshān）

《山海经·中山经》记载："青要之山，实惟帝之密都。"青要山位于今河南省洛阳市新安县西北部青要山镇（原曹村乡）境内。

D176 青州（qīngzhōu）

《尚书·禹贡》中所记载的古九州之一，"海岱惟青州"，大体指起自渤海、泰山，涉及河北、山东半岛的一片区域，地为肥沃白壤。早在 7000 多年前就有人类在这块土地上繁衍生息。

D178 卷山（quānshān）

卷（quān），本为战国魏邑，秦时置县。治所在今河南省原阳县原武镇西北四公里的圈楼村。北魏太平真君时废；太和中复置；北齐天保七年（公元 556 年）废止。卷县管辖之地为今天的原阳县的西部，以及现在的郑州花园口一带和荥阳市的一部分。

D179 日南（rìnán）

日南郡，中国古代行政区划。地域在今越南中部地区，治西卷县（今越南广治省东河市）。汉武帝元鼎六年（公元前 111 年）设郡，辖地包括越南横山以南到平定省以北这一带地区，现今的顺化、岘港等地都在日南郡的范围内。东汉后期，日南郡南部兴起了林邑国（占婆国），不断对郡境侵犯蚕食，南齐以后撤废。

D180 汝南（rǔnán）

①汝南郡，周代属于蔡国和沈国的辖地。西汉高帝二年（公元前 205 年）始建汝南郡，郡治在上蔡，这里属平舆、宜春和安城三县所辖。至迟在文帝时，汝南郡已由陈郡析置。秦始皇统一全国后属颍川郡。东汉时期汝南郡属于豫州刺史部（治所今安徽亳州）。②汝南县，西周属沈国封地；春秋战国归蔡国和楚国管辖。秦短暂地归属颍川郡。汉置汝南郡，这是"汝南"作为地理专属名词首次出现，其辖颍水、淮河之间的三十七县，属豫州刺史监察范围，因为大部分辖地都在"汝河之南"而得名。

D181 三辅（sānfǔ）

三辅又称"三秦"，本指西汉武帝至东汉末年（公元前104—前220年）期间，治理长安京畿（jī）地区的三位官员京兆尹、左冯翊、右扶风，同时指这三位官员管辖的地区京兆、左冯翊、右扶风三个地方。隋唐以后称"辅"。

D182 沙苑（shāyuàn）

陕西大荔南洛水与渭水间一大片沙草地，东西八十里，南北三十里。西周秦汉时期灌草植被丰富，动物种类繁多，为历朝的牧马场所。《读史方舆纪要》朝邑县条载："沙苑城，在县南十七里。志云：唐沙苑监城也，主豢养陇右牛马诸畜，以供尚方之用，盖地近沙苑，因置城于此。"

D183 山都（shāndū）

秦昭王三十五年（公元前272年）置山都县（治今河南邓州构林镇古村），属南阳郡。东汉建安十三年（公元208年），山都属襄阳郡。

D184 山阳（shānyáng）

山阳郡，古代郡名，西汉始置。汉武帝建元五年（公元前136年），刘定薨，山阳国除为郡，称"山阳郡"。之后，其名称或更为"山阳国""山阳郡"，或更为"昌邑国"，再或者恢复，屡经变化。

D185 山阴（shānyīn）

山阴县，历史文化名城，为山西省朔州市辖县，位于山西省北部。春秋时期为北狄所居，战国时期为赵雁门郡楼烦县属地，秦属雁门郡，汉归陶县、阴馆县。

D186 上蔡（shàngcài）

上蔡县位于河南省东南部，属于驻马店市。上蔡县是古蔡国所在地，是秦相李斯、汉相翟方进的故里。

D187 上党（shàngdǎng）

山西东南部的一个古地名，古潞、泽、辽、沁，四州一带，是由群山包围起来的一块高地。《释名》曰："党，所也，在山上其所最高，故曰上党也。"秦代上党郡地域广大。到了汉代、东晋、北魏、隋代，地域逐渐缩小，剩余的小部分上党郡改为潞州，后为潞安府（今长治市）。

D188 上谷（shànggǔ）

上谷郡，始建于战国燕昭王姬平二十九年（公元前 283 年），今河北省张家口市怀来县，因建在大山谷上边而得名。上谷郡是燕国北疆西部第一郡，也是燕国北长城的起点。

D189 上郡（shàngjùn）

古代郡名。据传最早为战国时期魏文侯所置（公元前 446—前 396 年间）。秦惠王十年（公元前 328 年）魏献上郡十五县于秦，为秦初三十六郡之一，郡治在肤施县。西汉、东汉时沿置，郡治未变。汉灵帝末，因羌胡大扰而迁徙，曹魏时与其他郡县并为新兴郡。隋朝时，鄜（fū）城郡改名为"上郡"，唐朝以后不再使用。

D190 上洛（shàngluò）

上洛郡，古上洛最早的"地市级"建制。西晋泰始二年（公元 266 年）析京兆郡南部地于上洛县置上洛郡。北魏太延二年（公元 439 年）于上洛城置荆州，上洛郡属于荆州。太和十七年（公元 493 年）改荆州为洛州；上洛郡属洛州。

D191 商邱（shāngqiū）

商邱即商丘。史载商族始祖契佐禹治水有功，封于商，后迁徙，后人便称商族人居住过的废墟之地为"商丘"。商朝（约前 16 世纪），契的十三世孙成汤灭夏建立商朝，初都南亳。周朝（约前 11 世纪），周成王封殷商后裔微子启于商，称宋国，都宋城。其后历代属不同郡、州，明朝嘉靖二十四年（公元 1545 年）六月，归德州复升为府，始置商丘县。

D192 商山（shāngshān）

①陕西商山：商山，因"四皓"得名。原泛指秦汉上雒、商（县）之间的南山。又专指位于陕西省商洛市丹凤县商镇南一公里，丹江南岸，形似"商"字的山。②安徽商山：位于安徽省黄山市休宁县城东南部，紧邻黄山市府所在地。

D193 上申之山（shàngshēnzhīshān）

《山海经·中山经》提到的山名。指外阴山，今称阴山，即内蒙古自治区中部山脉。

D194 上虞（shàngyú）

浙江建县最早的县之一，史籍记载和出土文物证明，新石器时代，就有人类在这里生活。上虞县是虞舜后代的封地，地名虞宾。

D195 少室山（shàoshǐshān）

少室山又名"季室山"，位于今河南省登封市西北。少室山包含的三十六峰山势陡峭险峻，奇峰异观比比皆是，是嵩山森林公园的重点景区。少林寺在其中。

D196 少阳之山（shàoyángzhīshān）

①《山海经·中山经》提到的山名。《本经》曰："少阳之山位于交城县。"交城县是山西省吕梁市的下辖县。②指雷爷山。在山西省忻州市原平县东侧。

D197 射阳（shèyáng）

①射阳郡，北齐置，治今江苏省盐城市。属东广州。南朝陈改名盐城郡。②射阳，是历史上存在于江苏北部的一个古县。为了区别于今天新建在苏北的射阳县，所以在"射阳"二字前冠以一个"古"字。古射阳县是山阳县的前身，也就是今天淮安县的前身。

D198 升山（shēngshān）

①《山海经·中山经》描述的山名。②清同治《湖州府志》载："越王无疆封会稽，为楚所灭。无疆子蹄更封于乌程欧余山之阳，为欧阳亭侯，遂以为氏。"王羲之于东晋孝武帝宁康、太元间（约公元373—374年）任吴兴太守。《入东记》载："王羲之为太守，尝游践，因昇此山。顾谓宾客曰：百年之后，谁知王逸少与诸卿游此乎。"因有昇山之号。

D199 石城（shíchéng）

①北魏置石城郡于石城县，北周废，故治在今山西蒲县东南。正始二年（公元505年），划卢氏地置石城郡并石城县。西魏废帝时废郡。并改石城县为玉城县。北周武帝天和元年（公元566年）废县。故治在今河南灵宝市东南40公里。②石城县，江西省赣州市辖县，素有"闽粤通衢"之称。石城建县于南唐保大十一年，因"环山多石，耸峙如城"而得名。疑非。

D200 石门（shímén）

①梁敬帝绍太元年（公元555年），改天门郡为石门郡，治零阳县（湖南慈利白公城）。属澧州。隋开皇九年（公元589年）废。②天门郡，行政区划名，三国时，吴国始设天门郡。南朝梁敬帝绍泰元年（公元555年），朝廷罢天门郡，设澧州。③古地名，陕西三原境内。

D201 首山 （shǒushān）

首山在今河南省襄城县南五里，为八百里伏牛之首，故名首山。相传天下名山八，三在蛮夷，五在中国，首山其一也。当年黄帝铸鼎炼丹，曾采铜于此山中："黄帝采首山铜，铸鼎荆山下。"

D202 蜀郡 （shǔjùn）

中国古代的行政区划之一。蜀郡以成都一带为中心，所辖的范围随时间而有不同。成都附近原为古蜀国所辖。

D203 朱提 （shúshí）

《蜀王本纪》记载蜀王杜宇从天堕，止朱提。同"蜀氏"同音。昭通的古称。"朱提"先为山名，继为县名，再为郡名，后为银名（朱提银），文献所载始自西汉，并沿用至唐初，持续了近八百年，朱提一词在明清笔记小说中比比皆是，朱提银在全国经济与货币史上曾有过一席之地。朱提文化所覆盖的地域，即包括今云南昭通、曲靖、昆明，贵州的威宁、赫章、毕节、水城等地。

D204 蜀中 （shǔzhōng）

古国名，为秦所灭。今四川省中部地区，泛称蜀地为"蜀中"。

D205 嵩山 （sōngshān）

嵩山，在今河南省登封市北部，以其嵩高而大，故名。在夏代即有此称，《国语·周语上》："昔夏之兴也，融降崇山。"后改称崇高、嵩高山。汉武帝元封元年（公元前110年），登嵩高山，闻三呼"万岁"声，诏改为崇高山，并置崇高县于此山下。东汉灵帝熹平五年（公元176年），复名嵩高，崇高山名渐寝。

D206 太行山（tàihángshān）

太行山又名五行山、王母山、女娲山。太行山脉位于山西省与华北平原之间，纵跨北京、河北、山西、河南四省（市），山脉北起北京市西山，向南延伸至河南与山西交界地区的王屋山，西接山西高原，东临华北平原。

D207 太山（tàishān）

①山东泰山，在山东省泰安市。②山西太山，在太原西南方向，距晋祠风景名胜区五公里、晋阳西山大佛风景区三公里，是太原市旅游和周日休闲的旅游点。③江西太山，江西名山，又名崖山。

D208 大山（tàishān）

大（tài）山，泰山也。即大山的意思。

D209 天帝（tiāndì）

嶓冢山再向西三百五十里的地方，叫作天帝山。山上生长着茂盛的榕树林和楠木林，山下生长着很多菅（jiān）蕙。山中有一种名叫溪边的兽，外貌似狗，用它的兽皮做成褥子铺在身下不会得寄生虫。

D210 天水（tiānshuǐ）

天水郡为古代行政区，即今甘肃省天水市，位于甘肃省东南部。天水曾名上邽、成纪、秦州，据传是伏羲和女娲诞生地，华夏文明的重要发祥地之一，素有"羲皇故里"之称。

D211 条谷之山（tiáogǔzhīshān）

《山海经·中山经》提到的山名。位于重庆市垫江县，盛产牡丹的明月山，正是一座"条谷"状的山脉。

D212 桐柏山（tóngbǎishān）

桐柏山位于河南省、湖北省边界地区，其主脊北侧大部在河南省境内，属淮阳山脉（或广义大别山脉）西段，西北－东南走向。专家评价其"比华山高险，与黄山竞秀"。

D213 魏郡（wèijùn）

①魏郡，西汉高帝十二年（公元前195年）置，治所在邺（yè）县。辖今河北大部，河南及山东部分。②东晋咸康四年（公元338年）侨置，寄居京邑（今江苏南京市附近）。南朝宋元嘉二十年（公元443年）废。③南朝宋侨置，属冀州。治所在历城县（今山东济南市）。北魏为东魏郡。

D215 魏兴（wèixìng）

魏兴郡，三国魏置。魏黄初二年（公元221年），曹丕取"曹魏兴盛"之意，改西城郡置，属荆州。辖今陕西安康市及湖北郧县、郧西等地。

D216 汶山（wènshān）

汶山郡，西汉武帝元鼎六年（公元前111年），以冉駹（máng）部落之地置汶山郡，治汶江县（在今四川茂县北），属益州。西汉宣帝地节三年（公元前67年），撤销汶山郡，辖县改隶蜀郡。东汉安帝延光三年（公元124年），复设汶山郡，不久废。刘备定蜀，再置汶山郡，晋移郡治汶山县。唐高祖武德元年（公元618年）罢郡设州，汶山郡称会州。

D217 闻喜（wénxǐ）

闻喜县古称桐乡，秦时更名为左邑县，汉武帝刘彻在此欣闻平南越大捷而赐名"闻喜"，隶属于山西省运城市。

《神农本草经》精注易读本

D218 武都（wǔdū）

武都郡，秦汉时开始设置，治在今成县以西。王莽时改武都郡为乐平郡。东汉前期，罢平乐道、嘉陵道、循成道三道，改属凉州刺史部。安帝永初五年（公元111年），陇西郡羌道别属武都郡。汉末，曹操弃武都郡，迁其人口于右扶风小槐里。武都郡遂为蜀汉占据。西晋时武都改属秦州。

D219 武功（wǔgōng）

武功县始建于秦孝公十二年（公元前350年）。王莽新朝天凤二年（公元15年），改为新光县。东汉初，废入眉县。永平八年（公元65年），复置武功县。北魏太和十一年（公元487年）置武功郡。建德三年（公元574年），废郡设县。五代后晋时，置武功郡，后周改郡为县。金大定二十九年（公元1189年），改县名为武亭。元代复名武功县。武功亦称"邰阳"。

D220 武陵（wǔlíng）

武陵郡，中国西汉时设置的郡。"武陵"这一地名，最早出现在西汉初年。三国时的武陵郡，治所仍在临沅。

D221 吴扬（wúyáng）

三国魏、吴各有扬州，魏扬州治寿春，吴扬州治建业。故有"吴扬"之谓。

D222 巫阳（wūyáng）

巫阳即巫山。宋·苏轼《朝云》诗："丹成逐我三山去，不作巫阳云雨仙。"明·无心子《金雀记·玩灯》："俺只见荷花灯上浴鸳鸯，恰便似神女会巫阳。"《再生缘》六九回："竟写可怜红更小，襄王何日到巫阳。"

D223 五原（wǔyuán）

五原郡，汉武帝元朔二年（公元前127年）置。郡治在九原县（县治在今内蒙古包头市九原区麻池镇西北），隶属于朔方刺史部。东汉时属并州。秦九原郡从秦代一直延续到汉初，直到元朔二年，才更名为五原郡。

D224 析城（xīchéng）

今山西省晋城市阳城县西南析城山，析城山在阳城县南横河镇。

D225 西海（xīhǎi）

西海郡，是中国古代的一个地名。即鲜水海（今青海湖）、允谷（即大允谷，今共和县等地区）、盐池（今茶卡盐池）等地。东汉建安年间，改张掖居延属国为西海郡。唐贞观二十三年（公元649年），唐高宗封吐蕃王松赞干布为"西海郡王"。

D226 西羌（xīqiāng）

西羌出自三苗，是羌族的别支，三代以后居于河西、赐支河和湟河之间。战国时，羌族兴盛，有葓中种（即越锚羌）、白马种（即广汉羌）和参良种（即武都羌）等。西羌旧在陕西四川塞外，今四川松潘卫是其地也。

D227 隰州（xízhōu）

《尔雅》曰："下湿曰隰（xí）。"据《太平寰宇记》载：以县南有龙泉，地湿，因名隰。隰县隶属于山西省临汾市。

D228 下邳（xiàpī）

下邳郡，东汉光武帝建武五年（公元29年），吴汉拔郯城，置下邳郡。旋改下

《神农本草经》精注易读本

邳郡为临淮郡，下邳县为郡治所。东汉明帝永平十五年（公元72年），取消临淮郡，置下邳国（郡），都下邳。

D229 咸阳（xiányáng）

咸阳位于陕西省八百里秦川腹地，渭水穿南，嵕（zōng）山亘北，山水俱阳，故称咸阳。

D230 斜谷（xiégǔ）

山谷名，在陕西省秦岭眉县段。谷有二口，南曰褒，北曰斜，故亦称"褒斜谷"。清·顾祖禹《读史方舆纪要·陕西五·汉中府》载：斜峪关虎踞秦岭北麓古斜谷北口，乃古代要塞。斜谷道南通巴蜀，北接关中平原，曾是兵家必争之地，尤以三国时代此处最为出名，诸葛亮第五次兵出祁山的时候，就是从这个关口出兵到五丈原扎寨，到七出祁山的时候死在五丈原，落下个"出师未捷身先死"的千古遗憾。

D231 解县（xièxiàn）

①隋大业九年（公元613年）绥化故城治为虞乡县。唐武德元年（公元618年）改为解县。五代为解州。宋、金、元俱称解县。明洪武初并入解州。②《战国策》：赧王二十一年"秦败魏师于解"。汉置解县，属河东郡。北魏太和十一年（公元487年）改名北解县。北周废。

D232 新涂（xīntú）

疑"新淦"。①新淦县，西汉置。因县境子（紫）淦山得名。治今江西樟树市。为豫章都尉治。隋开皇十年（公元590年）移治今新干县。属吉州。北宋淳化三年（公元992年）改属临江军。元贞元年（公元1295年）升为州。明初复降为县。属临江府。②今江苏省盐城市阜宁县陈良镇新涂村。疑非。

D233 熊耳山（xióng'ěrshān）

秦岭东段规模较大的山脉之一，位处长江流域和黄河流域的分界岭，西起卢氏县，向东北绵延至伊川县折而向东，南接伏牛山系，北邻崤山。熊耳山处于暖温带南部，亦受北亚热带气候影响，动植物种类繁多，生态环境良好。《水经注》记载熊耳山"双峰竞秀，望井铭耳"，《尚书禹贡》上有"导洛自熊耳"敞而得名熊耳山。自古为道教圣地，中原名山。

D234 绣山（xiùshān）

《山海经·中山经》描述的山名。疑位于吴越国（今浙江省）。

D235 徐州（xúzhōu）

汉族文化中的九州之一。海、岱及淮惟徐州。相传大禹治水时，把天下分为九州，徐州为夏商时期九州之一。徐州作为一个地理区域，范围在淮河以北、泰山以南、黄海以西，涉及山东南部、江苏北部、安徽北部，地为红色黏土。《尚书·禹贡》记载："海、岱及淮惟徐州。淮、沂其乂（yì），蒙、羽其艺，大野既猪，东原底平。厥土赤埴坟，草木渐包。厥田惟上中，厥赋中中。厥贡惟土五色，羽畎（quǎn）夏翟，峄（yì）阳孤桐，泗滨浮磬，淮夷蠙（pín）珠暨鱼。厥篚（fěi）玄纤、缟。浮于淮、泗，达于河。"周灭殷商，将徐州合并入九州之青州内。

D236 玄山（xuánshān）

①疑为元山。②古代传说产嘉禾的山。《吕氏春秋·本味》："饭之美者，玄山之禾，不周之粟。"《艺文类聚》卷五七引汉崔骃（yīn）《七依》："玄山之粱，不周之稻。"宋周邦彦《汴都赋》："其中则有玄山之禾，清流之稻。"

　　　　　　　　　　　　　　　　　　　　《神农本草经》精注易读本

D237 旬阳 (xúnyáng)

汉中旬阳县位于陕西省东南部，秦巴山区东段。

D238 严道 (yándào)

古县名，现在的荥（yíng）经县。位于四川盆地西缘，雅安市中部，是古代南丝绸之路的重要驿站。另：荥（xíng）阳，地名，在中国河南省。

D239 雁门 (yànmén)

①雁门郡，是战国时期的一个郡名，今山西省右玉县南。雁门郡是历史记载赵国时期李牧抗击匈奴第一线。也是赵武灵王为抗北方异族而设，置云中、雁门、代三郡。②雁门要塞位于山西代县。"天下九塞，雁门为首。"

D240 燕赵 (yānzhào)

燕赵多指今河北省。"燕赵"是河北省的别称。"古燕赵"则还包括现在的北京、天津、辽宁，以及山西、河南北部、内蒙古南部、朝鲜大同江北部的燕赵周边部分地区。

D241 兖州 (yǎnzhōu)

①兖州，是《禹贡》所描述的九州之一，位于古黄河和济水之间。范围和治所随历史多有变更。《禹贡》：济、河惟兖州。九河既道，雷夏既泽，灉（yōng）、沮会同。桑土既蚕，是降丘宅土。厥土黑坟，厥草惟繇（yáo），厥木惟条。厥田惟中下，厥赋贞，作十有三载乃同。厥贡漆丝，厥篚（fěi）织文。浮于济、漯，达于河。②兖州，隋开皇十八年（公元 598 年）是寿州所改，治辰阳县（今湖南省辰溪县）。隋炀帝大业二年（公元 606 年）废。

D242 阳城（yángchéng）

①河南省周口市商水县。②唐人颜师古在班固《汉书·陈胜传》注中的说法，推断阳城应属汝南郡，故治在今河南商水县境内。③据《大明一统志》凤阳府古迹条下记载："阳城，在宿州南，秦县，陈胜生于此。"另据清光绪年间的《宿县志》记载："阳城，古地，在州东南，与蕲近。"④"方城说"赞成者的代表是谭其骧先生，谭先生在《陈胜乡里阳城考》一文中，主张陈胜故里应该在今天河南方城县境内。⑤司马贞《索引》引韦昭云："阳城属颍川郡。"大致在今天的登封附近。

D243 阳起山（yángqǐshān）

阳起山指淄博·齐山，齐山风景区位于淄博市淄川区太河镇政府南五公里。

D244 扬州（yángzhōu）

《禹贡》中所描述的九州之一，扬州范围相当于淮河以南、长江流域及岭南地区，《周礼》称东南曰扬州，扬州是"九州"之一。

D245 掖北（yèběi）

莱州市因古莱州府驻地而得名，旧称掖县。古为莱夷地。掖县一名最早见于《战国策》："（齐襄王）益封安平君（田单）夜邑万户"。《说苑》作掖邑。以掖水（今南阳河）得名。莱州之名始于隋朝，公元582年改光州为莱州，为莱州地名之始。

D246 伊洛（yīluò）

古文中多指伊水和洛水，多指洛阳地区。

D247 嶷山（yíshān）

九嶷（yí）山也。

D248 猗氏（yīshì）

旧县名，在山西。初置于西汉，属河东郡。《齐民要术·序》记载有一位鲁国贫士猗（yī）顿，曾向范蠡请教致富之术，范蠡说："欲速富，畜五粮。"又说："畜五粮，子息万计。"所谓"畜五粮"，就是饲养牛、马、猪、羊、驴，后来猗顿就以此致富。《史记·货殖列传》说猗顿以盐起家，但注引《孔丛》却说在猗顿请教陶朱公致富之术后，"乃适河西，大畜牛羊于猗氏之南，十年之间，其息不可计，赀拟王公，驰名天下"。

D249 易阳（yìyáng）

易阳县是中国古代县名。西汉时置，属赵国。北魏省入邯郸县，寻复置。隋开皇三年（公元 583 年）更属洺州。开皇六年（公元 586 年）改易阳县为邯郸县。开皇十年（公元 590 年）改为临洺县，唐为临洺县，属洺州武安郡。宋熙宁六年（公元 1073 年）改临洺县为镇入永年县。

D250 益州（yìzhōu）

益州，中国古地名，汉武帝设置的十三州（十三刺史部）之一，三国时期包含今四川、重庆、云南、贵州和汉中大部分地区及缅甸北部，湖北河南小部分，治所在蜀郡的成都。

D251 颍川（yǐngchuān）

颍川郡。颍川（今河南省禹州市）在历史上一直是大郡，自设立以后一直是京师之外人口最多，最为繁华的地方，治所在今河南省禹州市，是中华民族的发祥地。黄帝生于此，夏禹建都于此。北宋时，在此建颍昌府，之后基本称许州。

D252 永昌（yǒngchāng）

①永昌郡，古代行政区。位置相当于现代的中国云南省西部、缅甸克钦邦东

部、掸邦东部的土地，始于东汉。郡治起初在嶲唐县，后来迁到不韦县。经历东汉、蜀汉、晋、宋、齐、梁各朝，陈朝丧失了该领土。永昌郡的行政建置重新出现在北周，位于今四川省东部。②永昌，三国吴所置县名，隋朝并入零陵。

D253 雍州（yōngzhōu）

①雍州郡：汉朝初期实施郡县制以来，雍州郡一直都在今陕西、甘肃一带。东汉时辖今陕西关中、陇西地。南北朝将雍州郡改设在襄樊。②雍州，是中国汉族典籍《禹贡》中所描述的九州之一。《禹贡》："黑水西河惟雍州。"孔颖达疏："计雍州之境，被（pī，古同'披'）荒服之外，东不越河，而西逾黑水。王肃云'西据黑水、东距西河'，所言得其实也。"即雍州东界抵晋陕二省分界的黄河，西界至黑水，黑水或谓即张掖河，或谓即党河（均在今甘肃），或谓即喀喇乌苏河（新疆乌苏市），黑水诸说不一。

D254 幽州（yōuzhōu）

①幽州郡：汉武帝刘彻所置的十三州之一。东汉时期治所在蓟（今北京大兴）。唐朝天宝年间（公元742—756年）改为范阳郡。②幽州，案《禹贡》冀州之域，舜置十二牧，则其一也。《周礼》："东北曰幽州。"《春秋元命包》云："箕星散为幽州，分为燕国。"

D255 于阗（yútián）

于阗国（公元前232—1006年）是古代西域佛教王国，唐代安西都护府安西四镇之一。君主国姓为尉迟（yùchí）。古代居民属于操印欧语系的吐火罗人。

D256 豫章（yùzhāng）

古代区划名称。最初为汉高帝初年（约于公元前202年）江西建制后的第一个名称，即豫章郡（治南昌县）。后在东汉、三国、两晋以及南朝时期，豫章郡、豫

《神农本草经》精注易读本

章国为大致相当于今江西省北部（吉安以北）地区的地理单元。东汉末，扬州豫章郡的一部分属交州，隋开皇九年（公元 589 年）罢豫章郡置洪州，大业二年（公元 606 年）又改南昌县为豫章县，"豫章"所指从南昌地区变为南昌一县。唐宝应元年（公元 762 年），因避代宗李豫名讳，豫章县改名钟陵县，"豫章"不再为正式区划名称，而作为南昌的别称。今天豫章指南昌地区，是为南昌的别称、古称。

D257 豫州（yùzhōu）

中国古代行政区划名，指的是汉史籍《禹贡》所描述的九州之一。因位于九州之中，故别称中州。当今河南省大部分属豫州，故简称"豫"。

D258 宛朐（yuānqú）

宛朐，亦作冤句、冤朐、宛句、宛亭，故城在今山东省菏泽市西南，是菏泽最古老的地名之一。

D259 元山（yuánshān）

①玄山，古代传说产嘉禾的山。《吕氏春秋·本味》："饭之美者，玄山之禾，不周之粟。"《艺文类聚》卷五七引汉崔駰（yīn）《七依》："玄山之粱，不周之稻。"宋·周邦彦《汴都赋》："其中则有玄山之禾，清流之稻。"②或为原山，在山东省中部，淄博市博山区西境。曾名"饴山""马耳山"，因主峰有禹王殿，俗称"禹王山"，是大汶河、淄河、孝妇河的发源地。

D260 元菟（yuántú）

元菟，即玄菟。玄菟郡是由汉武帝在平定卫氏朝鲜后，在卫氏朝鲜旧域及周边设立的四郡之一。与玄菟同时设置的还有临屯、真番、乐浪三郡。至始元五年（公元前 82 年），汉昭帝整合边郡，则汉四郡不俱在。仅存乐浪、玄菟二郡，即《前汉书》卷二十八下中所载之元菟郡、乐浪郡。从属县名称与数量分析，汉武帝时期的真番、临屯、玄菟郡与乐浪郡合并为汉昭帝时期的乐浪一郡，玄菟郡则由原朝鲜半岛南沃沮之地侨置于高句丽故地。

D261 沅湘（yuánxiāng）

沅湘是沅水和湘水的并称。战国时期楚国诗人屈原遭放逐后，曾长期流浪沅湘间。沅湘一词见于《楚辞·离骚》《九叹·远游》《过三闾庙》等。

D262 越山（yuèshān）

越山全称越王山，原名药王山，林中生长各种野生中草药，如七叶一枝花、黄精、万年青、前胡、土人参等，因此得名药王山。因春秋时期越王勾践曾在此卧薪尝胆长达十年，并在山上筑城练兵，终于东山再起，于公元前 473 年灭吴，成为春秋时期最后一个霸主。由此，药王山才改名越王山。

D263 越嶲（yuèxī）

越嶲郡（嶲，读音为 suǐ，一说读音为 xī），又作越巂郡、越隽郡，古代中国的郡级行政区划之一，汉武帝元鼎六年（公元前 111 年）开邛都国而置，治所在邛都县。西汉后期隶属于益州刺史部。王莽时改越嶲为集嶲。梁置嶲州。隋唐时两度恢复越嶲郡旧称。唐末其地入南诏。

D264 运城（yùnchéng）

运城市古称"河东"，因"盐运之城"得名。华夏民族的始祖黄帝、炎帝、蚩（chī）尤，尧、舜、禹，都相继活动在河东大地上。尧初都蒲坂，后迁平阳，舜都蒲坂，禹都安邑。

D265 云雨之山（yúnyǔzhīshān）

《山海经·中山经》提到的山名。指山东省莱州大泽山。

　　　　　　　　　　　　　　《神农本草经》精注易读本

D266 云中 （yúnzhōng）

云中郡，古郡名。云中郡，中国古代行政区，曾连续存在两个时期。首次为战国时期赵国、秦代、汉代。第二次为唐代，云中郡取代云州短暂的存在。战国时期，属赵国的一部分，由赵武灵王置。秦代治云中（今内蒙古托克托东北）。辖境约是今内蒙古自治区土默特右旗以东，大青山以南，卓资县以西，黄河南岸及长城以北。西汉时期，将云中郡划分为云中郡和定襄郡。东汉时期，又重新设置了云中郡。唐代天宝元年（公元 742 年）将云州改为云中郡（今山西省大同市与朔州怀仁一带），辖境同云州。乾元元年（公元 758 年）云中郡再改为云州。

D267 牂柯 （zāngkē）

①亦作牂牁（zāngkē）郡。西汉元鼎六年（公元前 111 年）置，治所在故且兰县。辖境约当今贵州大部、广西西北部和云南东部。三国蜀汉以后逐渐缩小。南齐改为南牂牁郡。②又作牂柯郡。隋大业三年（公元 607 年）改牂州置，治所在牂柯县（今贵州黄平县西北）。唐武德初复改牂州。

D268 章武 （zhāngwǔ）

章武郡，中国古代行政区划名。献帝建安中，曹操分河间国、渤海郡置章武郡。辖境相当今河北省大城、文安、青县及沧县东部等地。

D269 赵国 （zhàoguó）

①赵国（公元前 403—前 222 年），中国春秋战国时期诸侯国，战国七雄之一。②赵国，又名常山国。西汉封国。秦朝为邯郸郡和巨鹿郡。汉高帝四年（公元前 203 年）为赵国。汉景帝三年（公元前 154 年）国除为邯郸郡和清河郡。汉景帝五年复置赵国。

D270 招摇之山 （zhāoyáozhīshān）

①《南山经》之首曰䧿（què）山。其首曰招摇之山，临于西海之上，多桂，

多金玉。有草焉，其状如韭而青花，其名曰祝余，食之不饥。有木焉，其状如榖而黑理，其花四照，其名曰迷榖，佩之不迷。有兽焉，其状如禺而白耳，伏行人走，其名曰狌狌（xīngxīng），食之善走。丽麂之水出焉，而西流注于海，其中多育沛，佩之无瘕（jiǎ）疾。②指瑶山，在此指西瑶山，音译为六诏瑶，简称六诏，今称六诏山。疑非。

D271 赭阳（zhěyáng）

南阳郡堵阳县，《魏书》误作赭阳，在今河南方城县东。方城，古称裕州，南阳市下辖县，位于河南省西南部。南阳盆地东北出境之要冲，南依南阳市宛城区，北邻平顶山市，被称为南阳的北大门。

D272 真定（zhēndìng）

今河北省正定县，与北京、保定合称"北方三雄镇"，三国时代的常胜将军赵云便是诞生于此。公元前113年，汉武帝念与常山宪王刘舜的兄弟之情，析常山郡的真定、绵曼、藁城、肥垒四县，封刘舜的另一个儿子刘平为真定王，食三万户。魏正元元年（公元254年），高贵乡公曹髦（máo）封楚王曹彪世子曹嘉为真定王。

D273 郑山（zhèngshān）

①《新修本草》曰：郑山，即南郑也。南郑，隶属于陕西省汉中市，因郑人南奔而得名。三国时蜀汉与曹魏在南郑地区进行过激烈的较量。晋武帝泰始年间，南郑为梁州及汉中郡治所。西魏废帝三年（公元554年），南郑县改为光义县，治所未变。②郑山村，位于河南省焦作市济源市下冶镇东南方。疑非。

D274 中牟（zhōngmù）

中牟别称"圃（yòu）中"。今中牟县境在西周时名莆田，是周天子打猎的地方。战国时期，莆田又名梁囿。囿是古代饲养禽兽的地方。中牟，战国赵国都城。汉置县。故城在今河南中牟东。

D275 钟山（zhōngshān）

①秦始皇统一中国后，公元前214年置南海郡，钟山地属南海郡。汉高祖元年（公元前206年）南海赵佗击并象郡、桂林郡，自立为南越王，县地属南越国。汉元鼎六年（公元前111年），武帝平南越，置富川县，治设钟山。元封五年（公元前106年），隶交趾刺史部苍梧郡，东汉建安八年（公元203年）隶交州苍梧郡。今广西壮族自治区钟山县。②疑为"中山"误。③古代的钟山是指现在南京的紫金山。

D276 中山（zhōngshān）

①汉代至晋代：中山郡，中国古代郡、国名。西汉置中山国，屡改为郡。因其为战国时中山国之地，故名中山。隋初废。②春秋战国时期：中山国（公元前414—前296年），建立者出自中山武公，是由白狄所建立的国家，因城（中人城）中有山而得名中山国。国土嵌在燕赵之间。经历了戎狄、鲜虞和中山三个发展阶段，曾长期与晋国等中原国家交战，一度被视为中原国家的心腹大患，经历了邢侯搏戎、晋侯抗鲜虞的事件。后来，晋国魏文侯派大将乐羊、吴起统率军队，经过三年苦战，于公元前407年占领了中山国。后来中山桓公复国，国力鼎盛，有战车九千乘。公元前296年，被赵国所灭。

D277 中水县（zhōngshuǐxiàn）

①西汉高帝封功臣吕马童为中水侯，后为县，属涿郡，治所在今河北省献县西北三十里。《汉书·地理志》颜师古注引应劭曰："在易、滱二水之间，故曰中水。"东汉属河间国。北齐天保七年（公元556年）废。②南朝宋侨置，属广川郡。治所在今山东省邹平、桓台县附近。北齐废。

D278 中台 （zhōngtái）

今甘肃省平凉市，素有"陇上旱码头"之称，是古"丝绸之路"必经重镇，史称"西出长安第一城"。平凉自古为屏障三秦、控驭五原的重镇，是"兵家必争之地"。灵台县位于甘肃东部，地处泾渭之间，东拱关中，南依千陇，是周民族和周文化的发祥地。中台位于甘肃省灵台县城郊。

D279 中岳 （zhōngyuè）

嵩山为中岳，五岳之一，位于河南省西部，属伏牛山系，地处登封市西北面。

D280 朱崖 （zhūyá）

珠崖郡，古代行政区，位于今海南，郡治位于今海南海口市琼山区龙塘镇。西汉置，旋废。三国置，旋废。隋置，后改为崖州。唐武德五年（公元 622 年）为崖州。天宝元年（公元 724 年）复珠崖郡。孙吴时设置，治徐闻，在今雷州半岛的徐闻县西，称海南岛为朱崖洲，即珠崖。

D281 秭归 （zǐguī）

秭归县，隶属于湖北省宜昌市。商朝时期为"归国"所在地，西周朝为"夔（kuí）子国"，战国后期称归乡，汉朝置秭归县，南北朝的北周建德六年置秭归郡，唐沿用。《水经注》："屈原有贤姊，闻原放逐，亦来归，因名曰姊归"，可见"秭"由"姊"演变而来。

D282 邹县 （zōuxiàn）

今山东省邹城市，简称"邹"，古称"邹鲁圣地"。《今县释名》："秦置，故邾（zhū）国，曹姓，颛顼（zhuānxū）之后，赵岐曰，鲁缪公改邾曰驺（zōu），六书故，邾邹同声，春秋时邾用夷，故谓之邾娄，合邹邾之音为邹，故邾改名邹也。"又："鲁穆公改驺山从邑，故谓邹山。"

附录五:《本经》药名选注

Y030 菥蓂子 xīmíngzǐ

菥蓂子为十字花科植物菥蓂的种子。菥蓂在南方称为苏败酱,并以菥蓂的带果全草当作"败酱草"使用。而北方一般以败酱科植物黄花败酱、白花败酱作为"败酱草"使用。

Y031 蓍实 shīshí

蓍实为菊科植物(高山)蓍的果实。古人用蓍实,而后世则多以蓍的全草入药,即"蓍草"。传说蓍草是草类植物中寿命最长者。《说文》:"蓍,蒿属。从草,耆声。生千岁三百茎。"《论衡·状留篇》:"蓍生七十岁生一茎,七百岁生十茎。神灵之物也,故生迟留,历岁长久,故能明审。"《大戴礼记·易本命》说:"食气者神明而寿,不食者不死而神。"食气者指龟,不食者即蓍草。服用蓍草被认为益智、长寿。蓍草还因为常常被古人用于同乌龟壳一起"卜卦"而出名,名为"祝蓍",即通过焚烧蓍草,观察草灰的形状,从而判断吉凶。

Y040 蘼芜 míwú

蘼芜为伞形科植物芎䓖(川芎)的苗叶,亦称为芎䓖苗(川芎苗)。《淮南子·氾(sì)论训》云:"乱人者,若蛇床之与蘼芜。"可见蛇床(其实不限于蛇床)容易与蘼芜混淆,需认准芎䓖为先。

Y061 石龙刍 shílóngchú

石龙刍为灯心草科植物野灯心草的全草。清·张志聪《本草崇原》:"石龙刍一名龙须草,近道水石处皆有之,生于(浙江)缙云者佳,故又名缙云草。苗丛生直上,并无枝叶,状如棕心草。夏月茎端作小穗,开花结细实,赤色。吴人多栽莳(shì)之以织席。"

Y082 蓬蘽 pénglěi

蓬蘽为蔷薇科植物灰白毛莓的果实。蓬蘽与覆盆子都属于蔷薇科,极容易混淆。覆盆子果实大而饱满,晒干亦不干瘪;蓬蘽果实较小,晒干后干瘪。汉以后的本草学家认为覆盆子比蓬蘽效果更好。世医多用覆盆子,而少用蓬蘽。

Y098 空青 kōngqīng

空青为碳酸盐类矿物蓝铜矿的矿石,呈球形或中空者。空青及后面的曾青、白青、扁青均为蓝铜矿,古人认为物质的形状、颜色不同,则其药效也不同,故而区分之。当温度增高时,扁青(蓝铜矿)可能变为绿青(孔雀石),而当干燥季节,并在有足够数量碳酸的条件下,绿青(孔雀石)可转变为扁青(蓝铜矿)。共存有孔雀石、石英、褐铁矿乃至其他黏土矿物。

Y099 曾青 zēngqīng

曾青为碳酸盐类矿物蓝铜矿的矿石呈层状者,呈深蓝色,条痕为浅蓝色,光泽呈玻璃状、金刚石状或土状,半透明至不透明。曾,久远的意思。故曾青颜色最深。

Y101 太一余粮 tàiyīyúliáng

《本草纲目》认为太一余粮是禹余粮的精品,故又称太一禹余粮。太一在古代指形成天地万物的元气:"洞同天地浑沌为朴,未造而成物,谓之太一。"

Y109 白青 báiqīng

白青为碳酸盐类矿物蓝铜矿的矿石，多产于铜矿氧化带中。白青颜色最浅。

Y110 扁青 biǎnqīng

扁青为碳酸盐类矿物蓝铜矿的矿石。扁青颜色中等，呈片状，故称为"扁青"。

Y117 石蜜 shímì

石蜜指甘蔗汁或者白糖、淀粉、白矾经过太阳暴晒后或者熬制而成的固体原始蔗糖。

Y122 枲耳实 xǐěrshí

枲耳实属菊科、苍耳属一年生草本菊科植物苍耳的带总苞的果实。中医古籍中枲（xǐ）、葸混用。实际上，枲指枲麻，而葸只用于葸耳，即苍耳。故葸为正字。

Y131 蠡实 lǐshí

蠡实为鸢尾科植物马蔺（lìn）的种子。别名为马楝子、荔实、马薤（xiè）等。马蔺花也可入药。

Y152 白兔藿 báitùhuò

①尚志钧在《中药材》1988年3期"《本草经》白兔藿、鹿藿的试释"一文中认为是"豆之苗"。②古人以为"白葛"之别名。多数中药书籍及汉语词典中亦认为是白葛。

Y153 营实 yíngshí

营实为蔷薇科植物野蔷薇的果实。《本草经集注》曰："营实即是蔷薇子，以白花者为良。根亦可煮酿酒，茎叶亦可煮作饮。"

Y154 薇衔 wēixián

①为鹿蹄草科植物鹿蹄草或普通鹿蹄草的干燥全草，又称鹿衔草。《素问·病能论》："黄帝曰：有病身热懈惰，汗出如浴，恶风少气，此为何病？岐伯曰：病名酒风。治之以泽泻、术各三五分，麋衔五分，合以三指撮为后饭。后饭者，先服药也。"②《本草纲目》则认为是无心草，又名虮蜉（pífú）酒草、鼠曲草，为菊科植物鼠曲草的全草。

Y164 马先蒿 mǎxiānhāo

马先蒿为玄参科植物返顾马先蒿的根，为我国特有种。玄参科马先蒿属是多年生草本植物，据称有600余种，品种、产地繁多，需仔细筛选，药用以返顾马先蒿为最佳。

Y175 陆英 lùyīng

陆英为忍冬科植物陆英的茎叶（或单以花入药）。别名蒴藋（shuòzhuó）、接骨草。

Y176 姑活 gūhuó

姑活为锦葵科一年生草本植物冬葵的成熟种子，亦称为冬葵子。清·张志聪《本草崇原》："葵菜处处有之，以八九月种者，覆养过冬，至春作子，谓之冬葵子。如不覆养，正月复种者，谓之春葵。三月始种，五月开红紫花者，谓之蜀葵。八九月开黄花者，谓之秋葵。葵种不一，此外尚有锦葵、黄葵、终葵、菟葵之名，花具五色及间色，更有浅深之不同。"

Y212 水靳 shuǐqín

水靳为伞形科水芹属植物，又名细本山芹菜、野芹菜。靳（qín），古同"芹"。水芹以生在水边而得名，生在水边者，还有"泽芹""毒芹"，应注意区别。

Y215 麻蕡 máfén

麻蕡为桑科植物大麻的幼嫩果穗。自汉末《名医别录》以后此药相当混乱：南齐·陶弘景以麻蕡为牡麻之花；唐·苏恭否定陶氏之说，而以为麻蕡即麻子；宋·苏颂始疑麻花、麻蕡、麻子为三物，惜亦未能深考，只作疑词而已；明·李时珍以麻勃为麻花，以麻蕡为带壳麻子，谬误更甚。《名医别录》云：麻子无毒，麻蕡有毒，是大麻无误。

Y222 孔公蘖 kǒnggōngniè

孔公蘖为碳酸盐类方解石族矿物方解石的钟乳状集合体。蜀·韩保升《蜀本草》："凡钟乳之类有五种，一钟乳，二殷蘖，三孔公蘖，四石床，五石花，虽一体而主疗有异。"明·李时珍《本草纲目》："以姜石、通石二石推之，则似附石生而粗者为殷蘖，接殷蘖而生以渐空通者为孔公蘖，接孔公蘖而生者为钟乳，当从苏恭之说为优。盖殷蘖如人之乳根，孔公蘖如乳房，钟乳如乳头别也。"

Y223 殷蘖 yīnniè

见"孔公蘖"条。

Y224 发髲 fàbì

《汉语词典》解释为"假发"。古"假"字不仅仅与"真"相对，还有"借""代替"等意义。《孝经·开宗明义》有云："身体发肤，受之父母，不敢毁伤，孝之始也。"古人的头发不可轻易与人。所以古之假发，非今之假发，乃指用别人的头发也。后世多以头发焖煅成炭入药，名为"血余炭"。

Y238 石龙子 shílóngzǐ

石龙子为石龙子科动物石龙子或蓝尾石龙子除去内脏的全体。俗称蜥蜴、四脚蛇。即蜥蜴中的一种。另一味中药守宫，也是一种蜥蜴，特指壁虎，为壁虎科动物无疣壁虎或无蹼壁虎或多痣壁虎的全体。

Y260 蘿菌 guànjūn

蘿菌亦称为蘿芦、鹳菌、崔菌、灌菌等，产地在东海、渤海章武（今河北大成）和北来的池泽中。作为菌类，蘿菌多出现在秋季雨后。明代著名农学家徐光启《农政全书》："北土有羊肚菜，生天池中，此苇根所为也。"可见蘿菌应该是池泽中在芦苇根部出现的羊肚菌。

Y277 女青 nǚqīng

①芄（wán）兰，多年生草质藤本植物，子、实、茎可供药用。②为萝摩科植物萝摩的全草。果、根、茎叶均可入药。

Y280 闾茹 lǘrú

闾茹为大戟科狼毒大戟之根，其皮黄。还有一种草闾茹，其皮白，亦称为白闾茹，为大戟科月腺大戟之根。

Y285 荩草 jìncǎo

荩草为禾本科植物荩草的全草。"荩"这个字虽然不常见，但荩草却常常可以在路边看到，很多农人都知道其药用疗效。因其叶子与竹叶接近，故亦称菉（lù）竹。

Y286 牛扁 niúbiǎn

牛扁为毛茛科植物牛扁的根。又名扁桃叶根、扁特、扁毒、曲芍、翻叶莲等。是华北地区常见的中草药。内蒙古将同属植物西伯利亚乌头（黑秦艽）作牛扁使用。

　　　　　　　　　　　　　　　　　《神农本草经》精注易读本

Y302 黄环 huánghuán

黄环为豆科植物紫藤的茎或茎皮。别名朱藤。《蜀都赋》:"所谓青珠黄镮（huán）者，黄镮即此藤之根也。古今皆种以为庭槛之饰，今人采其茎于槐干上接之，伪为矮根。其根入药用，能吐人。"

Y303 溲疏 sōushū

溲疏为虎耳草科植物溲疏的果实。又名巨骨。明·汪机《本草会编》:"按李当之但言溲疏子似枸把子，不曾言树相似。马志因其子相似，遂谓树亦相似，以有刺无刺为别。苏颂又因巨骨、地骨之名疑其相类，殊不知枸杞未尝无刺，但小则刺多，大则刺少耳。《本草》中异物同名甚多，况一骨字之同耳，以此为言，尤见穿凿。"

Y305 彼子 bǐzi

彼子为红豆杉科植物榧的干燥成熟种子。文中"彼"同"柀"，彼子即柀子，榧子也。又称香榧、榧实、玉山果、野极子等。

Y311 腐婢 fǔbì

腐婢为马鞭草科植物腐婢树（豆腐柴）的茎、叶。华东农村有一种"绿色豆腐"就是用腐婢树叶的汁制作的。腐婢树叶也称为观音叶。

Y320 粉锡 fěnxī

粉锡即铅粉，为用铅加工制成的碱式碳酸铅。

Y323 青琅玕 qīnglǎnggān

青琅玕为鹿角珊瑚科动物鹿角珊瑚群体的骨骼及其共肉（软体部分）。

Y326 白垩 bái'è

白垩为沉积岩类岩石白垩的块状物或粉末。白垩是方解石的变种，以高岭土或蒙脱石（膨润土）为主要成分。

Y332 鸓鼠 lěishǔ

鸓鼠为鼯鼠科动物棕鼯鼠，全身入药。因其能飞行，故用鸟偏旁的字"鸓"。中药"五灵脂"即是鼯鼠粪便。其中灵脂米即复齿鼯鼠的干燥粪便，灵脂块是其粪便与尿液的混合物夹以少量砂石干燥凝结而成。

Y340 马刀 mǎdāo

马刀为蚌科动物巨首楔蚌或短褶矛蚌及其近缘种的贝壳。因其形似马刀而得名。

Y344 蠮螉 yēwēng

蠮螉为蜾蠃科昆虫蜾蠃（guǒluǒ）的全虫。蜾蠃又名土蜂、细腰蜂，长得像蜜蜂，但是比蜜蜂小得多。

Y346 蛞蝓 kuòyú

蛞蝓为蛞蝓科动物蛞蝓的全体。俗称鼻涕虫。蛞蝓科动物品种繁多，多以黄蛞蝓入药。

Y348 蛴螬 qícáo

蛴螬为鳃金龟科动物东北大黑鳃金龟及其近缘动物的幼虫。别名白土蚕、核桃虫。成虫俗称为金龟甲或金龟子。

Y349 石蚕 shícán

石蚕为石蚕科昆虫石蛾或其近缘昆虫的幼虫。另有兰科斑叶兰属植物偏花斑叶兰，以全草入药，亦称"石蚕"，别名：石上藕。《本经》中指的是动物药，应注意区别。

Y350 雀瓮 quèwèng

雀瓮为刺蛾科动物黄刺蛾的虫茧。俗称"蛅蟖（zhānsī）房"。幼虫多栖于梨、苹果、枣、柿、樱桃、李等果树上，结茧于树杈或枝干上越冬，可采之。

Y351 樗鸡 chūjī

樗鸡为蜡蝉科动物樗鸡的成虫。名为"鸡"，实为"蝉"。因其飞行时索索有声似野鸡而得名。

Y356 地胆 dìdǎn

地胆为芫青科动物地胆和长地胆的全虫，俗称蚖青。另有地胆草为菊科地胆草属植物，亦称地胆头、苦地胆，应注意区别。

Y358 衣鱼 yīyú

衣鱼为衣鱼科动物衣鱼和毛衣鱼的全体。亦称剪刀虫、蠹鱼、璧鱼、燕尾虫。衣鱼一般栖息地为木板缝、书（堆）、书架、衣柜，常蛀食衣服、书籍等。

Y361 木虻 mùméng

木虻为虻科昆虫复带虻或其他同属昆虫的雄性全虫。"虻"同"蝱"。亦称"蝱虫"。雌性之虻吸食牛马等动物之血，为"蜚虻"；雄性之虻是不吸食血液的，而以树木等植物之汁液为食，为"木虻"。陈藏器则认为："木虻"为幼虫期，"蜚虻"为成虫期。

Y362 蜚虻 fēiméng

蜚虻为虻科昆虫复带虻或其他同属昆虫的雌性全虫。参见"木虻"条。

Y363 蜚廉 fēilián

蜚廉为蜚蠊科大蠊属动物美洲大蠊、澳洲蜚蠊、蜚蠊属动物东方蜚蠊的全体。俗称"蟑螂"。

Y364 䗪虫 zhèchóng

䗪虫为鳖蠊科昆虫地鳖或姬蠊科昆虫赤边水䗪的雄性全虫干燥体，又称地鳖。而雌性全虫干燥体则为土鳖虫。雄虫有翅，雌虫无翅。

Y365 贝子 bèizǐ

贝子为宝贝科动物货贝或环纹货贝等的贝壳。分为白贝齿与紫贝齿，入药以紫贝齿为主。

附录六:《本经》难字考

扫码查阅"难字考"

附录七:《本经》药名拼音首字母检索

(按首字母拼音排序)

A

菴蕳子［041］

B

巴豆［213］	巴戟天［039］	白垩［233］	白蒿［040］	白芨［197］
白棘［153］	白殭蚕［181］	白蔹［195］	白马茎［172］	白青［095］
白石英［092］	白石脂［094］	白头翁［205］	白兔藿［126］	白薇［211］
白鲜［123］	白胶［098］	白英［040］	白芝［044］	白芷［118］
百合［116］	柏实［066］	败酱［211］	斑蝥［251］	半夏［187］
贝母［117］	贝子［260］	彼子［220］	扁青［096］	鳖甲［240］
别羁［142］	檗木［145］			

C

草蒿［190］　　曾青［090］　　柴胡［030］　　菖蒲［019］　　长石［169］
常山［193］　　车前子［033］　赤箭［041］　　赤石脂［093］　赤芝［043］
菟蔚子［027］　樗鸡［250］　　雌黄［226］　　磁石［168］　　葱实［161］

D

大豆黄卷［223］　大黄［189］　　大戟［197］　　大枣［074］　　代赭［229］
丹参［048］　　丹砂［082］　　丹雄鸡［099］　当归［111］　　地胆［254］
地肤子［058］　地榆［129］　　冬灰［233］　　冬葵子［077］　独活［032］
杜若［060］　　杜仲［070］

E

阿胶［098］

F

发髲［171］　　矾石［086］　　防风［051］　　防己［131］　　防葵［029］
飞廉［055］　　蜚廉［258］　　蜚虻［258］　　粉锡［229］　　蜂子［102］
肤青［227］　　伏翼［175］　　茯苓［066］　　腐婢［224］　　附子［185］

G

干地黄 [024]　干姜 [107]　干漆 [157]　甘草 [023]　甘遂 [194]

藁本 [124]　葛根 [109]　钩吻 [191]　狗脊 [125]　羖活 [141]

羖羊角 [172]　瓜蒂 [163]　瓜子 [079]　栝楼根 [109]　贯众 [198]

藋菌 [196]　龟甲 [237]　鬼臼 [204]

H

蛤蟆 [238]　海蛤 [178]　海藻 [130]　合欢 [156]　黑石脂 [095]

黑芝 [044]　厚朴 [149]　胡麻 [080]　虎掌 [188]　滑石 [088]

淮木 [159]　槐实 [065]　黄环 [218]　黄连 [137]　黄耆 [136]

黄芩 [119]　黄石脂 [094]　黄芝 [044]

J

鸡头实 [076]　积雪草 [212]　蒺藜子 [049]　假苏 [222]　桔梗 [139]

荩草 [209]　景天 [059]　菊花 [021]　橘柚 [073]　枸杞 [065]

瞿麦 [114]　卷柏 [046]　决明子 [055]　爵床 [136]　菌桂 [064]

K

空青 [089]　孔公孽 [170]　苦菜 [079]　苦参 [110]　苦瓠 [223]

款冬花 [132]　蛞蝓 [246]

L

兰草 [056]　　蓝实 [046]　　狼毒 [204]　　莨菪子 [140]　　雷丸 [216]

鼺鼠 [236]　　藜芦 [191]　　理石 [169]　　鲤鱼胆 [177]　　蠡实 [114]

蠡鱼 [176]　　连翘 [206]　　楝实 [214]　　蓼实 [161]　　羚羊角 [173]

柳花 [155]　　六畜毛蹄甲 [234]　龙胆 [037]　　龙骨 [097]　　龙眼 [153]

蝼蛄 [251]　　漏芦 [053]　　卤盐 [230]　　陆英 [140]　　鹿藿 [208]

鹿茸 [172]　　露蜂房 [242]　　栾花 [158]　　络石 [049]　　闾茹 [207]

M

麻蕡 [165]　　麻黄 [112]　　马刀 [242]　　马陆 [253]　　马先蒿 [134]

麦门冬 [031]　蔓椒 [158]　　蔓荆实 [068]　莽草 [216]　　茅根 [120]

梅实 [160]　　麋脂 [236]　　蘼芜 [047]　　蜜蜡 [103]　　牡丹 [132]

牡狗阴茎 [173]　牡桂 [063]　　牡蛎 [103]　　木兰 [154]　　木虻 [257]

木香 [034]

N

凝水石 [228]　牛扁 [210]　　牛黄 [174]　　牛膝 [027]　　女青 [206]

女菀 [134]　　女萎 [028]　　女贞实 [071]

O

藕实茎 [076]

薯蓣 [034]　　　尤 [025]　　　水萍 [128]　　　水靳 [163]　　　水苏 [162]

水银 [227]　　　水蛭 [257]　　　松萝 [156]　　　松脂 [064]　　　溲疏 [219]

粟米 [164]　　　酸浆 [123]　　　酸枣 [068]

T

太一余粮 [091]　桃核仁 [221]　天门冬 [022]　天名精 [054]　天鼠屎 [175]

天雄 [187]　　　铁落 [228]　　　葶苈 [189]　　　通草 [112]　　　桐叶 [218]

菟丝子 [026]　　豚卵 [235]　　　鮀鱼甲 [239]

W

王不留行 [062]　王瓜 [128]　　　王孙 [135]　　　薇衔 [127]　　　卫矛 [155]

蝟皮 [244]　　　乌韭 [208]　　　乌头 [186]　　　乌贼鱼骨 [178]　吴茱萸 [145]

芜荑 [147]　　　蜈蚣 [252]　　　五加皮 [070]　　五味子 [137]

X

犀角 [234]　　　蒺蔾子 [042]　　葈耳实 [108]　　细辛 [038]　　　夏枯草 [210]

苋实 [078]　　　香蒲 [052]　　　消石 [087]　　　蟹 [243]　　　辛夷 [069]

杏核仁 [222]　　雄黄 [226]　　　熊脂 [098]　　　徐长卿 [060]　　续断 [053]

萱草 [143]　　　旋覆花 [190]　　旋花 [056]

Y

Z

主要参考书目

[1] 孙星衍 . 神农本草经 . 北京：商务印书馆，1955.

[2] 李戎 . 中医难字字典 . 成都：四川科学技术出版社，1986.

[3] 尚志钧 . 名医别录 . 北京：人民卫生出版社，1986.

[4] 尚志钧 . 吴普本草 . 北京：人民卫生出版社，1987.

[5] 马继兴 . 神农本草经辑注 . 北京：人民卫生出版社，1995.

[6] 顾观光 . 神农本草经 . 杨鹏举校注 . 北京：学苑出版社，2007.